DAVID HEBER, M.D., PH.D., es un experto nacional e internacional en nutrición a la vanguardia de la batalla contra la epidemia mundial de obesidad. Es profesor de medicina y salud pública en la Escuela de Medicina de UCLA. Además dirige uno de los mejores programas multidisciplinarios contra la obesidad, y ha servido a miles de pacientes en los últimos quince años. Es director fundador del Centro UCLA para Nutrición Humana, y autor de *What Color Is Your Diet?*. Reside en Los Ángeles.

SUSAN BOWERMAN, M.S., R.D., es dietista registrada y directora asistente del Centro UCLA para la Nutrición Humana. Desarrolló las recetas y planes de alimentación en esta obra. Reside en Los Ángeles.

La Dieta L.A. Shape

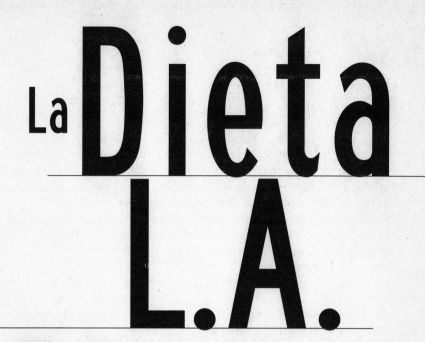

El plan para controlar su peso en tan sólo 14 días

David Heber, M.D., Ph.D.

Director del Centro UCLA de Nutrición Humana

rayo

Una rama de HarperCollins *Publishers*

Este libro fue publicado originalmente en inglés en el 2004 en Estados Unidos
por ReganBooks, HarperCollins Publishers.

LA DIETA L.A. SHAPE. Copyright © 2004 por David Heber, M.D., Ph.D.
Traducción © 2004 por HarperCollins Publishers Inc. Todos los derechos
reservados. Impreso en los Estados Unidos de América. Se prohíbe reproducir,
almacenar, o transmitir cualquier parte de este libro en manera alguna ni por
ningún medio sin previo permiso escrito, excepto en el caso de citas cortas
para críticas. Para recibir información, diríjase a: HarperCollins Publishers Inc.,
10 East 53rd Street, New York, NY 10022.

Los libros de HarperCollins pueden ser adquiridos para uso educacional,
comercial, o promocional. Para recibir más información, diríjase a: Special
Markets Department, HarperCollins Publishers Inc., 10 East 53rd Street,
New York, NY 10022.

Diseño del libro por Joel Avirom

PRIMERA EDICIÓN RAYO, 2004

Library of Congress ha catalogado la edición en inglés.

ISBN 0-06-078160-2

04 05 06 07 08 DIX/QWF 10 9 8 7 6 5 4 3 2 1

A la fuente de mi inspiración e iluminación.
Que este libro sirva a la meta de
que salvar una vida es salvar al mundo entero.

Índice

Los Principios para Hacer Dieta y la Forma de su Cuerpo

Prólogo

He experimentado personalmente los beneficios del Batido del Poder descrito en la dieta L.A. Shape para ayudar a mis pacientes a llevar vidas más sanas. Dos batidos al día para una nueva silueta y un batido al día para conservar la figura en su mejor forma. Muchas gente no sabe lo importante que es consumir suficiente proteína saludable y baja en grasa para controlar el hambre y, de esta manera, hacer elecciones saludables. Estos batidos se preparan con proteína de soya y leche de soya sin grasa que le dan la proteína que necesita para controlar el hambre. A diferencia de muchas dietas "unitalla," la dieta L.A. Shape se ajusta a la medida de la proteína en su cuerpo. La mayoría de las personas no consumen suficiente proteína saludable para controlar el hambre. Es lógico que un trabajador de construcción necesite más proteína que una secretaria para controlar el hambre, y éste constituye uno de los mensajes básicos de la dieta L.A. Shape.

Cuando se está cambiando la figura, lo más importante es primero controlar el hambre, porque ésta envía señales de su estómago e intestinos hacia su cerebro, las cuales lo impulsan a comer más. Esto es natural. Lo que no es natural es el tipo de alimentos que consumimos en la sociedad moderna. El colorido de las frutas y verduras ha sido reemplazado por las papas fritas, y los frijoles de la olla por frijoles refritos con grasas adicionales. La tortilla de maíz ha sido reemplazada primero por la tortilla de harina hecha con aceite y luego por el pan blanco. El Dr. David Heber ha estudiado el campo de la obesidad durante muchos años y es uno de los expertos mundiales. También es un buen amigo y un ser humano profundamente interesado en el bien de todas las personas en el mundo que padecen enfermedades prevenibles debidas a la obesidad. Me da mucho gusto ayudarle a llevar este mensaje a la gente de habla hispana en América, incluyendo la de aquí en Estados Unidos.

Mario Rosenberg, M.D.
Profesor Clínico Asociado
Escuela de Medicina UCLA
Los Ángeles, California
Abril 2004

Introducción

Mi último libro, *What Color is Your Diet? (¿De qué color es su dieta?)* hablaba de cómo siete colores sencillos proporcionan la clave de decenas de miles de sustancias valiosas que se encuentran en las frutas y verduras. Si se comen diariamente, estas frutas y verduras pueden proporcionar muchos beneficios a la salud: desde la prevención de la ceguera y la disfunción mental asociadas a la edad hasta la prevención de enfermedades del corazón y muchas formas comunes de cáncer. Este libro, en cambio, habla de la forma o la silueta, y con esto no nos referimos a la de las frutas y verduras.

La Dieta L.A. Shape trata sobre la forma de su cuerpo y cómo cambiarla. Sólo deme una semana para iniciarlo y dos semanas para hacerle sentirse más esbelto y sano que nunca. Con los últimos descubrimientos científicos sobre el funcionamiento del organismo y lo que debe ser la dieta, yo lo iniciaré en un viaje personal hacia una mejor silueta y una mejor salud. La personalización es lo que distingue a este libro de todos los demás libros de dietas que usted ha leído antes. Se adapta a usted, a la forma de su cuerpo, a su dieta y a su estilo de vida. *La Dieta L.A. Shape* está hecha a su medida: ¡es personalizada!.

La filosofía y la ciencia que se encuentran detrás de este libro las desarrollé durante mi trabajo con miles de pacientes en Los Ángeles a lo largo de los últimos veinte años. L.A. es una ciudad en donde la silueta es importante; tanto para los alumnos de UCLA como para los actores de Hollywood y hasta para las familias normales que van a la playa. Todo el mundo desea lucir de lo mejor. Yo le enseñaré cómo obtener su mejor silueta con un plan sencillo y fácil de catorce días que incluye menús, recetas y lo que yo llamo el Batido del Poder *(Empowering Shake)*, una bebida que *usted* prepara y que le ayuda a controlar su hambre de todos los días.

La forma del cuerpo tiene que ver con la grasa o adiposidad del mismo. La parte de su cuerpo en dónde se ubica esta adiposidad tiene mucho que ver con la manera en que usted perderá esa grasa y con la mejor silueta que usted pueda tener. Todos tenemos dos siluetas. La actual y la que deseamos. Comprender su silueta constituye el primer paso para controlar sus esfuerzos por controlar su peso. La adiposidad en la parte inferior del cuerpo es un órgano especializado, y su forma está determinada por la respuesta de su organismo a las hormonas femeninas. Sin embargo, la única manera de controlar cuánta grasa se va a la parte inferior de su cuerpo es a través de su dieta y estilo de vida. Los estudios demuestran que las mujeres jóvenes suelen tener expectativas poco realistas de lo que debe ser su peso. Siguen una dieta de moda tras otra en un infructuoso afán por deshacerse de la adiposidad en la parte inferior del cuerpo. No es posible "adelgazar por zonas," pero usted sí puede personalizar su dieta y plan de ejercicios para lograr su mejor silueta personal.

La adiposidad en medio del cuerpo también es especializada. Esta grasa guarda energía para emergencias al responder a las hormonas del estrés. Le ayuda a adaptarse a la inanición, controlando el hambre y lo defiende contra las infecciones que matan precisamente a la gente que padece de inanición. El sobrepeso y la demasiada adiposidad de este tipo en su cuerpo a menudo desemboca en diabetes y puede aumentar su riesgo de enfermedades del corazón y algunos cánceres. Muchos hombres y mujeres en edad madura—y sus médicos—ignoran la modesta expansión de sus cinturas y simplemente compran una talla más grande. Hace unos años yo también cometí ese mismo error. Pero la grasa alrededor de los intestinos aumenta su riesgo de padecer enfermedades serias, así que usted necesita hacer más que simplemente cambiar de talla de ropa. Usted aprenderá la importancia de reducir su cintura, así como su peso para que esta adiposidad en el medio del cuerpo funcione para lo que fue creada. Yo le enseñaré la manera en que, en los últimos veinte años, miles de mis pacientes (y yo mismo) hemos logrado perder esta grasa.

Su silueta le da pistas acerca de su adiposidad, pero usted necesita saber más. Necesita saber cuánta proteína hay en su cuerpo y cuánta necesita en su dieta. La mayoría de los doctores no miden la proteína corporal ni la consideran al diseñar su dieta. Simplemente resulta lógico que entre más proteína haya en su cuerpo, más proteína necesitará consumir para conservar la que existe en sus músculos y órganos vitales. Lamentablemente, el sobrepeso a menudo es una indicación de que usted ha estado haciendo malas elecciones en su alimentación y no ha consumido proteína suficiente, de manera que las reservas en su cuerpo podrían estar bajas. Algunas personas evitan las proteínas como las de la carne roja porque piensan que engordan, pero yo le enseñaré a incorporar suficiente proteína sana en su dieta para combatir las ganas que siente por los bocadillos equivocados, y a mantener su energía todo el día mientras baja de peso. Le sorprenderá descubrir que por primera vez en su vida puede hacer dieta sin pasar hambre.

Las mujeres tienen adiposidad en el cuerpo superior o inferior, o ambas, y en sus dietas necesitan diferentes cantidades de proteína, dependiendo de su silueta personal. En general, las mujeres con adiposidad en el cuerpo superior y muslos delgados tienen niveles más altos de hormonas masculinas y mayor masa muscular que las mujeres con adiposidad en el cuerpo inferior o una distribución uniforme de grasa. Por ende, estas mujeres suelen necesitar una mayor contidad de proteína para mantener su musculatura. Es importante que estas mujeres sepan que basándose en el porcentaje de su grasa corporal, su peso ideal o su meta será mayor que el de la mujer promedio. Cuando mido masa corporal magra y les digo a estas mujeres cuál es su peso meta, frecuentemente se sorprenden y en general se sienten aliviadas. Se me ha dicho a menudo que he sido el primer médico en decirle a una mujer que su peso ideal es veinte libras superior al que aparecería en la típica tabla de talla y peso.

Otras mujeres con grasa en el cuerpo inferior o una distribución uniforme de la adiposidad pueden perder masa muscular mientras siguen una dieta. Pueden lucir delgadas, y aun así tener demasiada adiposidad. Al mismo tiempo, tienen un metabolismo lento, porque como veremos más adelante, la masa muscular determina el número de calorías que se queman en reposo. A menudo, combinar el ejercicio con una mayor ingestión de proteína, eliminando la grasa, azúcares y harinas ocultas en la dieta constituye la primera estrategia que funciona para bajar de peso.

Las ideas anteriores son apenas generalizaciones. En este libro usted aprenderá a personalizar esta información, estimando la grasa y masa magra en su cuerpo por medio de unas tablas que se incluyen aquí, o, con mayor precisión, por medio de un "análisis de impedancia bioeléctrica." Más allá de la ciencia de todo esto, como doctor yo sé que si le doy su colesterol o su presión arterial, o, en este caso su peso meta y sus mejores metas personales de proteína y calorías, esta información tendrá mayor impacto en su conducta que cualquier lineamiento general que sugiera que usted debe de comer más de esto y menos de aquello.

Hace varios años escribí un artículo científico sobre la importancia de estimar la adiposidad y masa corporal magra usando un dispositivo sencillo llamado el "medidor de impedancia bioeléctrica," a fin de clasificar los tipos y grados de obesidad, definidos no como exceso de peso, sino como exceso de grasa corporal. De esto surgió el término científico "obesidad sarcopénica." *Sarcopenia* significa pérdida de músculo. Una mujer con obesidad sarcopénica no tiene sobrepeso, así que su IMC (índice de masa corporal; esto es, la proporción entre peso y estatura) podría ser de apenas 23, un rango normal. No obstante, ella fácilmente podría tener un exceso de adiposidad entre 32 y 35 por ciento. (La adiposidad normal en mujeres es de 22 a 28 por ciento, y para las mujeres jóvenes y atléticas es entre 15 y 20 por ciento.) A estas mujeres podría faltarles proteína en sus dietas para reducir calorías. Consecuentemente, sus organismos usan la proteína en sus músculos, con lo que disminuye su masa muscular, y su metabolismo se torna lento.

El otro lado de la moneda es la mujer corpulenta a quien cualquiera calificaría con sobrepeso. En muchos casos, estas mujeres tienen mucho más músculo que otras mujeres de su estatura. Si no consumen suficiente proteína en sus dietas, sentirán hambre y sencillamente se darán por vencidas. En otros casos, logran perder la cantidad correcta de grasa a la vez que conservan su masa magra, pero aun así pesan más que el peso adecuado que indican las tablas. Las mujeres que siguen programas comerciales para bajar de peso como Weight Watchers me han dicho que se dieron por vencidas una vez que llegaban a un tope y no podían bajar más de peso. Resultó que el tope era su peso meta y que las tablas estaban mal.

Esto también puede ocurrirle a los hombres. He visto a oficiales del ejército de quienes se decía que tenían sobrepeso y a quienes se les instruyó bajar de peso, cuando en realidad ya estaban en su peso meta según su porcentaje de grasa corporal. Tuve que escribir una carta al oficial en jefe para aclarar las cosas. Los hombres con más músculos que las mujeres no tienen dificultad para bajar de peso. Podría decirse que lo pierden con demasiada facilidad, con tan sólo cortar por mitad su porción de carne. Esto les da la idea de que pueden bajar de peso cuando quieran, tan pronto como lo decidan. Lamentablemente, a menudo se deciden después de su primer ataque al corazón o de un diagnóstico de cáncer de la próstata. *La Dieta L.A. Shape* enseña a los hombres cuánta proteína consumir, así como los últimos avances científicos en técnicas de entrenamiento progresivo para desarrollar músculo. La verdad es que la mayoría de las dietas para hombres no son serias porque no prescriben suficientes proteínas para evitar que el hombre corpulento pase hambre. Este fue el motivo por el que la dieta Atkins resultó ser popular entre los hombres. El hombre promedio necesita unos 150 gramos de proteína al día, y hay que planear para recibir esta cantidad de manera sana y sin toda la grasa saturada que incluye el plan Atkins. Así que si usted está cansado de bajar de peso y volver a recuperar esas mismas 20 libras, y nunca logra la silueta que desea, este libro es para usted.

Para desarrollar musculatura en personas con obesidad sarcopénica y controlar el apetito, tanto en personas con sobrepeso sarcopénico como con exceso de músculo, durante los últimos cinco años he recomendado a mis pacientes que ingieran 1 gramo de proteína por libra de masa corporal magra. Hay que tener en cuenta que este es un concepto clave. Esta cantidad de proteína es el doble de la que recomiendan los grupos consultores del gobierno y equivale a unos 100 gramos al día en promedio para mujeres y 150 gramos por día en promedio para hombres. Consumir más proteína no solamente conservará su masa muscular, sino que hay sólidas pruebas científicas de que reducirá su apetito y le hará bajar de peso más fácilmente. Las mediciones que se tomaron en mi clínica en más de 3,500 personas usando equipo para medir composición corporal, me permitieron establecer tablas estimadas de masa corporal magra para ayudar a personalizar su plan para control de peso, equiparando la proteína en su dieta a la proteína en su cuerpo. También le ayudaré a alcanzar su meta personal de proteína por medio de sustitutos alimenticios y porciones fáciles de recordar de saludables carnes magras y pescado.

Diseñaré la dieta ideal para usted, comenzando con la comida ideal para el desayuno: lo que yo llamo el Batido del Poder. Le proporciona entre 25 y 30 gramos de proteína, carbohidratos saludables, fibra, vitaminas y minerals. Francamente, constituye el mejor desayuno que pueda comer. Como prueba, vea el Apéndice en el que comparo la nutrición en el Batido del Poder con los cereales que desayunan millones de estadounidenses todas las mañanas.

Yo recomiendo ganar poder durante la primera semana con dos batidos de proteína al día y una comida saludable para comenzar a perder peso estupendamente y no volver a recuperarlo de por vida. Con los batidos de proteína que recomiendo, usted no solamente tendrá energía de sobra, sino que podrá controlar el hambre como nunca antes.

El resto de su dieta ideal girará en torno a las coloridas frutas y verduras a las que me referí en mi último libro, *What Color Is Your Diet?* (*¿De qué color es su dieta?*). Los colores de las frutas y verduras no son aleatorios. Cada uno de los siete colores que recomiendo representa a una familia de fitoquímicos que afectan el funcionamiento de las células en su cuerpo en formas diferentes. El amarillo y el verde de la espinaca y los aguacates representan a la familia de las luteínas, que llegan a la parte de la retina ocular donde se concentra la luz. Aquí protegen al ojo de la degeneración macular asociada a la edad, que constituye la causa principal de ceguera. Los colores rojo, rojo/púrpura, naranja, verde, blanco/verde y naranja/amarillo representan las familias de compuestos llamados antocianinas, carotenos, glucosinolatos, alilsulfuros y flavonoides. Son antioxidantes que también afectan las funciones del cerebro, la visión, la desintoxicación y pueden ayudar a prevenir algunas formas comunes del cáncer. Estos alimentos también tienen mucha fibra, lo que le permitirá obtener casi la totalidad de los 25 gramos de fibra que recomiendo al día.

También aclararé la confusión sobre los carbohidratos al enseñarle que no todos son malos. Usted aprenderá cómo usar el índice glicémico y cómo determinar la carga glicémica y las calorías por porción para decidir qué carbohidratos puede incluir en su dieta y cuáles debe evitar en el caso de que los carbohidratos sean para usted un "alimento detonador." Asimismo, repaso los otros "alimentos detonadores" comunes que, según mis pacientes, los tientan a comer más.

Ninguna dieta ideal está completa sin vitaminas y minerales. Le hablaré sobre los suplementos actuales más importantes y le hablaré sobre un nuevo tipo de vitaminas que pueden proporcionar los fitoquímicos, (que normalmente se encuentran en las frutas y verduras), concentrados en tabletas y cápsulas de gelatina. Estas son adiciones importantes a la dieta, porque las frutas y verduras no siempre dan las cantidades óptimas de estas sustancias importantes, y resulta difícil comer siempre las siete porciones que recomiendo.

Bajar de peso es como un viaje por carretera. Usted necesita saber adónde va y cómo va a llegar allí. Más allá de la nutrición, usted aprenderá sobre conducta, ejercicio, desarrollo muscular, espiritualidad e introspección, así como de suplementos herbarios que pueden ayudarle a vencer algunos de los obstáculos en el camino. Sin embargo, es importante recordar que no hay pastillas mágicas que permitan comer lo que quiera y bajar de peso. Por otro lado, esto no es una ciencia complicada. Considero que puedo enseñarle a bajar de peso, al igual que a los miles de pacientes que he visto en los últimos veinte años.

Soy médico y profesor de medicina y salud pública. La palabra "doctor" se deriva de una raíz latina que significa maestro, así que yo lo soy doblemente, porque soy un M.D. (doctor en medicina) y un Ph.D. (doctor en filosofía) de fisiología. Veo a mis pacientes durante la semana y de vez en cuando los sábados, superviso a un gran grupo de investigación compuesto de siete profesores, siete becarios y treinta y cinco empleados del Centro UCLA para Nutrición Humana que establecí en 1996. También dirijo uno de los programas para control de peso más grandes y más exitosos del país, la Risk Factor Obesity Clinic en UCLA. Este programa ha tratado a miles de pacientes y ha ayudado incontables vidas. Una de mis recompensas más grandes ha sido cambiar la vida de mis pacientes, ayudándoles a bajar de peso y a no recuperarlo. Atiendo a toda clase de pacientes: dirigentes de la industria, gente del espectáculo, dedicados maestros de primaria, enfermeras, doctores, arquitectos, psicólogos y psiquiatras. El programa en este libro se basa tanto en mis investigaciones como en mi consulta diaria con mis pacientes.

Recientemente me convertí en presidente de los Consejos Consultores Científico y Médico de Herbalife International, que tiene más de un millón de distribuidores en cincuenta y nueve países. Además de muchos de mis colegas en el campo del tratamiento de la obesidad, me acompaña en este consejo consultor el Dr. Louis Ignarro, el primer Premio Nobel de la Escuela de Medicina de UCLA. Herbalife ha adoptado muchos de los principios de este libro, incluyendo la personalización de consejos nutricionales con base en la composición corporal. Me siento extremadamente agradecido con ellos por haberme brindado la oportunidad de extender mi mensaje a decenas de millones de personas.

Si usted adquiere este libro y se beneficia con él, por favor dígaselo a un amigo. La obesidad es un problema mundial que requiere de una solución mundial. Lo invito a formar parte de esta solución.

David Heber, M.D., Ph.D.
Los Ángeles, California
Noviembre, 2003

Cambie su
Silueta

Usted sabe que cuando se siente "en forma," su cintura está más definida y sus músculos están mejor acondicionados. De hecho, el músculo pesa más que la grasa por unidad de volumen, así que es posible perder grasa sin perder peso cuando se sigue un programa de dieta con ejercicio.

Para algunas personas, bajar de peso no es el problema más urgente, aunque ciertamente es parte de él. Lo que necesitan estas personas es remodelar sus cuerpos ganando músculo y perdiendo grasa. Permítame hablarle de una experiencia personal. Si usted me hubiera conocido hace tres años, no hubiera pensado que era obeso. En esa época yo medía 5 pies con 11 pulgadas de estatura y pesaba unas 192 libras, con una cintura de 36 pulgadas. Sabía que no estaba en mi mejor forma. Nadie más sabía que yo estaba gordo. Me estaba saliendo con la mía, pero tenía adiposidad en el pecho y alrededor de la cara y el cuello. Podía recordar mis tiempos en la universidad, cuando bajé mis regordetas 192 libras a 172, alimentándome de queso *cottage* y carne de hamburguesa. En ese entonces tenía dieciocho años, y en el momento del que les hablo ya tenía cincuenta y cuatro, así que esa adiposidad se acumuló en diferentes lugares e iba a ser más difícil de bajar.

Me estaba conformando con mi adiposidad adicional alrededor de la cintura hasta que un día hice un viaje a Denver, Colorado, para asistir a una junta en el Brown Palace Hotel. Este hotel tiene un ala más antigua en la que por alguna razón hay que subir un escalón para poder entrar al apretado sanitario. Pues bien, alcancé a ver el escalón cuando entré, pero al salir, ¡oh, no!, me torcí la rodilla derecha y golpeé la pared a 30 centímetros de distancia de la puerta del baño. La rodilla me molestó el resto de la noche y durante varias semanas más. Probé reposo en cama y analgésicos, y mientras tanto subí 24 libras. Mi cintura aumentó hasta 38 pulgadas y tuve que comprar pantalones nuevos.

Dos meses después, luego de un largo vuelo a Holanda, hice ejercicio en la bicicleta del gimnasio de un hotel y sentí un dolor punzante en la misma rodilla que me había lesionado en Denver. Me sentí tan mal en el vuelo de regreso que llamé a mi ortopedista desde el avión para hacer una cita el día que llegara a casa. Él me recomendó una cirugía de inmediato, pero yo tenía programado un viaje al Japón y quería hacer un intento más por rehabilitar mi rodilla. Así que seguí el programa para bajar de peso que usted leerá en este libro, con batidos altos en proteína, ejercicio diario, frutas y verduras. Mi grasa corporal ha disminuido de 21 a 17 por ciento y mi cintura bajó de 38 a 34 pulgadas. Y tan solo bajé 24 libras, de 204 a 180 libras. Lo más importante es que mi figura ha cambiado. He bajado de peso alrededor de la cintura y he aumentado de peso muscular en mis brazos. Me siento mejor y evité la cirugía de rodilla.

No les cuento esta historia para presumir de mi pérdida de peso, porque no fue tanta. Lo mas importante fue el lugar donde bajé de peso. Perdí adiposidad en mi abdomen y subí de peso muscular en mis brazos. Mi salud mejoró independientemente de la cantidad de peso que perdí.

Como alguien que enseña sobre obesidad tanto a doctores como al público, pienso que se ha hecho demasiado énfasis en la pérdida de peso, mientras que no se ha hecho suficiente énfasis en la grasa o adiposidad corporal. Usted probablemente ha leído sobre el Índice de Masa Corporal (IMC), que es una proporción entre el peso y la estatura. Si su IMC es superior a 25, en Estados Unidos se le considera con sobrepeso, si es superior a 30 usted está obeso. (Usted puede determinar su IMC usando la tabla que aparece en la página 47. Esta proporción ha representado una poderosa herramienta para que los científicos documenten la epidemia de obesidad que hay en este país y sus efectos sobre la salud y la enfermedad. Sin embargo, en lo que se refiere a usted como individuo, puede resultar confuso.

Se puede decir que un jugador de fútbol americano tiene sobrepeso según la escala de IMC, pero no tiene exceso de adiposidad si ese peso extra es músculo y no grasa. Una mujer delgada puede tener un IMC normal y tener, sin embargo, exceso de grasa. De hecho, en un estudio de mujeres jóvenes en nuestras clínicas en UCLA, encontré que muchas mujeres con un IMC de 23 (en el rango saludable) tenían un porcentaje de adiposidad del 32 por ciento, que es demasiado alto. De manera que las siluetas pueden resultar engañosas, pero para su silueta personal existe un peso ideal basado en su proporción magro–adiposa.

Podemos clasificar las siluetas en dos formas: la que usted puede cambiar y la que no puede cambiar. Por supuesto, es importante conocer la diferencia y cambiar la silueta que sí puede mientras ajusta su guardarropa y actitudes para vivir con la que no puede cambiar. Siento gran compasión por los pacientes con sobrepeso, pero no puedo pedirles que se acostumbren a un nivel malsano de adiposidad para proteger a estos pacientes que tienen sobrepeso del ridículo. En otras palabras, no puedo decir que la gordura sea hermosa. Lo que sí puedo decir, es que debemos apreciar las siluetas de personas distintas con y un peso corporal sano y con cantidades sanas de adiposidad.

Herramientas para Cambiar su Silueta

La mayoría de los libros tienen algún "gran" secreto, como recortar casi todos los carbohidratos o grasas de la dieta. Prometen que si usted hace una sola cosa, usted perderá peso y podrá seguir comiendo casi de la misma manera que lo hace ahora sin tener que renunciar a los alimentos que le encantan. Pero si no le gusta su silueta, un truco sencillo no va a cambiar las cosas. Es probable que haya varias cosas equivocadas tanto en su dieta como en su estilo de vida.

Lo que usted necesita es un plan personalizado. Una sola talla no sirve para todas las personas que tienen sobrepeso. La gente viene en distintos tamaños y formas. No es sino hasta que usted pueda describir su silueta exactamente que estará listo para hacer su plan personal para bajar de peso y no recuperarlo. Entonces, ¿qué forma tiene? ¿Es usted una manzana o una pera? ¿Es corpulento o menudo? ¿Gordo o delgado?

Encuentre su Silueta

Observe las siguientes figuras y escoja la silueta que más se asemeje a la suya.

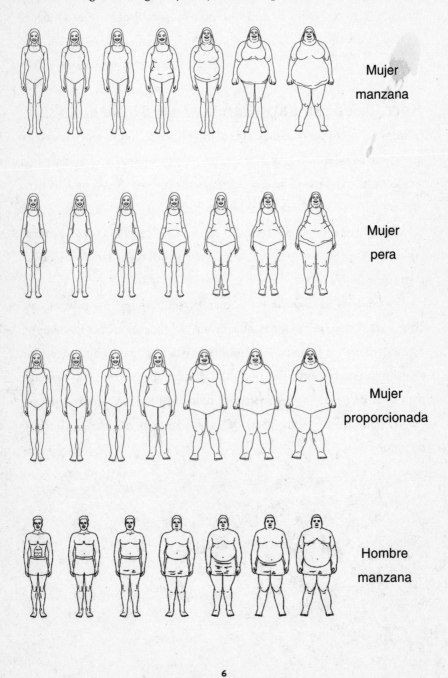

Mujer
manzana

Mujer
pera

Mujer
proporcionada

Hombre
manzana

La Silueta Hace la Diferencia

Las personas con silueta de manzana tienen adiposidad en el cuerpo superior. Las células adiposas en el cuerpo superior, incluyendo el rostro, cuello, senos y cintura se comportan de manera diferente a las células adiposas en muslos y caderas. Las células adiposas en el cuerpo superior están ahí para ayudar tanto a los hombres como a las mujeres a soportar los períodos de hambruna que ocurrían con bastante frecuencia en los tiempos antiguos. Las células adiposas en el cuerpo inferior ayudan a las mujeres a almacenar grasa durante el embarazo para que tengan una reserva suficiente de calorías para proporcionar un promedio de 500 calorías al día como leche materna a fin de amamantar al recién nacido. Hasta hace relativamente poco, las mujeres dedicaban gran parte de sus vidas a dar a luz y amamantar a sus hijos, de modo que junto con la adiposidad en el cuerpo superior, esta grasa les daba una verdadera ventaja.

La grasa en el cuerpo superior se lleva alrededor de los intestinos. En apariencia, esto se refleja en un incremento en talla de cintura (y por dentro con una radiografía especial llamada tomografía) y su función es todavía más especializada. Este tejido adiposo envía ácidos grasos al hígado y provoca cambios en los niveles de insulina que afectan la cantidad de grasa que usted acumula frente a la cantidad que quema. Cuando hay demasiada grasa de este tipo en el cuerpo, ocurre la inflamación de varios tejidos, incluyendo el corazón. La pérdida de peso alrededor del cuello, rostro, pecho y cintura generalmente va acompañado de una pérdida de grasa interna. Así, a medida que usted comienza a lucir mejor, también mejora su salud sustancialmente.

Pero estas células adiposas no se pueden eliminar solamente con la dieta, que puede provocar la pérdida de músculo y grasa. Usted tiene que cambiar su estilo de vida y hacer ejercicio para desarrollar músculo magro que a su vez remodela el porcentaje magro-adiposo de su organismo.

Las mujeres con silueta de pera tienen adiposidad en el cuerpo inferior, la cadera y los muslos. Los hombres pueden ser más delgados o pesados alrededor de la cadera y los muslos, pero no acumulan esta clase de grasa a menos que sean muy ancianos o sus niveles de hormonas masculinas se encuentren muy bajos debido a enfermedades o medicamentos. Esta grasa no representa un peligro médico, pero desde que la muy delgada modelo británica Twiggy pisó las costas norteamericanas procedente de Inglaterra, esta grasa ha hecho que las mujeres se sientan desgraciadas. Estas células adiposas del cuerpo inferior resisten el ejercicio y la dieta. Si la mujer tiene un metabolismo lento, no podrá bajar de peso ni aún reduciendo su consumo de calorías. En estos casos, se debe seguir algunos pasos especiales y consumir proteína suficiente a fin de controlar sus antojos y conservar o desarrollar músculo para obtener la silueta que desea.

Así que bajar de peso es más difícil cuando se tiene adiposidad en el cuerpo inferior que cuando se tiene en el cuerpo superior, pero los beneficios médicos de perder esa adiposidad en el cuerpo superior son mayores. Afortunadamente, a medida que se pierde esa grasa en el cuerpo superior, también se pierde algo de grasa en el cuerpo inferior.

Yo le enseñaré cómo alcanzar su meta personal de peso y adiposidad corporal, y entonces usted podrá juzgar cómo se siente con su nueva silueta. El saber que usted tiene la silueta que le conviene a *usted* le permitirá dejar el yoyo de las dietas y continuar con el resto de su vida.

Seis Pasos al Éxito

Con este libro, mi propósito es enseñarle a cambiar su silueta y motivarlo e inspirarlo a cambiar. Esto significa que usted debe ser parte de la solución.

Juntos desarrollaremos un calendario para cambiar su silueta. Yo le daré los seis pasos, pero a usted le toca seguirlos.

Primero, le mostraré cómo pasar por esa primera semana de cambio con un sencillo plan de sustitución de comidas que he usado con miles de pacientes. Dos veces al día, usted tomará dos batidos con un alto contenido de proteína y fruta, preparados en la licuadora. Yo le llamo el Batido del Poder, porque sabe mejor que cualquier producto que usted pueda encontrar en una lata y le dará una cantidad de proteína acorde con las necesidades de su organismo. Satisfacerá su hambre y le ayudará a controlar sus elecciones alimenticias durante el día. Esta semana de inicio rápido le dará la clase de resultados que lo inspirarán a continuar. Usted perderá peso y agua y se sentirá mejor de inmediato. He comprobado que este sistema funciona a la perfección, pero usted elige. Si no desea este inicio rápido puede seguir el plan de dos semanas en el que bebe un batido al día, y bajará de peso de forma más gradual. Si puede beber los dos batidos al día y seguir así hasta lograr su meta, no deje de intentarlo, porque tendrá resultados más rápidamente.

Segundo, le personalizaré su programa enseñándole maneras de resistir los antojos por ciertos alimentos detonadores. Usted también conocerá su peso meta correcto, de modo que no solamente terminará con el peso correcto sino también la proporción magro-adiposa correcta. Usted personalizará su consumo de proteína a fin de controlar el hambre y los antojos por los alimentos equivocados. Armado con toda esta información, usted construirá su plan de dieta personal.

Tercero, aprenderá a comprar, comer fuera, viajar y a encontrar soluciones para comer en épocas de fiestas. Usted aprenderá a reorganizar su alacena con el objetivo de cambiar el ambiente alimenticio en su hogar. También le proporcionaré recetas fáciles y sencillas, así como unas un poco más elaboradas—pero aun así, sanas—para las ocasiones especiales.

Cuarto, le enseñaré cómo prevenir las recaídas y los comportamientos que pueden perjudicar sus esfuerzos por bajar de peso. Usted aprenderá a hablarse a sí mismo y a mantener un diario emocional efectivo. Aprenderá a cambiar sus patrones de conducta reconociéndolos tal cual son. Finalmente, aprenderá a evitar la trampa de las conductas autodestructivas a medida que le enseñe a no perder el ánimo.

Quinto, lo inspiraré a tener confianza en su éxito final. Compartiré muchas historias de éxito tomadas de mi propia experiencia que le permitirán visualizar su éxito personal. Le sugeriré, asimismo, formas en que puede recompensarse efectivamente para mantener el ritmo.

Sexto, usted se permitirá lo que yo llamo la "única adicción sana" e incorporará la costumbre de hacer ejercicio en su vida. Le enseñaré a crear un espacio en su casa y en su vida para el ejercicio que se necesita para corregir un estilo de vida sedentario. De no corregirse, el sedentarismo constituye una enfermedad que disuelve lentamente sus músculos y huesos en forma imperceptible a lo largo de las décadas, provocando el envejecimiento prematuro.

Así que ahí lo tiene. Cómo cambiar su silueta en seis pasos sencillos. El apéndice contiene información sobre las vitaminas y minerales correctos, así como algunos suplementos herbarios que han sido estudiados para el control de peso. Le proporcionaré mi mejor evaluación de estos suplementos y le recomendaré usarlos únicamente como parte de un programa de dieta y de estilo de vida con el fin de incrementar la velocidad para bajar de peso. Estoy en contra de la idea de las píldoras o hierbas mágicas. He incluido dentro del apéndice la explicación científica de gran parte de lo que se ha escrito en este libro en secciones separadas sobre la ciencia detrás de la silueta y la adiposidad corporal, los sustitutos de comida, el análisis de impedancia bioléctrica, la proteína, las grasas buenas y malas, los cereales frente a los batidos, el ejercicio y el desarrollo muscular, las vitaminas y los minerales. Estas secciones están diseñadas para quienes deseen saber más sobre la explicación científica de los seis pasos para cambiar su silueta.

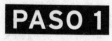

PASO 1

La Primera Semana

El inicio de cualquier gran aventura es importante. Antes de que usted comience a cambiar su silueta, necesita estar listo para cambiar su vida. Piénselo con cuidado, porque necesita estar seguro de que quiere hacer ese cambio en este momento. Si lo está, yo tengo la información y las herramientas que necesitará para hacer un gran comienzo. Para esta primera semana, vamos a pasar por alto los cálculos complicados, y le daré un programa sencillo para seguir. Lo hago, porque así le será más fácil iniciar el programa. (Si usted es una de esas personas a las que les gusta hacer las cosas con precisión, entonces puede adelantarse y calcular sus necesidades exactas de proteína para esta primera semana.)

En este capítulo, le enseñaré a usar la proteína para controlar su alimentación diaria. Luego tendrá que elegir entre dos posibilidades. Por un lado, usted puede iniciar su plan para bajar de peso de manera rápida, utilizando sustitutos de comidas, que facilitan el control de calorías, como se ha comprobado científicamente, o simplemente podrá tratar de comer porciones controladas de alimentos para lograr lo mismo.

Debo advertirle que esta segunda alternativa, podría parecer más atractiva, pero es difícil disminuir las cantidades de sus alimentos favoritos y aun así obtener las cantidades adecuadas de proteína, vitaminas y minerales. Las investigaciones han determinado que tratar de comer menos de sus alimentos favoritos no es el mejor método para bajar de peso.

Cómo se baja de peso

Si usted consume el mismo número de calorías de las que quema, su peso permanece igual:

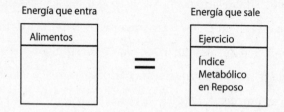

Si usted consume menos calorías de las que quema, por cada 500 calorías menos que usted coma por día bajará aproximadamente 1 libra de peso por semana.

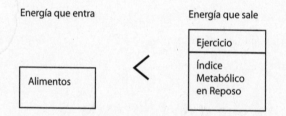

La cantidad de comida que usted consume es menor a las calorías que quema, pero la energía tiene que venir de alguna parte. Su cuerpo la toma de sus calorías de grasa en reserva, y siempre que usted coma 500 calorías menos de las que necesita su cuerpo por día, éste quemará 1 libra de grasa por semana. Así que si usted consume 250 calorías menos de las que quema cada día, bajará ½ libra por semana, y si come 1,000 calorías menos por día, usted bajará 2 libras por semana, y así sucesivamente. La clave para bajar de peso sanamente consiste en cerciorarse de que la cantidad reducida de calorías que coma le brinde la nutrición que usted necesita. La clave para controlar el peso efectivamente consiste en cerciorarse de que disfrute y quede satisfecho con los alimentos que le proporcionan esa cantidad menor de calorías.

El Secreto de las Señales de Proteína al Cerebro

Los alimentos con alto contenido de proteína envían señales al cerebro que le impiden tener hambre durante horas. Estas señales son más fuertes que las que emiten los carbohidratos o las grasas. A medida que sus intestinos digieren las proteínas de sus alimentos, éstas se descomponen en bloques individuales de proteína llamados "aminoácidos." Algunos de éstos pueden entrar al cerebro, donde llegan a afectar el balance de señales que vigilan su estado de hambre o saciedad. El contenido de proteína en el típico desayuno de cereales de granos refinados suele ser tan pobre que no envía una señal de saciedad que dure hasta el almuerzo. El secreto del Batido del Poder es que se sentirá saciado, siempre y cuando le agregue proteína suficiente. Como verá, se trata de más proteína de la que piensa, y seguramente es más de la que está comiendo ahora.

La Proteína que Usted Necesita Todos los Días

Si su consumo de proteína es demasiado bajo, podría dañar severamente su corazón y sus músculos. Este fue el problema con algunas de las dietas de hambre de la década de los setenta. La siguiente generación de sustitutos de alimentos proporcionaron suficiente proteína para evitar estos problemas. Cuando se usaban según las recomendaciones, los planes de sustitución de alimentos de la década de los ochenta incluían dos batidos y una comida regular al día y brindaban entre 50 y 70 gramos de proteína. Sin embargo, muchas personas se quejaban de hambre al cabo de unas cuantas horas de beber estos batidos, que contenían, al fin y al cabo, poca proteína. Entonces, en la década de los noventa, las cosas cambiaron y el mercado favoreció las dietas bajas en carbohidratos, pero los batidos que empleaban tenían grandes cantidades de grasa y proteína. Éstos saciaban mucho más, pero como veremos más adelante, la reducción en carbohidratos no es saludable y la verdad es que no se necesita toda esa grasa para sentirse saciado.

El Batido del Poder deja satisfecho porque contiene proteína suficiente para igualar las necesidades de su cuerpo. Es lógico que para sentirse saciado, un hombre de 250 libras necesite más proteína que una mujer de 120 libras. Yo le enseñaré a preparar un Batido del Poder con su receta personalizada de proteína, pero primero quiero darle idea de algunos planes comunes para consumir proteína.

Para la mujer típica recomiendo unos 100 gramos de proteína al día. Esto equivaldría a 25 o 30 gramos en el desayuno y el almuerzo en forma de batido, un bocado de 25 gramos de proteína en la tarde y para la cena, una ensalada preparada con hasta 4 tazas de lechuga con vinagre de vino o arroz, 5 onzas de pollo o pescado, 3 tazas de verduras al vapor y una fruta como postre. Para el hombre típico, recomiendo 150 gramos de proteína al día: entre 30 y 40 gramos para el desayuno y el almuerzo, de 20 a 30 gramos como bocado por la tarde, y entre 50 y 75 gramos en la cena.

Cómo Personalizar su Consumo de Proteína

¿Cómo personalizar todos estos distintos niveles de proteína cuando prepare su batido? Yo lo hago combinando un batido de proteína de soya con leche de soya o leche normal descremada. El polvo para preparar el sustituto alimenticio que uso contiene unos 10 gramos de proteína por porción, y la leche de soya o descremada aporta otros 10 gramos de proteína. Entonces, agrego un suplemento de proteína en polvo con otros 5 gramos para un desayuno con 25 gramos de proteína, u otros 10 gramos (unas dos medidas) para un desayuno de 30 gramos.

Quiero que esta primera semana sea sencilla para usted. Comience con las recomendaciones promedio anteriores. Si siente hambre unas cuantas horas después de consumir un batido con 25 gramos de proteína, en su próximo batido agregue otra medida o dos de suplemento de proteína en polvo con unos 5 gramos de proteína por medida. Yo agrego dos medidas a mi batido, con lo que el contenido total de proteína es mayor de 35 gramos. Dos batidos de 35 gramos al día le darán 70 gramos de proteína. Ahora, si en la cena usted come una porción de 6 onzas de pollo, carne magra, pavo, pescado o carne de soya, estará agregando otros 50 gramos, con lo que su total para el día será de 120 gramos. Esto supera el consumo diario de proteína recomendado para la mujer promedio (100 gramos) y está por debajo de lo recomendado para el hombre promedio (150), pero usted puede ajustarlo según sea necesario más adelante en la semana o en la segunda semana, una vez haya calculado sus necesidades de proteína. (Vea la página 52).

Toda persona que siga una dieta deberá ingerir por lo menos 50 gramos de proteína al día para su seguridad. Este último es el plan de sustitución de comidas seguro—pero de hambre—de la década de los ochenta. Su consumo nunca debe ser inferior a esta cantidad. Podría obtener estos 50 gramos de proteína de dos batidos como sustituto de comidas de 12 gramos, sin el polvo de proteína pura, y una cena con un porción de 3 onzas de carne. En el mercado hay muchos batidos sustitutos de comida que cumplen con estos criterios, pero considero que con esta cantidad de proteína usted sentirá hambre y tendrá la tentación de apartarse del plan. Los sustitutos de comida pueden darle esto cuando se utilizan de manera adecuada, y hay varios estudios, incluyendo algunos de mis laboratorios en UCLA, que demuestran lo bien que funcionan los sustitutos de comidas, ya que simplifican el control de calorías.

Inicio Rápido de su Plan

Durante los últimos veinte años, he trabajado en investigaciones que han comprobado la seguridad y efectividad de los batidos sustitutos de alimentos para dar un inicio rápido a un plan de dieta vitalicio. La clave para bajar de peso consiste en crear una diferencia entre lo que come todos los días y lo que necesita quemar para mantener su organismo en reposo y cuando hace ejercicio. Si tan solo consume 500 calorías menos de las que quema a diario, usted bajará 1 libra por semana. Y a menos de que usted queme más de 3,000 calorías al día, esto es lo que puede esperar bajar una vez que supere esa primera semana: de 1 a 2 libras por semana. Si lo piensa, esto equivale a entre 50 y 100 libras en un año. Bajar más de 2 libras por semana no es saludable y usted sencillamente no puede esperar bajar 20 libras en una semana o dos.

La primera semana es probable que usted baje 5 libras o más, debido a la pérdida del exceso de sal y agua en su cuerpo. La insulina, conocida como la hormona de la alimentación, hace que su cuerpo retenga sal y agua adicional cuando se está en sobrepeso. En esa primera semana sus niveles de insulina caerán como resultado de la disminución en las calorías que consume. Usted perderá más de un cuarto de galón además del agua que tome. Como cada cuarto de galón pesa unas 2 libras, usted puede estimar que la mitad de estas primera 5 libras perdidas en el transcurso de la primera semana provienen de la pérdida de agua y sal. Sin embargo, usted definitivamente se sentirá más ligero y tendrá la satisfacción de ver cómo baja el número en la báscula. Si se aparta de su plan y comienza a consumir más calorías, recuperará rápidamente este peso en forma de sal y agua. Lo único que tiene que hacer es regresar a su plan. Nadie sube de 3 a 5 libras de grasa en un día, y esta sal y agua desaparecerán tan fácilmente como las acumuló en unos cuantos días.

Para lograr este ahorro de 500 calorías al día, a fin de perder 1 libra a la semana, usted necesita una manera de controlar las calorías que consume. Pero es casi imposible contarlas, en vista de la grasa, azúcar y harinas ocultas en alimentos procesados y de restaurantes, así como lo grandes que son las porciones que se sirven hoy en día. Las etiquetas de los alimentos son confusas y resulta difícil, con base en la información que aparece en la etiqueta de los alimentos, saber cómo combinar alimentos individuales para obtener una dieta sana. Los batidos con alto contenido de proteína no solamente le darán energía y le ayudarán a controlar el hambre, sino que usted sabrá con certeza cuántas calorías está tomando y así podrá organizar su dieta personal.

El Batido del Poder

Preparar su propio batido de proteína lo pone en control de su ingestión de proteína, su nivel de hambre y, finalmente, su pérdida de peso. El Batido del Poder es el sustituto de alimentos del siglo veintiuno, con fruta, proteína de soya y calcio, todos en un paquete delicioso.

Yo recomiendo usar un polvo sustituto de alimento hecho con aproximadamente 10 gramos de proteína aislada de soya, con cantidades específicas de isoflavonas de soya, carbohidratos sanos, fibra, vitaminas y minerales, además de un polvo de proteína que le dé 5 gramos de proteína por cucharada. Este polvo de proteína le permitirá personalizar las cantidades de proteína en su Batido del Poder. Por ejemplo, yo uso dos cucharadas de proteína en polvo para incrementar la cantidad de proteína en mi Batido del Poder a un total de 29 gramos.

Siga estos pasos sencillos para establecer un lugar para preparar batidos en su cocina.

Consiga una buena licuadora y manténgala limpia. Las licuadoras son relativamente económicas, cuestan entre $30 y $50 cuando están en promoción. Compre una que le guste, porque la usará todas las mañanas.

Guarde su proteína en polvo o sustituto de alimento en un gabinete cerca de la licuadora y tenga a mano su cuchara para medir. Sepa qué cantidad de cada ingrediente en polvo piensa agregar a su licuadora para lograr su meta de proteína.

Tenga a mano leche descremada o leche de soya. A mí me gusta comprar leche de soya en los envases *tetrapak* que no requieren refrigeración sino hasta que se abren.

Compre fruta fresca o congelada para agregarla a su batido. Yo generalmente agrego una taza de *blueberries* (bayas) congeladas, pero usted puede usar plátano, mango, piña o fresa.

Ahora que está listo, éste es el orden exacto en el que combinará los ingredientes para elaborar este delicioso batido:

1   Agregue 8 onzas de leche de soya o leche descremada a la licuadora (para empezar con 10 gramos de proteína).

2   Agregue la cantidad deseada de polvo sustituto de alimento.

3   Agregue la cantidad de proteína en polvo que, combinada con su polvo sustituto de alimento, le permitirá alcanzar su meta diaria de proteína (vea la página 17, "Personalice su consumo de proteína").

4   Incorpore 1 taza de fruta fresca (*blueberries,* fresa o plátano) y de 2 a 4 cubos de hielo, o sólo 1 taza de fruta congelada (el hielo es opcional).

5   Algunas licuadoras vienen con un programa para bebidas *smoothie.* Si usted no cuenta con esto, entonces comience con baja velocidad

para mezclar todos los ingredientes, y luego acelere su licuadora para triturar la fruta congelada o hielo y obtener así la consistencia de un *smoothie*. Si usa fruta fresca, la consistencia será más líquida. Si le agrega hielo o fruta congelada le dará la consistencia de un helado o leche malteada, dependiendo de la cantidad de hielo que agregue.

6   Beba o coma su batido con una cuchara durante diez o quince minutos. Si se come o toma su batido lentamente, dará tiempo a su sistema para digerirlo. Además, así aprenderá a comer más lentamente durante las otras comidas del día.

7   Apenas termine, enjuague su vaso y la licuadora con mucha agua caliente, y no tendrá problemas en mantenerlos limpios.

No hay mejor forma de preparar un batido. Los batidos que vienen en latas o paquetes son limitados en su capacidad para disolver la proteína que tiende a asentarse en el fondo si no hay suficiente grasa para mantenerla en suspensión. Si observa la mayoría de los batidos que tienen mucha proteína, verá que el contenido en grasa es alto: a veces entre 8 y 9 gramos. Los batidos de proteína en lata pueden ser prácticos para comer a medio día o en la tarde con una fruta o con verdura cuando está de prisa. Sólo recuerde que debe estudiar la etiqueta con cuidado y comprar un batido que contenga 5 gramos o menos de grasa, y entre 10 y 15 gramos de proteína.

Dieta de Inicio Rápido para la Semana 1; Batido-Batido-Comida

Usted tiene el poder de cambiarse a sí mismo. Tal vez no pueda cambiar su empleo, el tráfico, el clima o sus familiares, pero sí puede cambiarse a sí mismo. Lo único que necesita es un plan. Deme tan sólo una semana para iniciarlo a un plan de control de peso para toda la vida. Escoja un día para empezar, compre lo necesario y ¡adelante!

Yo le recomiendo usar dos sustitutos de comida al día para darle impulso la primera semana, pero puede usar un batido como desayuno y comer un almuerzo de porciones controladas para bajar de peso más lentamente si esto le parece demasiado por el momento. Cada Batido del Poder como sustituto de alimento, se ajusta a sus propias necesidades de proteína agregando dos cucharadas de proteína pura en polvo a su polvo sustituto de comida, y leche descremada o de soya para alcanzar su meta diaria de proteína (ver páginas 000).

Al planear su tercer comida (o en algunos casos tanto el almuerzo como la cena) conserve la sencillez. Básicamente, esta comida consistirá de 3 a 6 onzas de pollo, pescado o pavo, 2 tazas de verduras al vapor, 4 tazas de ensalada con vinagre de arroz o de vino y una fruta como postre. En el Paso 2, usted obtendrá más ideas sobre cómo elaborar deliciosas comidas.

Sus Primeros Siete Días

Más adelante, usted verá el plan para los primeros siete días de batido–batido–comida. Hay muchas sugerencias de sabores distintos para los batidos, pero usted no tiene que probarlos todos. Si encuentra uno que le gusta puede usar ese sabor toda la semana, pero sepa que las personas suelen perder el impulso necesario para seguir programas de dieta cuando comienzan a aburrirse, así que incorpore algo de variedad para mantener el interés.

Usted puede sazonar sus vegetales y frutas con especies. Si prepara una manzana al horno con canela, eso le dará el sabor de un trozo de tarta de manzana con apenas 100 calorías, en comparación a las 400 calorías del trozo de tarta. Las investigaciones recientes sugieren que la canela puede ser una buena idea cuando se está bajando de peso. En el caso de las verduras, si se sazonan, pueden quedar mucho más sabrosas. También puede usar salsa picante o salsa de tomate. Lo bueno es que la mayoría de las especies no contienen muchas calorías, y además usted puede usar toda la sal, pimienta o chile en polvo que desee. También se ha estudiado la capacidad del chile para ayudar a controlar el peso.

Día uno:

Desayuno:	*Batido de plátano y calabaza de castilla
Almuerzo:	*Batido de chocolate y zarzamora
Bocado:	1 onza de nueces tostadas de soya, como ⅛ de taza
Cena:	*Sopa rápida de pollo
	Ensalada verde con aderezo *L.A. Shape

Día dos:

Desayuno:	*Batido de fresa y kiwi
Almuerzo:	*Batido *Té Chai *latte*
Bocado:	½ barra de proteína (para brindar unas 125 calorías y 10 gramos de proteína)
Cena:	*Coctel de mariscos Baja
	Ensalada verde con salsa *L.A. Shape

Día tres:

Desayuno:	*Batido de plátano y nuez
Almuerzo:	*Batido de piña, naranja y coco
Bocado:	½ taza de queso *cottage* descremado + ½ taza de fruta fresca
Cena:	Pinchos de pollo, pavo, camarón o pescado y verduras asadas a la parrilla con 2 cucharadas de salsa barbacoa.
	Ensalada de verduras picadas

Día cuatro:

Desayuno:	*Batido de moras
Almuerzo:	*Batido de naranja y mango
Bocado:	2 onzas de pechuga de pavo asada + ½ taza de zanahoria miniatura
Cena:	*Pescado "frito" al horno
	Bróculi y zanahorias al vapor
	Ensalada verde con salsa *L.A. Shape

Día cinco:

Desayuno:	*Batido de chocolate y fresa
Almuerzo:	*Batido Orange Julius
Bocado:	¼ taza de yogur natural + ½ taza de fruta, o 1 envase de 8 onzas de yogur sin grasa y sin azúcar
Cena:	*Copas asiáticas de lechuga
	Vegetales mixtos al vapor

Día seis:

Desayuno:	*Batido de piña colada
Almuerzo:	*Batido de durazno y almendra
Bocado:	½ barra de proteína y una manzana
Cena:	*Pechuga jugosa de pavo asado
	Calabaza (chilacayote; *butternut squash*) al vapor
	*Ensalada saludable de col

Día siete:

Desayuno:	*Batido de café mocha
Bocado:	*Batido de *blueberry* y arándano
Almuerzo:	1 lata individual de 3 onzas de atún + 1 taza de jugo de tomate o de verduras mixtas

Cena: *Pollo jamaiquino picante

             Zanahorias al vapor con limón y eneldo

             Tajadas de tomate con albahaca

*Las recetas comienzan en la página 108.

Es Importante Beber Agua

Una de las cosas más importantes que puede hacer cuando se está siguiendo una dieta es beber suficiente agua. Normalmente, usted debe beber de tres a cuatro vasos de 8 onzas de agua al día. Encontrará que su fatiga de la tarde se debe frecuentemente a la deshidratación y que mejorará cuando preste atención a su consumo de agua. Si está haciendo ejercicio o el clima es caliente, resulta todavía más importante que beba agua, ya que la perderá a través de la transpiración. Pero no exagere. Si bebe 2/4 de galón (ocho vasos de 8 onzas) de agua al día, literalmente se saturará de agua y notará hinchazón en sus manos y pies. Algunas dietas recomiendan esta cantidad todos los días para mantener lleno el estómago. Esto es un error y para algunas personas puede resultar dañino. Se trata de un problema muy raro, pero sí ocurre. A veces lo veo en pacientes que beben agua de botellas de un cuarto de galón mientras hablan conmigo. Se trata de un hábito nervioso, pero por supuesto tiene un nombre médico: polidipsia psicogénica.

Beber té por la tarde, sobre todo el té verde, puede resultar magnífico para elevar la energía. Los estudios han demostrado que el té verde puede estimular el metabolismo en unas 80 calorías al día cuando se beben entre cuatro y seis tazas por día o se toma un suplemento con té verde (ver Paso 7). La cafeína, tanto en el café como en el té, actúa sobre los riñones incrementando la orina. Así que el té y el café no cuentan como consumo de agua porque hacen que sus riñones excreten más agua de la que contienen.

Cómo obtener sus vitaminas y minerales si está a dieta

Muchos polvos sustitutos de alimentos contienen algunas vitaminas y minerales, generalmente una fracción de la Recomendación Diaria o RDA (Recommended Daily Allowance), que usted necesita todos los días. Las frutas y verduras de colores también proporcionan muchas vitaminas y minerales, pero usted debe cerciorarse de tomar un suplemento multivitamínico/multimineral siempre que siga una dieta poco variada. Es buena idea en general, y le garantizará un consumo adecuado de ácido fólico. Este último no solamente se encuentra en unos 400 microgramos por día en la mayoría de los suplementos vitamínicos, sino que además se absorbe mejor de las vitaminas que de fuentes alimenticias. Las dosis diarias de multivitamínicos también proporcionan cantidades adecuadas de muchas otras vitaminas y minerales. Las mujeres y hombres menores de 50 años deben consumir 1,000 miligramos de calcio diariamente en su dieta y suplementos, mientras que las mujeres mayores de cincuenta deben consumir un total de 1,500 microgramos de calcio. Observe el contenido de calcio en sus alimentos y batido de soya, y no deje de sumarlos todos para calcular cuánto calcio hay en su dieta. Es probable que usted no requiera un suplemento de calcio, pero depende de cuántos batidos al día esté tomando y de cuánto calcio contengan. Si necesita un suplemento de calcio tome uno que contenga vitamina D.

Cómo resolver quejas comunes

"ME SIENTO CANSADO Y DÉBIL."

Para algunas personas, comer de más estimula su sistema nervioso en forma semejante a una taza de café concentrado. Les provoca transpiración y acelera su pulso. Después de un rato esto les parece normal a algunas personas con sobrepeso. Tan pronto como estas personas comienzan a seguir una dieta, su sistema nervioso se normaliza y se quejan de no sentirse tan alertas o con tanta energía. Cuando me encuentro este problema, simplemente les digo a mis pacientes que su energía es normal y que necesitan descansar y dormir adecuadamente cuando se cansen. Después de un período de ajuste volverán a sentirse con más energía.

Usted también puede sentirse débil y cansado si no consume sus batidos sustitutos de comida a horas regulares. ¿Se le está olvidando almorzar o está saltándose comidas en un intento por bajar de peso más rápidamente? Esto es un error, ya que siempre comerá más de lo que dejó de consumir saltándose una comida o batido al intentar recuperarse de la fatiga.

"NO TENGO REGULARIDAD."

Siempre que cambie su dieta, podrá cambiar su función digestiva. Tal vez no tenga evacuaciones regulares o esté produciendo gas extra. Se sentirá mejor si consume 25 gramos de fibra al día. La manera más fácil de obtenerla consiste en comer frutas y verduras. Si no puede obtener los 25 gramos de las frutas y verduras, entonces existen suplementos de fibra con una mezcla de fibras solubles e insolubles que pueden ayudarle a tener regularidad. Algunas de las fibras más nuevas pueden incorporarse a las bebidas sin impartir un sabor granuloso, y le dan hasta 5 gramos de fibra por cucharada.

"TENGO HAMBRE TODO EL TIEMPO."

Generalmente hay dos razones para tener hambre de verdad. Primero, es posible que se le estén olvidando sus alimentos o que esté dejando pasar demasiado tiempo entre las comidas. Siga un horario regular, por ejemplo las 7 A.M., 11 A.M., 4 P.M. y 7 P.M. para sus sustitutos de comidas, bocadillos y alimentos. La segunda causa común es un consumo inadecuado de proteína. Verifique su sustituto de alimento y cerciórese de que contenga la proteína por porción con la que usted está contando. Asimismo, asegúrese de que el hambre sea física y no un mero antojo de sus comidas preferidas. Hablaré en el Paso 4 de los alimentos detonadores y la forma de conquistarlos.

"ME DUELE LA CABEZA."

El estreñimiento, el estrés y las comidas saltadas son las causas más comunes de los dolores de cabeza durante la primera semana de una dieta. Si está estreñido pruebe una de las sugerencias anteriores. Los dolores de cabeza por estrés comienzan con espasmos musculares en los hombros que se extienden al cuero cabelludo, donde dichos espasmos cortan el flujo sanguíneo provocando el dolor de cabeza. Estudie algunos de los remedios para el estrés en el Paso 5. Y, como ya lo mencioné, es muy importante no saltarse las comidas.

Algunas personas también experimentan dolores de cabeza por dejar la cafeína, pero en lo que a mí respecta, no hay razón por la que usted tenga que dejar de consumirla. El café en cantidades regulares de 1 o 2 tazas al día no hace daño cuando se sigue una dieta y hasta podría ayudarle a bajar de peso.

"SIENTO FRÍO."

La temperatura de su cuerpo aumenta bastante cuando come demasiado. Muchos de mis pacientes entran al consultorio transpirando antes de comenzar una dieta y una semana después se sienten muy bien. Por otro lado, seguir una dieta puede volverlo más sensible a los cambios de temperatura. Hacer ejercicio, beber té y café calientes y vestir ropa abrigada en climas fríos son buenas maneras de solucionar esta queja común. Aunque no ocurre con mucha frecuencia, sentir frío podría ser síntoma de un funcionamiento bajo de la tiroides. Así que si persiste la sensación de frío, hable con su médico.

Usted no necesariamente tendrá alguno de los malestares que he enumerado. No caiga en ese viejo problema del estudiante de medicina que por leer sobre una enfermedad, la contrae. La mayoría de mis pacientes no padece ninguno de estos malestares y me comentan que este plan para perder peso no provoca ni hambre ni sufrimiento como los otros. Sin embargo, si usted siente que necesita suplementos dietéticos para ayudar a controlar su apetito, estimular su metabolismo o ayudar a sus células adiposas a liberar grasa de manera más efectiva. En el Paso 6 encontrará algunas ideas.

Ahora que usted ha hecho un gran inicio en los primeros siete días, el Paso 2 lo guiará durante los próximos siete días con menús y recetas que usted puede usar a largo plazo para bajar de peso y no recuperarlo.

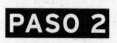
PASO 2

Personalice su
Programa

La mayoría de las dietas le dan algo por un lado y le quitan por el otro. Esta es la misma táctica que se emplea para quitarle un juguete peligroso a un perro. Mientras usted retira el juguete, distrae al perro con algo sabroso.

Las dietas bajas en grasa, como la Pritikin, le quitan la grasa y le dan muchos granos, frijoles, frutas y verduras con una cantidad limitada de proteína. A algunas personas, la falta de proteína les provoca hambre y las hacen comer demasiados alimentos con harina. Para algunas personas representa algo completamente nuevo enterarse de que una taza de frijoles, arroz o papa contiene 250 calorías. Un simple plato de sopa de lentejas puede contener 500 calorías. Limitar la grasa y darle paso al mismo tiempo a los carbohidratos refinados y con harina resulta muy sano, siempre y cuando usted pueda quemar las calorías extra; empero, como plan para bajar de peso, no funciona bien.

En el otro extremo, se encuentra la dieta Atkins, que le quita los carbohidratos y le devuelve las grasosas carnes rojas y quesos que se restringieron en las dietas con bajo contenido de grasa. En su versión original, la dieta Atkins estaba obsesionada con recortar todos los carbohidratos, incluyendo los sanos que se encuentran en las frutas, las verduras y los granos realmente integrales. Al mismo tiempo, Atkins le permitía comer cantidades ilimitadas de tocino y otras sabrosas golosinas. Semejante al niñ[o] dulcería, comer todo el tocino y queso que desea parece magnífico por [un] rato, pero en mi experiencia muchas personas terminan nuevamente con antojos por carbohidratos. Al final, usted no habrá cambiado su paladar y recuperará el peso perdido. Hacia el final de su vida, el Dr. Atkins amplió las opciones alimenticias a fin de que incluyeran algunas verduras, y la mayoría de las personas que siguen lo que creen ser la dieta Atkins, en realidad están siguiendo la versión modificada, que les permite comer algunas frutas y verduras.

Usted puede aprender de estos puntos de vista opuestos. Los estudios científicos que se resumen en el apéndice demuestran que la proteína satisface más que la grasa a corto plazo. Creo que en la dieta Atkins la proteína es la responsable de su éxito. Atkins aunó un poco de verdad (que la proteína ayuda a controlar el hambre) con una licencia para comer todos los alimentos "prohibidos", incluyendo los que tienen un alto contenido de grasa. El problema es que hay calorías de grasa ocultas en muchos alimentos que pueden llegarle a escondidas sin saciarlo. Entonces es importante recortar la grasa hasta un nivel razonable, en el que usted utilice apenas la suficiente para conservar un buen sabor y el calor en los alimentos que prepara. Esto suma aproximadamente un 20 por ciento de calorías provenientes de grasa.

La fórmula Atkins se ensayó dos veces: primero en la década de los sesenta y nuevamente a finales de la década de los noventa, después de que a mediados de esta década, la dieta Zone permitiera el consumo de 30 por ciento de grasa. La dieta Zone se publicó en 1995. La dieta Atkins aconseja la sorprendente proporción de 59 por ciento de calorías de grasa, junto con 36 por ciento de proteína. La dieta casi no deja espacio para carbohidratos saludables, que representan tan sólo un 5 por ciento de las

carbohidratos saludables como las frutas y las verdu-
[...] fibra, vitaminas, minerales y fitonutrientes no de-
[...]mente por ser carbohidratos. Nada hay nuevo bajo
[...]l con alto contenido de grasa y proteína fue suge-
[...] hace más de 200 años por un agente de entierros a un rey inglés con
sobrepeso. Todos los que ganaban dinero con la venta de alimentos grasosos quedaron encantados con la dieta Atkins, y un columnista de *The
New York Times* acusó a la comunidad científica de mentirle al público durante una década acerca del hecho de que las dietas con mucha grasa provocan aumento de peso. No mentimos: la grasa lo hará engordar. Lo que
sucede es que esto es más complicado y los científicos han comenzado a
hacer hincapié en el impacto de la cantidad de proteína en la dieta. También hemos comenzado a considerar sus efectos en los niveles de glucosa
en la sangre y niveles de insulina de glucosa y almidón en comparación
con los de verdaderos granos integrales (conocido como índice y carga glicémicos) de los que hablaré en breve.

Un ingreso reciente en el derbi de las dietas populares es la del "Dr.
Phil" McGraw. Este doctor tiene un título Ph.D. en psicología clínica y es ex
consultor de jurado. Su plan ofrece una dieta obsoleta combinada con paquetes separados de suplementos para personas con silueta tipo manzana
y tipo pera (con poca justificación para la diferencia en suplementos). El
enfoque del Dr. Phil es psicología anticuada con un fuerte contenido de
responsabilidad individual. No me malinterpreten: pienso que tanto la responsabilidad como la fuerza de voluntad personales son importantes, pero
se tiene que conocer el camino a seguir. Los estudios han demostrado que
cuando se trata de la adicción al tabaco, se le puede decir de manera algo
efectiva a la gente que deje de fumar. Sin embargo, no se le puede decir
simplemente a la gente que tiene que bajar de peso. Hay que enseñarles

cómo. Básicamente después de decirle que su gordura es culpa suya, el Dr. Phil le dice: "¡Sólo supérala!"

Si usted ha probado estas dietas o ha decidido que no son para usted, prepárese para una dieta sencilla que realmente funciona. Usted no debe hacer una sola cosa. Eliminar el azúcar y la fruta, comer grandes porciones de carne roja o recortar toda la grasa no solamente es imposible, sino innecesario. La Dieta L.A. Shape le permite ajustar su plan según sus necesidades de proteína, sus necesidades de calorías, su peso meta y sus preferencias y debilidades alimenticias. También le permite elegir lo que cambiará en su dieta y su estilo de vida.

Sus alimentos detonadores y defensas contra los antojos

Primero, usted necesita identificar cuáles de los alimentos que consume a diario son los equivocados. Algunos de estos alimentos suelen atraparlo y usted no puede controlar su consumo. ¿Alguna vez ha comido sólo una galleta con *chips* de chocolate cuando estaba abierta la bolsa y a la mano, y usted ni siquiera tenía hambre? Este es un lujo que los humanos desarrollaron hace apenas unos cien años. La industria alimenticia ha desarrollado miles de bocados para alentarnos a comer cuando no tenemos hambre. No tiene nada de malo comer cinco o seis veces al día si usted tiene hambre y consume los alimentos correctos. La clase de conducta a la que me refiero es comer cuando siente el impulso o el antojo sin sentir hambre de verdad. Como no tiene hambre, los alimentos tienen que apelar a su gusto, ya que de otro modo, usted no gastaría dinero en comprarlos. Las papas a la francesa de los vendedores de comida rápida están hechas con papas tipo Russet Burbank que se fríen en aceites vegetales hidrogenados adicionados con sabor a res, y su olor lo atrae al restaurante. Pero el producto verdaderamente rentable no son las papas y las hamburguesas, sino los refrescos de cola y otros sabores cuyo margen de utilidad es de 13,000 por ciento. Un vaso de refresco de cola de 8 onzas contiene 150 calorías, de modo que con 32 onzas (el tamaño que se ofrece comúnmente) usted está ingiriendo 600 calorías. Como si estas calorías no bastaran, usted puede obtener otras 800 calorías por tan sólo otros 39 centavos, optando por el tamaño *súper* de su comida rápida. Alguna vez me comentó un dirigente de la industria alimenticia: "La gente no acude a nuestros productos en busca de salud." ¡Sin duda, digo yo!

En la lista que sigue, usted encontrará algunos antojitos y algunas opciones de comidas que yo he clasificado como alimentos detonadores. Piense en la frecuencia con la que usted come estos alimentos cuando realmente no tiene hambre. En el Paso 4, usted aprenderá cómo cambiar sus conductas para eliminar el impulso de comer estas comidas.

Los alimentos detonadores son aquellos que la gente dice que les "encantan," cuando en realidad se trata de una relación disfuncional de amor y odio. Estos alimentos lo hacen sentir bien mientras los come y luego lo hacen sentirse culpable al saber que lo harán subir de peso. Usted podrá poner toda clase de pretextos sobre su derecho a comer inconscientemente sólo esta vez, o tal vez ni siquiera esté consciente de cuánto ha comido. Yo no quiero quitarle sus pasteles, más bien quiero que *usted* los guarde. Si alguna vez usted ha comenzado a picar frituras, nueces o pan, y descubre en tan sólo unos momentos que ya se los acabó, entenderá a qué me refiero.

Mis pacientes comúnmente reaccionan en una de tres formas una vez que examinan la lista de alimentos detonadores. La mayoría reconoce los alimentos que representan un problema y comienzan a trabajar en ellos. Otros me dicen que acabo de describir su dieta completa; éstos tienen mucho trabajo por delante. Otros me dicen que no comen ninguno de estos alimentos y aun así no pueden bajar de peso. Estas personas tienen un índice metabólico bajo debido a que su masa corporal magra (algo que explicaré más adelante en este mismo capítulo) es baja. Por ahora, vea la siguiente lista y marque sus alimentos detonadores personales. Si bien estos son los más comunes, puede que usted tenga otros alimentos detonadores personales que no aparecen en esta lista.

Alimentos detonadores

- NUECES
- QUESO Y PIZZA
- SALSAS PARA ENSALADA CON UN ALTO CONTENIDO DE GRASA
- MAYONESA, MARGARINA Y MANTEQUILLA
- CARNES ROJAS GRASOSAS Y PESCADO GRASOSO
- FRIJOLES, ARROZ, PAPAS, PASTA, GALLETAS, FRITURAS Y PANES
- HELADO DE YOGUR, HELADO, PASTELES Y PASTELERÍA
- REFRESCOS Y JUGOS
- BEBIDAS ALCOHÓLICAS, CÓCTELES DE LICOR Y CERVEZA

Alimentos detonadores

Usted puede prepararse para cambiar sus hábitos alimenticios de por vida si controla su consumo de alimentos detonadores personales y los alimentos con calorías ocultas que podrían estar saboteando sus esfuerzos por bajar de peso. Escoja los que se apliquen a usted y comience a hacer estos cambios en su dieta ahora mismo y para el resto de su vida.

Guarde esta lista en su mente o en la puerta de su refrigerador, donde la verá cada vez que esté buscando comida en la cocina.

NUECES

Los cacahuates son excelentes para realzar el sabor de un platillo cocinado, pero cuidado con comerlos a puños, porque no les verá el fin, sobre todo cuando su equipo de béisbol va perdiendo. Comer nueces como bocado representa un problema para controlar la porción y las calorías, porque una taza contiene más de 800 calorías.

QUESO Y PIZZA

¿Es amante del queso? Una tajada de queso entero contiene 140 calorías, e incluso el queso cremado contiene 80 calorías por rebanada. Los quesos duros contienen hasta 80 por ciento de grasa. Esto se acumula rápidamente si usted solamente está quemando 1,200 calorías al día. La pizza es un grupo alimenticio en sí mismo. La mayoría de las pizzas contienen aceite en su masa de harina refinada. La mayoría viene cubierta de queso, así como de salchichón y pepperoni con todo su contenido de grasa, y algunas incluso tienen las orillas rellenas de queso, ¡así que las calorías se suman rápidamente! *En vez de comer pizza, pruebe más bien calabacín, o una pasta integral con alto contenido de fibra, cubierta con salsa de tomate.*

SALSA PARA ENSALADA

Las salsas para ensalada, tanto cremosas como de aceite, proporcionan en promedio 150 calorías y de 10 a 20 gramos de grasa por onza, sin mencionar el azúcar que contienen. Así que evite todas las salsas para ensalada, incluyendo las llamadas bajas en grasa. El aceite de oliva es una grasa sana, pero contiene las mismas calorías por cucharada que la mantequilla o margarina, así que úselo con medida.

Intente preparar sus ensaladas sólo con vinagre balsámico, vinagre de arroz o vinagre de vino, o use las recetas para salsa de ensalada que aparecen en el Paso 3. Haga sabrosa su ensalada con espinaca y otras verduras verde oscuro, tomates, alfalfa, pimiento verde y otros vegetales para que no dependa de la salsa para el sabor.

MAYONESA, MARGARINA Y MANTEQUILLA

La llamada margarina desgrasada en realidad aporta 100 de sus calorías de la grasa, ya que es como la margarina normal, sólo que diluida. El Departamento Estadounidense de Agricultura (USDA) ha ordenado que si una porción de margarina tiene menos de ½ gramo de grasa, puede llamarse desgrasada. Este es el único caso matemático en el que se puede redondear de 0.5 a cero. En el Apéndice comparo las grasas buenas con las malas, pero todas contienen 120 calorías por cucharada, incluyendo la mayonesa, la margarina y la mantequilla.

Trate de comer pan integral lleno de fibra con una capa delgada de mermelada de fruta, o si va a comer un sándwich, use mostaza o salsa de tomate en lugar de mayonesa.

CARNES ROJAS GRASAS Y PESCADO GRASO

Uno de los alimentos con los que es más fácil reducir muchas calorías son las carnes rojas y los pescados grasos. Los cortes grasos de carne roja incluyen la ternera, res, cerdo y cordero. Una pieza de *prime rib* contiene 1,500 calorías y 50 gramos de grasa saturada, que representa todas las calorías y más grasa de la que la mayoría de las mujeres con cinco pies de estatura requieren para todo un día. ¡Siento tener que decirles que el cerdo no es la otra carne blanca! Usted puede optar por comer algunos cortes magros de carne roja—incluyendo *filet mignón, top sirloin* o bistec de falda—hasta una vez a la semana o prescindir de ella. Depende de usted. Tenga cuidado con los tamaños de las porciones de carne roja, sobre todo en los restaurantes. Trate de comer entre 3 y 6 onzas de carne roja magra. Tres onzas cubren más o menos el tamaño de la palma de su mano. *Sustituya la carne roja con carne blanca de pollo sin piel, o carne blanca de pavo.* Si le ayuda, adorne el pollo con salsa para carne y haga de cuenta que es roja. Tenga cuidado: *la carne oscura de las aves contiene más grasa que la blanca e incluso puede contener tanta grasa como algunos cortes de carne roja.*

El salmón, la trucha y el bagre criados en granjas contienen más calorías y grasa que los pescados marítimos como el atún y el hipogloso, porque los pescados de granja hacen muy poco ejercicio y no se alimentan de los pescados sanos y algas que consumen los pescados del mar. Si bien el contenido de la llamada grasa buena (vea la explicación completa en el Apéndice) es similar en el salmón de granja y en el de mar, la variedad de granja tiene el doble de "grasa mala" además de la "grasa buena." El salmón de granja es el bistec marmoleado del mundo del pescado, ya que contiene más de 800 calorías por porción de 8 onzas. *Sustituya con hipogloso, bacalao, lenguado, atún blanco en lata empacado en agua, orange roughy (reloj anaranjado), huachinango o cazón. Los camarones, el callo de hacha, la langosta y el cangrejo también contienen poca grasa. Evite los camarones pequeños de bahía, el pez vela y el pescado blanco del Lago Superior que contiene más mercurio que cualquier otro pescado.*

FRIJOLES, ARROZ, PAPAS, PASTA, GALLETAS, FRITURAS Y PANES

Si bien pudiera pensarse que algunos de estos alimentos son sanos, es necesario saber que una taza de arroz, frijoles, pasta o papas contiene 250 calorías en comparación con las 40 calorías o menos en una taza de la mayoría de las verduras. Ordene una porción doble de verduras en el restaurante y renuncie al puré de papas o al arroz en su plato. Esta es una manera fácil de recortar más de 200 calorías. Pídale a su mesero que no le lleve frituras o pan a su mesa antes de la comida. Usted podría consumir 550 calorías con las frituras en la canasta de su mesa, o 320 con un *bagel* o varias tajadas de pan. Coma sólo una rebajada de pan con mucha fibra, que contiene entre 3 y 5 gramos de fibra y unas 70 calorías, y usted se sentirá saciado más rápidamente, o simplemente no coma pan. Usted solamente necesita tres porciones al día de alimentos de granos enteros y altos en fibra. Lea cuidadosamente la etiqueta; no hay normas en el etiquetado de productos de "granos integrales."

Las papas fritas, las papas a la francesa, las galletas de botana y los *pretzels* son muy buenos cuando se miran desde un punto de vista abstracto. Sin embargo, cuando vemos la manera en que los comen la mayoría de los estadounidenses, representan centenares de calorías adicionales. Hay 150 calorías en tan sólo veinte papas fritas. Esto significa que cuarenta papas fritas contienen 300 calorías, y así sucesivamente, lo que suman totales de calorías todavía más temibles. 500 calorías adicionales al día (que se traducen en ganar media libra de peso a la semana) son fáciles de consumir en un abrir y cerrar de ojos. Un sustituto sano para las papas fritas son las nueces de soya tostadas, que le dan unas 100 calorías por porción de una onza y le ayudan a calmar su antojo por algo saladito.

HELADO DE YOGUR, HELADO, PANADERÍA Y PASTELERÍA

Estas golosinas aportan muchas calorías extra de grasa y azúcar. Incluso las versiones sin grasa contienen muchas calorías adicionales, porque están cargadas de azúcar, que a su vez está cargada de calorías. Mejor *cómase una fruta, o adorne fresas, plátano, piña u otra fruta con un chorrito de jarabe de chocolate para satisfacer su antojo de dulce.* O bien, pruebe uno de los nuevos yogurs "ligeros" con más proteína o un sorbete de frutas (pero cuidado con el azúcar).

REFRESCOS Y JUGOS

Como ya se ha mencionado, 8 onzas (menos de una lata) de refresco de soda contienen 150 calorías y 32 onzas ¡contienen 600! *Si bien las sodas y los refrescos de dieta están bien, mantienen la costumbre de beber refrescos carbonatados y esto no le permite romper con un hábito. Beba agua natural o con gas con una rebanada de limón.*

Los jugos de fruta parecen sanos, pero si usted bebe una botella de 16 onzas que indica 130 calorías en la etiqueta, usted en realidad estará ingiriendo 260 calorías: una porción de 130 calorías es de tan sólo 8 onzas, o media botella. La USDA dice que cualquier producto que exceda 12 onzas equivale a dos porciones, de manera que los fabricantes pueden registrar un número inferior de calorías en la etiqueta, suponiendo (a menudo con razón) que usted no va a ver el tamaño de la porción. Prácticamente se requiere de un título en nutrición para descubrir estos engaños. *Prefiera una fruta en lugar del jugo (estará consumiendo al mismo tiempo fibra valiosa), o dé sabor al agua con cantidades pequeñas de jugo al 100 por ciento.*

LICORES, CÓCTELES, Y CERVEZA

Un vaso de cerveza contiene 220 calorías y constituye un grano refinado, al igual que los licores como el *scotch*, la ginebra y el whiskey. De los cócteles, la margarita contiene la mayor cantidad de calorías: 350 por porción promedio. Una buena alternativa en una situación social es agua con gas y limón en lugar de un cóctel, o un vaso pequeño de vino tinto, que contiene el saludable resveratrol y tan sólo unas 80 calorías. Si tiene que beber una cerveza, que sea *light* o *ultra light* (que contiene entre 70 y 110 calorías.)

Piense en el precio en calorías de sus alimentos detonadores habituales listados en la siguiente tabla. ¿Cuántas calorías podría ahorrarse si comiera más bien una fruta o una verdura? Recuerde que la mujer promedio sólo necesita 1,500 calorías al día, y el hombre promedio sólo necesita 2,100 calorías al día.

Entonces, ¿por qué es tan difícil controlar los alimentos detonadores? Bien, los humanos somos criaturas de costumbre. Si usted come alimentos detonadores, éstos se arraigan fuertemente a su persona. Un alimento detonador para usted podría no serlo para otra persona. Le tomará tiempo y paciencia cambiar. Usted tal vez ha logrado dejar de fumar, pero esto es más difícil. De hecho no hay nada más difícil, pero trataré de hacerlo más fácil al pedirle que haga cambios sencillos, siempre que sea posible.

Usted podría elegir no dejar de comer alimentos detonadores. Pero cuando menos, lo haré pensar antes de comer y escoger cuánto quiere comer. Usted establecerá sus propios límites. Todo depende de usted.

CONTENIDO DE CALORÍAS Y GRASA DE LOS ALIMENTOS DETONADORES TÍPICOS

Alimento	Porción	Calorías	Gramos y cucharaditas de grasa
Refresco gaseoso	Botella de 20 oz.	250	0
Maní	1 taza	835	71 g / 14 cditas.
Papitas fritas a la BBQ	1 bolsa de 7 oz	970	64 g / 13 cditas.
Chips de maíz	1 bolsa de 7 oz.	1,065	66 g /13 cditas.
Papas a la francesa	40 tiras	630	33 g / 7 cditas.
Queso con galletas Ritz	2 onzas de queso + 12 galletas	410	28 g / 6 cditas.
Pizza, super suprema, orilla rellena	2 rebanadas	1020	52 g / 10 cditas.
Pastel de zanahoria con batido	1 rebanada normal	485	29 g / 6 cditas.
Galletas con chips de chocolate	6 pequeñas	350	16 g / 3 cdita.
Tarta de manzana	1 rebanada normal	410	19 gramos / 4 cditas.
Pretzels	25 piezas	570	5 gramos / 1 cdita.
Mantequilla de maní con galletas	9 sándwiches	300	15 g / 3 cditas.
Bagel con queso crema	1 bagel mediano + 2 cdas. queso crema	400	10 g / 2 cditas.
Muffin de blueberry	1 grande	410	10 g / 2 cditas.
Chocolate en barra típico	Barra de 3 oz.	465	32 g / 6½ cditas.
Helado	1 taza	350	24 g / 5 cditas.
Barra de granola	2	325	18 g / 3½ cditas.
Donut relleno de crema	1	310	21 g / 4 cditas.

Algunos alimentos detonadores saben bien porque la grasa adicional amplifica su sabor dulce. Usted puede pensar que una barra de chocolate es dulce, pero en realidad es una combinación de grasa y dulce, lo que aporta muchas calorías adicionales. Y el sabor no es su único atractivo. La publicidad que se le hace a la comida aplica psicología que intenta hacerle comer estos alimentos con el fin de ser o sentirse de cierta manera. Un bistec lo hace fuerte, el helado lo hace feliz, el chocolate . . . mejor ni hablamos. Sencillamente no se puede comer una soda papa frita. Una bebida color caramelo endulzada con jarabe de maíz es la bebida de una nueva generación. Estos mensajes subconscientes no son accidentales. Hay equipos de trabajo que entrevistan a personas como usted para encontrar la mejor manera de entrar en su cabeza. Estos grupos de enfoque y pruebas de sabor han permitido a los fabricantes de soda definir la cantidad perfecta de edulcorante para agradar al mayor número de personas (aproximadamente 10.5 por ciento de azúcar por peso). Luego los científicos alimentarios buscan una manera de entregar la experiencia de sabor usando jarabe de maíz alto en fructosa, aceite vegetal, colores y sabores artificiales para mantener los costos bajos y las utilidades altas. Todo este tiempo le están vendiendo a gente como usted y yo más alimentos (si así puede llamárseles) que contienen más calorías.

Su Peso Meta, Silueta Meta y Adiposidad

Encontrar el peso y silueta metas correctos para usted en lo personal es indispensable. Muchos estudios han demonstrado que la gente suele querer pesar mucho menos de lo médicamente deseable basándose en el porcentaje de adiposidad corporal. Los hombres deben tener entre 15 y 20 por ciento de adiposidad, en tanto las mujeres deben tener entre 22 y 28 por ciento de adiposidad o grasa corporal. Las mujeres jóvenes atléticas hasta una edad aproximada de veinte años deben tener entre 15 y 20 por ciento de adiposidad, y ciertos atletas como jugadores de baloncesto universitarios o corredores con una gran masa muscular llegan a tener tan sólo 5 por ciento de adiposidad (y típicamente tienen entre 8 y 10 por ciento de grasa corporal.) Los luchadores que tratan agresivamente de bajar de peso para entrar a una categoría de peso inferior están limitados por ley a tener cuando menos 5 por ciento de adiposidad, y esto generalmente se considera un mínimo absoluto para la seguridad. Lo importante para usted, sin embargo, consiste en no llegar al nivel mínimo, sino pretender un rango razonable para usted.

Cómo Encontrar su Peso Meta Razonable y Mejor Silueta

Con un peso meta razonable, usted contará con suficiente proteína en sus músculos y corazón para estar sano. Con este peso meta razonable, usted también tendrá una silueta sana y adecuada para usted. Si intenta bajar más allá del peso meta estimado por el llamado porcentaje ideal de adiposidad, usted perderá proteína de sus músculos y de su corazón. Entonces su silueta no lucirá tan bien, puesto que sus brazos y piernas perderán músculo y tono.

Una fotógrafa famosa a la que se le encomendó cada año el número de trajes de baño de *Sports Illustrated* asumió una posición fuerte acerca de las chicas que se seleccionarían para el número anual de trajes de baño. A diferencia de otros fotógrafos de modas, ella se rehusó a fotografiar a modelos tipo Twiggy, demasiado delgadas y con muy poco músculo. Por el contrario, ella insistía en que sus modelos tenían que lucir algo de músculos además de curvas, ser sanas y tener buena condición física. Su postura al respecto fue uno de los primeros pasos para hacer que la silueta femenina "ideal" fuera más realista. Hoy hay muchas mujeres exitosas en los negocios y el entretenimiento con toda clase de siluetas, desde caderas contorneadas y muslos musculares hasta las que tienen hombros con más músculo. Si bien muchas mujeres se esfuerzan por ser delgadas, los hombres desean corpulencia con músculos protuberantes. Los hombres están menos obsesionados con la silueta, pero también necesitan ser realistas sobre su mejor silueta posible. No hay mejor silueta que la que usted logra en lo personal; y usted *puede* lograrla, independientemente de su punto de partida. La clave radica en sentirse feliz consigo mismo, aceptando y amando su mejor silueta.

Sus Necesidades de Calorías e Índice Pronóstico para Perder Peso

Yo puedo estimar sus necesidades calóricas de varias maneras. La más fácil consiste simplemente en medir cuánta grasa y tejido magro tiene. En promedio, los tejidos magros queman en reposo unas 14 calorías por libra por día. Así, una mujer que tenga 100 libras de masa magra quemará en reposo 1,400 calorías al día y su esposo, con sus 150 libras de masa magra, quemará en reposo unas 2,100 calorías al día. Esto significa que si comen lo mismo, ella subirá 75 libras en un año, mientras que él se mantendrá con el mismo peso. Expresado de otro modo, si los dos siguen una dieta de 1,200 calorías al día, él bajará unas 6 libras al mes y ella sólo perderá unas 2 libras, suponiendo que sus niveles de actividad y ejercicio quemen el mismo número de calorías.

El número de calorías que usted quema en cualquier momento durante el día variará dependiendo de si duerme, trabaja con la computadora o hace ejercicio. "Metabolismo en reposo" es el término científico para referirse al número de calorías que usted quema acostado en la cama a primera hora de la mañana. Éste se acerca a su promedio para todo el día y representa más o menos 75 por ciento de todas las calorías que usted quema cada día. Usted quema menos calorías a media noche y hasta 25 por ciento más al día con el ejercicio, pero he encontrado que la cantidad de calorías que quema en reposo; esto es, su metabolismo en reposo, es el mejor indicador de cuánto peso perderá con una dieta.

Usted no puede cambiar fácilmente su metabolismo, pero la manera más efectiva de acelerarlo consiste en desarrollar músculo. Desarrolle 10 libras adicionales de músculo, y así quemará otras 140 calorías al día. Haga ejercicio durante media hora en una caminadora y podría quemar 200 calorías. Coma una hamburguesa, papas y malteada y habrá ingerido 1,300 calorías. En el Apéndice he incluido una sección con los últimos conceptos científicos para desarrollar músculo con eficacia.

Como puede ver, las matemáticas del control de peso no son justas, ¿verdad? Nuestros cuerpos simplemente están diseñados para no perder peso. Durante los últimos 50,000 años de historia humana, esto es exactamente lo que hemos necesitado. Pero nuestro genoma no ha podido adaptar nuestro metabolismo para que queme las calorías adicionales de la pizza entregada a domicilio o los *donuts* rellenos de crema. Usted no puede esperar que la evolución (que podría tardarse unos millones de años) haga lo suyo. Entonces ¿qué puede usted hacer ahora?

Personalización de sus Requerimientos de Proteína: el Mágico 29 por ciento

Su masa corporal magra determina cuánta proteína necesita cada día, y esto equivale más o menos al doble de lo que recomendaban hasta hace muy poco los grupos consultores del gobierno, cuando el Instituto de Medicina amplió su recomendación a cualquier nivel de proteína entre 10 y 35 por ciento. Esto se hizo en gran medida para reconocer las nuevas dietas con alto contenido de proteína, e incluía las dietas con poca proteína y grasa como la original dieta Pritikin que se basaba en un 15 por ciento de calorías de proteína.

Las dietas Zone y Atkins con su alto contenido en proteína recomiendan que entre 30 y 35 por ciento de las calorías provengan de la proteína junto con, ya sea 30 por ciento o 59 por ciento de calorías de grasa. Yo recomiendo 29 por ciento en total de calorías provenientes de proteína, que extrañamente, no difiere de lo que recomiendan Atkins y Zone. No obstante, yo llegué a este 29 por ciento por una razón completamente diferente. Además, la dieta L.A. Shape contiene menos grasa y más fruta y verdura, así como muchas otras diferencias con respecto a las dietas anteriores.

29 por ciento es un poco abstracto cuando se trata de decidir cuánta proteína necesitamos comer al día. Es más importante, sin embargo, calcular cuántos gramos de proteína necesita usted cada día como base de su dieta. La manera más precisa para determinar este número consiste en calcular su masa corporal magra, es decir, toda la masa de su cuerpo que no sea grasa: sus músculos, huesos, órganos y piel. Esta cantidad de libras representa más o menos la cantidad de gramos de proteína que usted necesita todos los días.

A medida que aumenta su masa corporal magra, también aumenta la cantidad de calorías que usted quema en reposo cada día. Cada libra de masa corporal magra quema en reposo unas 14 calorías por día. Por ejemplo, una mujer que quema en reposo 1,400 calorías al día (con 100 libras de masa corporal magra) necesita 100 gramos de proteína.

100 libras de masa corporal magra × 14 calorías por libra = 1,400 calorías al día.

Un hombre que quema en reposo 2,100 calorías al día (con 150 libras de masa corporal magra) necesita 150 gramos de proteína.

$$150 \text{ libras de masa corporal magra} \times 14 \text{ calorías por libra} =$$
$$2,100 \text{ calorías al día.}$$

En ambos casos, las calorías de la proteína a 4 calorías por gramo equivalen a más o menos 29 por ciento de las calorías que necesita el cuerpo en reposo. Por ejemplo, 100 libras de masa magra se traduce en 1,400 calorías en reposo por día. 100 gramos de proteína contienen 400 calorías. Si usted divide 400 calorías por 1,400 calorías, obtendrá 29 por ciento. Si usted divide las 600 calorías de 150 gramos de proteína dietética por 2,100 calorías, obtendrá el mismo número. Esta regla se aplica a cualquier cantidad de calorías quemadas, y se convierte así en el mágico 29 por ciento.

La manera más precisa y práctica para determinar su masa corporal magra consiste en usar el medidor de impedancia bioeléctrica, que mide tanto la adiposidad como la masa magra. Si usted no tiene acceso a este medidor a través de su médico, dietista o consejero personal de peso, las siguientes dos tablas le ayudarán a estimar su meta diaria de proteína sin hacerse mediciones especializadas como el análisis de impedancia bioeléctrica. Para mayor información sobre métodos de composición corporal y análisis de impedancia bioeléctrica, consulte el Apéndice.

Primero, use su estatura y peso para encontrar su índice de masa corporal (IMC) en la table de la página 51.

Después, con su IMC y estatura encuentre su meta de proteína estimada en las tablas de las páginas 52 y 53. Redondee hasta la siguiente unidad de 25 gramos de proteína. De este modo, si su meta estimada de proteína es 112 gramos, redondee hasta 125 y consuma 125 gramos de proteína al día. Si su meta estimada de proteína es 145, consuma 150 gramos de proteína al día y así sucesivamente.

DETERMINE SU ÍNDICE DE MASA CORPORAL

IMC Kg/m² Estatura	19	20	21	22	23	24	25	26	27	28	29	30	31	32	33	34	35	36	37	38	39	40
58	91	96	100	105	110	115	119	124	129	134	138	143	148	153	158	162	167	172	177	181	186	191
59	94	99	104	109	114	119	124	128	133	138	143	148	153	158	163	168	173	178	183	188	193	198
60	97	102	107	112	118	123	128	133	138	143	148	153	158	163	168	174	179	184	189	194	199	204
61	100	106	111	116	122	127	132	137	143	148	153	158	164	169	174	180	185	190	195	201	206	211
62	104	109	115	120	126	131	136	142	147	153	158	164	169	175	180	186	191	196	202	207	213	218
63	107	113	118	124	130	135	141	146	152	158	163	169	175	180	186	191	197	203	208	214	220	225
64	110	116	122	128	134	140	145	151	157	163	169	174	180	186	192	197	204	209	215	221	227	232
65	114	120	126	132	138	144	150	156	162	168	174	180	186	192	198	204	210	216	222	228	234	240
66	118	124	130	136	142	148	155	161	167	173	179	186	192	198	204	210	216	223	229	235	241	247
67	121	127	134	140	146	153	159	166	172	178	185	191	198	204	211	217	223	230	236	242	249	255
68	125	131	138	144	151	158	164	171	177	184	190	197	203	210	216	223	230	236	243	249	256	262
69	128	135	142	149	155	162	169	176	182	189	196	203	209	216	223	230	236	243	250	257	263	270
70	132	139	146	153	160	167	174	181	188	195	202	207	216	222	229	236	243	250	257	264	271	278
71	136	143	150	157	165	172	179	186	193	200	208	215	222	229	236	243	250	257	265	272	279	286
72	140	147	154	162	169	177	184	191	199	206	213	221	228	235	242	250	258	266	272	279	287	294
73	144	151	159	166	174	182	189	197	204	212	219	227	235	242	250	257	265	272	280	288	295	302
74	148	155	163	171	179	186	194	202	210	218	225	233	241	249	256	264	272	280	287	295	303	311
75	152	160	168	176	184	192	200	208	216	224	232	240	248	256	264	272	279	287	295	303	311	319
76	156	164	172	180	189	197	205	213	221	230	238	246	254	263	271	279	287	296	304	312	320	328

Fuente: National Heart, Lung and Blood Institute

La tabla anterior ya incluye los resultados de las conversiones matemáticas y métricas para determinar el IMC. Para usar la tabla, encuentre su estatura en la columna del lado izquierdo, siga por la línea hasta su peso. El número en la parte superior de la columna donde usted encuentre su peso es el IMC para su estatura y peso.

CONSUMO META DE PROTEÍNA ESTIMADO PARA MUJERES (GRAMOS POR DÍA)

Índice de Masa Corporal (IMC)

Estatura	19	20	21	22	23	24	25	26	27	28	29	30	31
4'10"–5'0"	79	81	81	84	86	86	87	88	91	91	92	94	96
5'1"–5'4"	91	95	97	98	99	101	102	103	106	107	109	109	112
5'5"–5'8"	105	107	110	110	113	114	117	119	122	122	123	127	131
5'9"–6'0"	118	120	122	125	127	129	131	133	135	138	140	142	144

Índice de Masa Corporal (IMC)

Estatura	32	33	34	35	36	37	38	39	40
4'10"–5'0"	97	99	99	101	102	105	105	107	108
5'1"–5'4"	114	116	118	120	121	122	124	127	128
5'5"–5'8"	130	131	134	135	138	140	142	143	145
5'9"–6'0"	146	149	151	153	154	156	158	161	163

CONSUMO META DE PROTEÍNA ESTIMADO PARA HOMBRES (GRAMOS POR DÍA)

Índice de Masa Corporal (IMC)

Estatura	19	20	21	22	23	24	25	26	27	28	29	30	31
5'1"–5'4"	107	109	111	112	114	117	117	118	120	122	123	124	127
5'5"–5'8"	122	123	124	127	129	131	132	135	136	139	140	143	144
5'9"–6'0"	135	138	140	143	144	147	150	152	154	156	157	160	162
6'1"–6'4"	151	155	157	158	162	165	166	168	172	174	176	179	182

Índice de Masa Corporal (IMC)

Estatura	32	33	34	35	36	37	38	39	40
5'1"–5'4"	129	130	132	134	135	136	139	141	142
5'5"–5'8"	145	147	150	152	156	156	157	160	161
5'9"–6'0"	164	166	168	171	173	175	177	178	180
6'1"–6'4"	184	187	187	190	194	196	198	201	202

Ahora que sabe cuánta proteína debe comer, seleccione los alimentos con alto contenido en proteína/poca grasa que prefiera de la siguiente tabla, incluyendo carne magra, pollo, pescado, mariscos, claras de huevo, productos lácteos sin grasa y sustitutos de carne de soya. Todas estas proteínas son de mucha calidad, lo que significa que contienen la combinación adecuada de los aminoácidos que su cuerpo necesita para mantenerse en buena salud. Usted puede optar por una dieta vegetariana usando proteína de soya de mucha calidad, o puede seleccionar proteínas animales de alta calidad como claras de huevo, queso *cottage* y carnes magras. Si desea comer ambos, generalmente recomiendo que la mitad de las unidades provengan de fuentes animales, y la otra mitad de alimentos vegetarianos para un mejor efecto sobre la salud. Esto con base en algunos estudios científicos hechos en animales que destacan los distintos aminoácidos que se encuentran en las proteínas animales y vegetales.

ALIMENTOS CON PROTEÍNA EN UNIDADES DE APROXIMADAMENTE 25 GRAMOS CADA UNO

Alimento	Una unidad	Calorías	Proteína (gramos)
Desayuno			
Claras de huevo	7 claras	115	25
Queso *cottage* sin grasa	1 taza	140	28
Sustituto de comida de proteína de soya de sabor con leche descremada	1 porción de proteína de soya con sabor y 1 taza de leche descremada	180–200 (varía)	19–25 (varía)
Vegetariano			
Tocino canadiense de soya	4 rebanadas	80	21 (varía)
Proteína de soya natural en polvo	1 onza	110	20–25
Cereal de soya	½ taza	140	25 (varía)
Sustituto de comida de proteína de soya de sabor con leche de soya	1 porción de proteína de soya con sabor y 1 taza de leche de soya	180–200 (varía)	19–25 (varía)

Alimento	Una unidad	Calorías	Proteína (gramos)
Almuerzo y cena			
Pechuga de pavo	3 onzas, peso cocido	135	25
Pechuga de pollo	3 onzas, peso cocido	140	25
Carne roja magra	3 onzas, peso cocido	145–160	25
Pescado del mar (salmón, atún, róbalo)	4 onzas, peso cocido	130–170	25–31
Camarón, cangrejo, langosta	4 onzas, peso cocido	120	22–24
Atún	4 onzas, empacado en agua	145	27
Callo de hacha	4 onzas, peso cocido	135	25
Clara de huevo	7 claras	115	25
Queso *cottage* sin grasa	1 taza	140	28
Vegetariano			
Proteína de soya en polvo	1 onza	110	20–25
Perro raliente de soya	2 salchichas	110	22 (varía)
"carne molida" de soya	¼ taza	120	24 (varía)
Hamburguesas de soya	2 piezas (sólo la soya)	160	26 (varía)
Tofu	½ taza	180	20 (varía)

El Resto de la Dieta

Las plantas elaboran azúcares, proteínas y grasas que necesitan como combustible, y nosotros las comemos como alimento para obtener calorías. Las plantas también elaboran miles de fitoquímicos que tienen otras funciones como regular el crecimiento de la planta, atraer bacteria útil o combatir plagas. Si bien estos fitoquímicos fueron desarrollados para suplir las necesidades de las plantas, tienen efectos profundos sobre nuestros cuerpos al actuar como antioxidantes en las células con efectos específicos sobre nuestra salud.

La medicina moderna ha concentrado y purificado los fitoquímicos a fin de elaborar medicinas a partir de las plantas. De hecho, dos terceras partes de todos los medicamentos provienen de las plantas. Un ejemplo reciente de enorme popularidad es el Taxol, derivado de la corteza del árbol del tejo (*yew*), que se ha convertido en un medicamento muy efectivo contra el cáncer. A dosis menores, muchos químicos semejantes podrían prevenir algunas de las enfermedades más comunes asociadas al envejecimiento, incluyendo el cáncer. Los fitoquímicos se encuentran como familias de químicos relacionados y no como los cristales purificados de las medicinas desarrolladas por la industria farmacéutica.

Los colores en las frutas y las verduras guardan relación con las familias fitoquímicas que contienen. El color rojo del tomate proviene de una familia de compuestos que contiene licopeno (el más conocido), fitoeno, fitoflueno, vitamina E y vitamina C. El licopeno se ubica en la glándula próstata de los hombres, donde cada vez más pruebas científicas señalan su importancia en la prevención del cáncer. El color naranja de las zanahorias, las calabazas de castilla y otros tipos de calabaza naranja proviene del betcaroteno que se convierte en vitamina A para conservar la salud de la visión y prevenir el cáncer. La luteína, un químico verde–amarillo que ocurre junto con la zeaxantina se encuentra en muchas plantas como la espinaca y otros vegetales de hoja verde, se ubica en la parte posterior del ojo, en la retina, donde se concentra la mayor parte de la luz. Existen pruebas de que la luteína podría ayudar a prevenir la degeneración macular, la causa más común de ceguera asociada a la edad. El morado de las *blueberries* representa familias de químicos que podrían prevenir la pérdida de la memoria asociada a la edad. La gráfica en la página 58 enumera los colores de las frutas y verduras junto con los fitoquímicos que contienen. Resultará muy claro por qué recomiendo comer siete porciones todos los días. Hay suplementos que pueden brindar estos fitoquímicos en forma de tableta o cápsula si usted no logra consumir las siete porciones todos los días.

Las frutas y verduras de colores contienen carbohidratos saludables que no lo harán subir de peso, independientemente de lo que haya leído en esos libros que le dicen que las zanahorias y los plátanos engordaban. Ninguna fruta o verdura engorda, salvo las que contienen almidones como los frijoles y las papas, que no se encuentran en las listas de frutas y verduras recomendadas.

Las porciones resultan difíciles de comprender. La definición oficial de una porción es ½ taza de una verdura o fruta cocida, pero una taza entera de una verdura cruda. Hemos simplificado la mayoría de las tablas para indicar 1 taza como tamaño de la porción para eliminar la confusión. La cena saludable de restaurante que comparé en la página 100 con una cena no saludable, le daría cinco porciones de fruta y verdura tan sólo en esa comida. Por lo tanto, no es sorprendente ver que el consumo promedio de frutas y verduras sea de 1 libra (o unas siete porciones) en los países donde la gente sigue una dieta realmente sana. Si usted desea saciarse con la cena y comer más para pesar menos, entonces concéntrese en las verduras como la espinaca, más que en la fruta. A mí me gusta comer una taza de espinaca cocida (dos porciones) adornada con salsa de tomate (½ taza, o una porción) que me dan un total de sólo 90 calorías (40 de la espinaca y 50 de la salsa de tomate), y esto significa que como dos grupos de color al mismo tiempo. Como postre, ¿qué le parecen unas *blueberries* congeladas o frescas? Media taza le da los beneficios adicionales de los fitoquímicos color morados llamados antocianinas presentes en esta excelente fruta. Son morados porque su estructura química las hace absorber luz visible menos la porción azul–púrpura del arco iris. La mayoría de los restaurantes pueden prepararle como postre un plato de fruta mixta como fresas, moras o melones cuando están en temporada.

Las frutas y verduras también constituyen excelentes fuentes de fibra. Su porción meta para cada día son 25 gramos, que pueden provenir de

Color	Frutas y verduras	Principales fitonutrientes y sus beneficios
Rojo	Tomate; sopa, jugos o salsas de tomate; toronja sangría o sandía	*Licopeno.* Éste es uno de los predadores más potentes de radicales libres en la naturaleza. Puede reducir el riesgo de enfermedades del corazón y los pulmones, así como del cáncer de la próstata.
Rojo/morado	Uva roja, *blueberries*, moreras, cerezas, ciruelas, ciruela pasa, zarzamora, fresas y manzanas rojas	*Antocianinas.* Son poderosos antioxidantes que fortalecen la piel y otros tejidos, tendones y ligamentos. Podrían ayudar con la disminución en las funciones mentales asociada a la edad.
Naranja	Albaricoque, calabazas de invierno, calabaza amarilla, zanahorias, mangos, melón *cantaloupe*, calabaza de castilla y ñame	*Alfa y beta caroteno.* Son carotenoides y antioxidantes muy efectivos. Protegen contra el cáncer al prevenir el daño oxidante y promueven la visión al convertirse en vitamina A.
Naranja/ amarillo	Clementinas, mandarinas, naranjas y su jugo, duraznos, piña y su jugo, nectarinas, papaya, tangerinas, tangelos	La cáscara de los cítricos contiene limoneno y otros químicos que tienen algunos efectos anticancerígenos. La rica matriz de los frutos enteros contiene vitamina C y flavonoides.
Amarillo/ verde	Espinaca, aguacate, lechugas verde oscuro, pimientos verdes y amarillos, ejotes, berza, tallos de mostaza, chícharos, melón gota de miel y elote amarillo.	*Luteína y zeaxantina.* Son pigmentos que se concentran en la retina, donde ayudan a reducir el riesgo de las cataratas y la degeneración macular asociada a la edad.
Verde	Bróculi y germinado de bróculi, *bok choy*, coles de bruselas, col, col china, berza	*Sulforafano, isotiocianato e indoles.* Estas sustancias combaten numerosas enfermedades al estimular la formación de enzimas que pueden eliminar los medicamentos tóxicos y carcinógenos del organismo.
Blanco/verde	Espárrago, apio, cebollinos, endibia, ajo, puerro, champiñón, cebollitas de cambray, peras, chalotes	*Sulfuros de alilos.* Son compuestos que imparten al ajo y la cebolla su olor, pero que también pueden promover la salud vascular. *Quercetina.* Este flavonoide también tiene potencial anti cancerígeno.

cinco porciones de frutas o verduras con 5 gramos de fibra por porción. La siguiente lista muestra en negritas las frutas y verduras que contienen 5 gramos o más de fibra por porción. Su mejor opción es seleccionar hasta cinco porciones que le brinden 5 o más gramos de fibra que usted puede comer regularmente para asegurarse de recibir sus 25 gramos de fibra. Si usted sólo puede comer tres porciones, entonces necesita 10 gramos de un suplemento de fibra. Las últimas versiones de estos suplementos contienen fructooligosacáridos, goma guar y otras fibras solubles. Usted puede mezclarlas con su café o agregarlas a su batido de proteína en la mañana sin afectar en nada el sabor. Los cereales con alto contenido de fibra también permiten incorporar fibra a su dieta, pero tenga cuidado. En el Apéndice encontrará una lista del contenido de fibra, proteína y azúcar de estos cereales. Necesitará elegir cuidadosamente si va a incluir cereales en su dieta. Yo pienso que el Batido del Poder todas las mañanas constituye una forma magnífica de lograr su silueta L.A. Shape y conservarla, pero si desea cereal de vez en cuando, lea la lista con cuidado.

GRUPOS DE COLORES DE LAS FRUTAS Y VERDURAS

(Hombres y mujeres: escojan por lo menos *un* producto de cada grupo de color todos los días.)

Rojo

Alimento	Porción	Calorías	Fibra (gramos)
Tomate, jugo	1 taza	40	1
Tomate, salsa o puré	**1 taza**	**100**	**5**
Tomate, sopa hecha con agua	1 taza	85	0
Tomate y verduras, jugo	1 taza	45	2
Tomate, cocido	1 taza	70	3
Tomate, crudo	1 grande	40	2
Sandía	1 taza bolitas	50	1

Personalice su Programa

GRUPOS DE COLORES DE LAS FRUTAS Y VERDURAS

(CONTINUACIÓN)

Rojo/púrpura

Alimento	Porción	Calorías	Fibra (gramos)
Betabel, cocido	1 taza	75	3
moreras	**1 taza**	**75**	**8**
Blueberries	**1 taza**	**110**	**5**
Berenjena, cocida	**2 tazas**	**60**	**5**
Granada	1 mediana	120	1
Ciruela	3 pequeñas	100	3
Zarzamoras	**1 taza**	**100**	**8**
Manzana roja	1 mediana	100	4
Col roja, cocida	**2 tazas**	**60**	**6**
Pimiento rojo	1 grande	45	3
Vino tinto	Vaso 4 oz	80	0
Fresas	**1½ tazas reb.**	**75**	**6**

Naranja

Alimento	Porción	Calorías	Fibra (gramos)
Calabaza *(acorn squash)*, horneada	**1 taza**	**85**	**6**
Albaricoque	5 enteros	85	4
Melón *cantaloupe*	½ mediano	80	2
Zanahoria, cocida	1 taza	70	5
Zanahoria, cruda	**3 medianas**	**75**	**6**
Mango	½ grande	80	3
Calabaza de Castilla, cocida	1 taza	50	3
Calabaza de invierno, horneada	**1 taza**	**70**	**7**

Naranja/amarillo

Alimento	Porción	Calorías	Fibra (gramos)
Nectarina	1 grande	70	2
Naranja	1 grande	85	4

Alimento	Porción	Calorías	Fibra (gramos)
Papaya	½ grande	75	3
Durazno	1 grande	70	3
Piña	1 taza picada	75	2
Tangerina	**2 medianas**	**85**	**5**
Toronja amarilla	1 fruta	75	2

Amarillo/verde

Alimento	Porción	Calorías	Fibra (gramos)
Aguacate	¼ fruto normal	80	2
Banana	1 normal	90	2
Tallos de col rizada, cocidos	**2 tazas**	**100**	**10**
Pepino	1 promedio	40	2
Ejotes, cocidos	2 tazas	85	8
Pimiento verde	**1 grande**	**45**	**3**
Melón gota de miel	¼ melón grande	100	2
Kiwi	1 grande	55	3
Tallos de mostaza, cocidos	**2 tazas**	**40**	**6**
Lechuga romana	4 tazas	30	4
Espinaca cocida	**2 tazas**	**80**	**8**
Espinaca, cruda	4 tazas	30	4
Tallos de nabo, cocidos	**2 tazas**	**60**	**10**
Pimiento amarillo	1 grande	50	2
Calabaza italiana con piel, cocida	**2 tazas**	**60**	**5**

Verde

Alimento	Porción	Calorías	Fibra (gramos)
Bróculi, cocido	**2 tazas**	**85**	**9**
Coles de Bruselas	1 taza	60	4
Col, cocida	**2 tazas**	**70**	**8**
Col, cruda	2 tazas	40	4
Coliflor, cocida	**2 tazas**	**55**	**6**

GRUPOS DE COLORES DE LAS FRUTAS Y VERDURAS

(CONTINUACIÓN)

Alimento	Porción	Calorías	Fibra (gramos)
Col china, cocida	2 tazas	40	5
Berza, cocida	2 tazas	70	5
Acelga	2 tazas	70	7

Blanco/verde

Alimento	Porción	Calorías	Fibra (gramos)
Alcachofa	1 mediana	60	6
Espárrago	18 piezas	60	4
Apio	3 tallos grandes	30	3
Cebollinos	2 cucharadas	2	0
Endibia, cruda	½ cabeza	45	8
Ajo	1 diente	5	0
Puerro, cocido	1 mediano	40	1
Champiñones, cocidos	1 taza	40	3
Cebolla	1 grande	60	3

¿Cuánta fibra podría obtener de su fruta y verdura en un día? Use las tablas anteriores para planear sus días. También puede usar éstas para ayudar a completar el diario alimenticio que se le proporciona en el Apéndice.

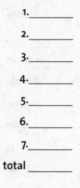

1._____

2._____

3._____

4._____

5._____

6._____

7._____

total _____

Harinas y Granos

La fibra se encuentra tanto en las frutas como en las verduras que aparecen en las tablas anteriores, así como en los granos que se comentan en esta sección. Si usted no está recibiendo los 25 gramos recomendados de fibra de sus frutas y verduras, el resto puede provenir de granos enteros o un suplemento de fibra. También debe preocuparse por el total de calorías, aun con los granos enteros. Coma carbohidratos de granos enteros en cantidades muy limitadas. Una rebanada de pan integral puede contener 100 calorías. Los frijoles, el arroz, las lentejas y otros vegetales con almidón contienen entre 200 y 250 calorías por taza, en comparación con las 40 calorías por taza de la espinaca o el brócoli. Estos granos incluyen el elote y los chícharos, que contienen entre 140 y 150 calorías por taza; tienen menos calorías por taza que los frijoles, pero más que la mayoría de los vegetales. Así que deben comerse en porciones pequeñas, por lo que indico el tamaño de porción de ½ taza en la siguiente tabla, aun cuando el tamaño oficial del USDA por porción es de 1 taza. Todas las porciones están diseñadas para estar en el mismo rango de calorías. Sin embargo, no se engañe. ¿De verdad es eso ½ taza de frijoles o se está comiendo una taza o dos completas y consumiendo entre 250 y 500 calorías? Si no puede controlar las porciones de estos alimentos, mejor no los consuma.

Éste es un buen momento para examinar la diferencia entre los carbohidratos buenos y los malos. Como ya lo he mencionado, es imposible no comer carbohidratos. Por el contrario, yo le sugiero comer carbohidratos "buenos" como los de las frutas y verduras enteras, en lugar de *pretzels,* papas fritas, chocolates y otros bocados. Las frutas y verduras constituyen promociones en lo que a calorías se refiere y tienen otras propiedades sanas. Después de decir lo fácil que es al principio una dieta "sin carbohidratos," los pacientes regresan conmigo un año después diciendo que sen-

Unidades de harina/granos (1 unidad contiene entre 60 y 140 calorías; elija con cuidado)	Tamaño de la porción	Calorías	Fibra (gramos)	Proteína (gramos)
Frijol cocido	½ taza, cocidos	115–140	5–7	7
Arroz integral	½ taza, cocido	110	2	3
Lenteja	½ taza cocida	115	8	9
Chícharo verde	½ taza	70	4	4
Elote	½ taza granos o 1 mazorca	75	3	2
Camote (ñame)	½ taza, puré	100	3	2
Pan, grano integral*	1 rebanada	60–100	2–3	3–5

*Verifique las etiquetas de cada marca de alimentos que compre, ya que no hay están-dar para los granos enteros. Seguramente encontrará panes que cumplen con estos perfiles en su supermercado. De no ser así, pida al administrador que tenga pan inte-gral; mientras tanto, cómprelo en un supermercado de alimentos naturales.

cillamente no podían seguir eliminando los carbohidratos, lo que valida tanto mi experiencia clínica como lo que encontramos en la literatura cien-tífica.

Pero examine su plato cuidadosamente y recorte los granos como el arroz blanco y la pasta y, siempre que sea posible, limite las papas y los fri-joles. Incluso los granos enteros contienen muchas calorías por bocado. No consuma más de una a tres porciones al día. Si disminuye su consumo de granos no le hará daño mientras baja de peso, y constituye una excelente forma de recortar calorías. Si le cuesta trabajo estabilizar su peso una vez que lo ha perdido (éste es el tipo de problema que tienen pocos pacientes míos, pero que les gustaría tener), entonces los granos representan una buena manera de evitar seguir perdiendo peso. Los hombres con grandes requerimientos de calorías necesitarán los granos enteros para conservar su peso y su nivel de energía.

El Secreto Gordo de las Dietas "Sin Carbohidratos"

Más allá de que la proteína tenga la capacidad de saciar, las dietas "sin carbohidratos" contienen mucha grasa. De hecho, Atkins recomienda un consumo de 59 por ciento de calorías de grasa y solamente 5 por ciento de carbohidratos. Entonces, ¿qué consigue cuando combina mucha grasa con mucha proteína? La dieta Atkins original. Pero la gente que sigue Atkins no consume tanta grasa. Me dicen que siguen un plan modificado o el nuevo plan Atkins diseñado pocos meses antes de la trágica muerte del Dr. Atkins tras una caída en el hielo en Nueva York.

Como la gente que sigue la dieta Atkins no pueden comer toda esta grasa (que ellos saben no es saludable), en lugar de cero grasa, a menudo desarrollan una obsesión por cero carbohidratos. De hecho, no se dan cuenta de que los vegetales y ensaladas en la dieta modificada Atkins contienen carbohidratos, y en cambio se obsesionan por los gramos de carbohidratos que aparecen en las etiquetas de las barras de proteína. Esto desató una guerra entre los fabricantes de barras de proteínas por llegar a los cero carbohidratos, que es imposible. En su lugar han comenzado a sustituir los carbohidratos con alcoholes de azúcar, los cuales de todas formas se descomponen en azúcar en el organismo. La FDA (Food and Drug Administration) no reconoce el alcohol de azúcar como algo que necesariamente tenga que figurar en la etiqueta de nutrición, donde se listan todos los carbohidratos.

Como es casi imposible llegar a cero carbohidratos, a menudo este esfuerzo pierde su razón de ser, cuando usted podría estar empleando su energía en construir una dieta sana en otras áreas. Sin embargo, como sucede con la mayoría de las teorías, ésta contiene su grano de verdad. Los antojos por carbohidratos pueden alterar la química del cerebro y estimular los episodios de comer sin control. Si las harinas y el azúcar refinada son detonadores para usted, entonces elimínelos de su dieta. En el Paso 3 doy más detalles sobre los carbohidratos refinados que más tienden a estimular los antojos. Son los que elevan el nivel de glucosa en la sangre y la insulina más rápidamente que otros alimentos. Sin embargo, también es importante tener en cuenta el total de gramos de carbohidratos y el total de calorías de los alimentos.

La Ciencia Detrás del Antojo de Carbohidratos

En las décadas de los setenta y ochenta, el Dr. Richard Wurtman y su esposa, Judith, desarrollaron un concepto de conducta llamado "antojo de carbohidratos" que usted probablemente ha experimentado como "a que no puedes comerte una sola." Algunos carbohidratos como el azúcar y la harina refinada tienen un gran poder para crear adicciones al elevar rápidamente la insulina en la sangre después de que usted los come.

Este incremento en insulina impulsa a muchos aminoácidos (salvo el triptofano) hacia los músculos. A medida que aumenta la concentración de triptofano en relación con los otros aminoácidos, éste atraviesa la barrera de la sangre y del cerebro e interactúa con una proteína en la parte del cerebro que estimula el placer. La hormona (o neuroquímico) del placer es la serotonina, y ésta puede elaborarse del triptofano. Una vez que usted experimenta este placer, querrá repetir la sensación. Algunas personas tienen tan pocos placeres en sus vidas que se vuelven amigas de los carbohidratos, ya que les ayudan a pasar el día.

Índice Glicémico, Carga Glicémica y Calorías

Hace años simplemente hablábamos de carbohidratos refinados y complejos. Los refinados se consideraban malos porque causaban una elevación rápida en la glucosa de la sangre que podía provocar el comer entre comidas por sus efectos en la química del cerebro. Después, en la década de los ochenta, el Dr. David Jenkins, de la Universidad de Toronto, desarrolló el índice glicémico (en inglés, GI). Para determinarlo, hay que calcular cuánto se eleva la glucosa en la sangre a lo largo de varias horas cuando se come cierto alimento, y esta elevación se compara con la que genera una dosis fija de azúcar pura de maíz (o dextrosa). En la práctica, esta gráfica se integra con los valores de glucosa en la sangre a medida que ésta se eleva con el tiempo y se conectan los puntos para crear una curva. Se calcula el área bajo la curva de glucosa en la sangre tras la administración de una cantidad fija de calorías en el alimento de prueba, y luego se compara dicha área después de administrar el mismo número de calorías de glucosa a la persona, al cual se le da una marca arbitraria de 100. Entre más alto sea el número, mayor será la respuesta de glucosa en la sangre y mayor el impacto emocional que resulte para los antojos de azúcar. Así que un alimento con un GI bajo provocará una elevación pequeña, en tanto que un alimento con GI alto disparará un pico dramático en la glucosa de la sangre. A partir de la página 70 se muestra un lista de alimentos con sus respectivos valores glicémicos. Un GI de 55 o más se considera alto, mientras que un GI de 55 o menos se considera bajo.

Uno de los problemas con el índice glicémico es que solamente detecta la calidad y no la cantidad de los carbohidratos. Un valor de GI únicamente dice la rapidez con la que un carbohidrato en particular se convierte en azúcar. No le indica el contenido de ese carbohidrato en una porción de un alimento en particular. Usted necesita saber ambas cosas para entender el efecto que tiene dicho alimento sobre la glucosa de la sangre. El ejemplo más famoso de esto es la zanahoria. La forma de azúcar contenida en la zanahoria tiene un índice glicémico alto, pero su contenido total de carbohidratos es bajo, de modo que no aporta muchas calorías. A esto se le llama carga glicémica (en inglés GL), la cual se calcula dividiendo el índice glicémico por 100 y multiplicándolo por el contenido disponible de carbohidratos (esto es, carbohidratos menos fibra) en gramos. Una GL baja es inferior a 16.

En estudios de poblaciones y su riesgo de contraer enfermedades crónicas se ha descubierto que la carga glicémica constituye la variable más importante. De manera que las poblaciones que tienen una dieta con una alta carga glicémica, como la alimentación estadounidense de granos procesados y unas cuantas frutas y verduras, tienen mayor riesgo de contraer diabetes y enfermedades del corazón que las poblaciones de algunos países asiáticos donde se comen muchas frutas y verduras y pocos alimentos procesados. Esto se ha documentado tanto en estudios de la población como los realizados por el Harvard School of Public Health, así como en estudios de pérdida de peso en niños realizados en el Hospital Infantil de Boston, donde una dieta con GL baja resultó más efectiva para promover la pérdida de peso que una dieta con GL alta.

Usted no podrá comer únicamente alimentos con GL baja, pero sí es importante saber tanto la GL como las calorías que le aportan sus alimentos. Uno de los problemas con la GL es que algunos alimentos grasos con muchas calorías tienen un índice glicémico bajo. Las guías que se ofrecen más adelante son para que esté informado cuando seleccione o limite los alimentos con carbohidratos y otros que falsamente presumen tener un índice y una carga glicémicas bajas.

Es cierto que todo alimento tiene tanto su aspecto bioquímico como el de conducta. En estas tablas he puesto un asterisco junto a aquellos alimentos que tienen mayor tendencia a actuar como detonadores, aunque cualquier alimento puede serlo. (Aun cuando un vegetal como el pepino tiene un índice glicémico bajo, carga glicémica baja y pocas calorías, es posible subir de peso por comer enormes cantidades de pepino. Tuve un paciente al que le sucedió.)

Si usted desea bajar de peso es mejor que coma alimentos bajos en calorías dentro de las categorías de GI bajo, GL baja o GI alto, GL baja. Es mejor no acercarse al grupo con GL y GI altos, y no es de extrañar que muchos de éstos también actúan como alimentos detonadores. Sin embargo, no se detenga ahí. Hasta los alimentos grasos con índice y carga glicémicas bajas pueden contener muchas calorías. Las nueces de árbol contienen aceites saludables, pero le sugiero usarlas para dar sabor a un platillo, o comer unas ocho nueces después de un entrenamiento. Comer puñados de nueces saladas rápidamente le aportará muchas calorías a su organismo.

Índice Glicémico, Carga Glicémica y Calorías

En la tabla siguiente, encontrará el índice glicémico, la carga glicémica y calorías totales de varios alimentos. La mayoría de los valores de GI que se muestran se basaron en 120 estudios publicados de literatura profesional, con referencias en el *American Journal of Clinical Nutrition*, Julio 2002. Los alimentos con un asterisco se encuentran en la lista de alimentos detonadores de la página 37.

ALIMENTOS CON GI BAJO (<55) Y GL BAJA (<16)

Con el menor contenido de calorías (110 calorías o menos por porción)

	GI	GL	Porción	Calorías
La mayoría de las verduras	<20	<5	1 taza cocidas	40
Manzana	40	6	1 promedio	75
Plátano	52	12	1 promedio	90
Cerezas*	22	3	15 cerezas	85
Toronja	25	5	1 promedio	75
Kiwi	53	6	1 promedio	45
Mango	51	14	1 pequeño	110
Naranja	48	5	1 promedio	65
Durazno	42	7	1 promedio	70
Ciruelas	39	5	2 medianas	70
Fresas	40	1	1 taza	50
Tomate, jugo	38	4	1 taza	40

ALIMENTOS CON GI ALTO (>55) PERO GL BAJA (<16)

Todos bajos en calorías (110 calorías o menos)

	GI	GL	Porción	Calorías
Albaricoque	57	6	4 medianos	70
Naranja, jugo*	57	15	1 taza	110
Papaya	60	9	1 taza de trozos	55
Piña	59	7	1 taza de trozos	75
Calabaza	75	3	1 taza, puré	85
Shredded Wheat	75	15	1 taza de pequeños trozos	110
Sandía	72	7	1 taza de trozos	50

CONTENIDO MODERADO DE CALORÍAS, GI BAJO, GL BAJA

(Entre 110 y 135 calorías o menos por porción)

	GI	GL	Porción	Calorías
Manzana, jugo*	40	12	1 taza	135
Toronja, jugo*	48	9	1 taza	115
Pera	33	10	1 mediana	125
Chícharos	48	3	1 taza	135
Piña, jugo*	46	15	1 taza	130
Pan integral	51	14	1 rebanada	80–120

MAYOR CONTENIDO DE CALORÍAS, GI BAJO, GL BAJO

(Entre 160 y 300 calorías por porción)

	GI	GL	Porción	Calorías
Cebada	25	11	1 taza, cocida	190
Frijol negro	20	8	1 taza, cocido	235
Frijol garbanzo	28	13	1 taza, cocidos	285
Uva*	46	13	40 uvas	160
Alubias	23	10	1 taza, cocidas	210
Lenteja	29	7	1 taza, cocidas	230
Frijol de soya	18	1	1 taza, cocido	300
Camote, ñame	37	13	1 taza, cocido	160

GI Y GL BAJOS, PERO MUCHA GRASA Y CALORÍAS

	GI	GL	Porción	Calorías
Nuez de la India*	22	4	½ taza	395
Helado Premium*	38	10	1 taza	360
Helado desgrasado*	37–50	13	1 taza	220
Cacahuate*	14	1	½ taza	330
Palomitas de maíz (sin desgrasar)	72	16	2 tazas	110

Personalice su Programa

GI Y GL BAJOS, PERO MUCHA GRASA Y CALORÍAS
(*CONTINUACIÓN*)

	GI	GL	Porción	Calorías
Papas fritas*	54	15	2 onzas	345
Leche entera	27	3	1 taza	150
Budín de vainilla	44	16	1 taza	250
Yogur de frutas*	31	9	1 taza	+200
Yogur de soya	50	13	1 taza	+200

GI ALTO > 55 Y GL ALTA > 16

Muchos alimentos detonantes, muchos con gran contenido de calorías

	GI	GL	Porción	Calorías
Papa al horno	85	34	1 pequeña	220
Arroz integral	50	16	1 taza	215
Cola*	63	33	Botella 16 oz.	200
Maíz	60	20	1 mazorca, 1 taza de granos	130
Chips de maíz*	63	21	2 onzas	350
Hojuelas de maíz	92	24	1 taza	100
Crema de trigo	74	22	1 taza, cocida	130
*Croissant**	67	17	1 normal	275
Papas a la francesa*	75	25	1 orden grande	515
Macarroni con queso	64	46	1 taza	285
Pizza*	60	20	1 reb. grande	300
*Pretzels**	83	33	1 onza	115
Salvado de trigo	61	29	1 taza	185
Uva pasa	66	42	½ taza	250
Galletas de soda*	74	18	12 galletas	155
Waffles	76	18	1 normal	150
Pan blanco*	73	20	2 reb. peq.	160
Arroz blanco*	64	23	1 taza, cocido	210

No Es el Pez, Sino el Acuario

En lugar de culpar al que sigue la dieta, me gusta decir: "No es el pez, sino el acuario." ¿Cómo puede esperar bajar de peso si está rodeado por los detonadores y alimentos equivocados? En este capítulo, usted ha aprendido cómo elaborar su dieta personal para lograr su mejor silueta. Éste no es un plan de dieta "unitalla," como ya lo ha visto, sino un conocimiento de los alimentos más actualizado y basado en la ciencia. Sin embargo, la comida no lo es todo. Usted necesita transformar su vida para eliminar, hasta donde sea posible, factores que lo tienen atrapado, como el estrés constante, la inactividad y la comida en exceso, a fin de que pueda construir una vida satisfactoria y sana, equilibrando su actividad física y sus nuevas costumbres alimenticias con tiempo para descansar y reflexionar.

Algo que le ha ayudado a mis pacientes a evaluar sus costumbres alimenticias es llevar un diario de comida (usted encontrará una muestra en el Apéndice). Primero necesita establecer sus metas diarias y luego puede transferirlas a su propio diario o calendario. Use la siguiente lista de verificación para planear lo que estará registrando en su diario. Yo recomiendo ver una semana a la vez para que pueda observar sus patrones alimenticios. Luego regrese a este capítulo para ver si puede hacer más para alcanzar sus metas. Ahora que sabe qué hacer, encontrará a continuación su Lista de Verificación Personal para diseñar su dieta personalizada ideal:

Lista de verificación personal de dieta/metas diarias

Fecha:

Proteína: Meta total en gramos _____ gramos = _____ unidades de 25 g

    Desayuno _____

    Almuerzo _____

    Bocado de la tarde _____

    Cena _____

Meta de fruta y verdura = 7 porciones (una de cada color)

    Desayuno _____

    Almuerzo _____

    Bocado de la tarde _____

    Cena _____

Meta de fibra = 25 gramos = 5 unidades de 5 gramos o más

    Desayuno _____

    Almuerzo _____

    Bocado de la tarde _____

    Cena _____

Porciones de granos 1–3 porciones: fibra _____ calorías _____

Recuerde sumar los totales para cada categoría en la lista anterior y verifique haber logrado sus metas personales de gramos de proteína, siete porciones de frutas y verduras y 25 gramos de fibra al día en un día típico. Obviamente, usted no comerá igual todos los días, pero puede repetir este ejercicio que le servirá para verificar en realidad si se está aproximando a sus metas. Usted puede usar una computadora o un Asistente Personal Digital para registrar su consumo de alimentos. De acuerdo con mi experiencia, la mayoría de las personas no desean tomarse la molestia de registrar lo que se comen a diario, pero es buena idea hacerlo durante por lo menos unos días para ver si está logrando sus metas personales.

El siguiente paso

Ahora que ha establecido sus metas, el Paso 3 le mostrará cómo activar su plan personal con menús, listas de compras, recetas sencillas, consejos para viajar y comer durante las fiestas.

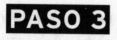

PASO 3

Active su Plan Personal

Una vez que haya pasado la primera semana de pérdida de peso habrá cumplido un hito importante. Ya aprendió que puede bajar de peso y ha dado ese primer paso importante de comprometerse a cambiar su estilo de vida.

Durante la próxima semana, usted aprenderá cómo cambiar su dieta en formas sencillas que le ayudarán a controlar su peso durante toda la vida. Después de acelerar la primera semana con dos batidos al día, usted puede y debe considerar seguir usando sustitutos de alimento dos veces al día para impulsar su esfuerzo por bajar de peso hasta que alcance su meta. Un sustituto de alimento al día lo mantendrá avanzando hacia su peso meta, pero a una velocidad más lenta.

Sin embargo, el propósito de este libro no es solamente perder peso, sino también prepararlo para que pueda conservar un peso sano una vez que logre su meta. Usted puede comenzar practicando con una comida al día a medida que siga perdiendo peso y evitar, reducir o controlar sus alimentos detonadores. Este proceso continuará durante mucho tiempo, no solamente las doce semanas que prometen algunos libros. Las investigaciones de mis colegas demuestran que el sustituto de alimento constituye una estrategia que mejora su capacidad para adherirse a una dieta sana a largo plazo.

Esto es lo que aprenderá:

- Cómo planear su menú diario y organizar sus compras.

- Cómo sustituir alimentos que contienen aceites vegetales ocultos y azúcar refinada por alimentos de más sabor con mucha fibra que satisfacen su hambre con proteína y fibra.

- Cómo controlar el ambiente en restaurantes cuando coma fuera de su casa a fin de obtener un consumo adecuado de proteína en cada comida y mantener sus músculos.

- Cómo no sentir hambre sin recurrir a una dieta malsana de mucha grasa y proteína.

- Cómo prepararse para cumplir con su plan mientras viaja.

- Cómo reorganizar su alacena, para que no pueda comer alimentos que no compre o introduzca en su casa.

- Recetas sencillas y rápidas para poner en acción su plan personal.

- Recetas excelentes para ocasiones especiales.

- Cómo sobrevivir las comidas de fin de año sin perder control sobre su plan.

- Cómo evitar algunos de los mitos más comunes acerca de los alimentos y las dietas que pueden apartarlo de su plan.

Cómo Planear su Menú y sus Compras

Si usted viviera en medio de la naturaleza, su problema cotidiano sería encontrar alimento suficiente para comer. Hoy, las poblaciones cazadoras-recolectoras que existen conocen muy bien la vegetación de su localidad.

Saben qué plantas son saludables para comer y cuáles hay que cocinar primero para que puedan comerse con seguridad. Han aprendido los rudimentos de la agricultura para mantener un abasto de algunos alimentos básicos, generalmente harinas. Entienden que la variedad es necesaria, porque surgen las enfermedades cuando la dieta se vuelve dependiente de un solo producto cultivado.

¿Qué tiene esto que ver con los Estados Unidos de hoy? El hecho es que la mayoría de los estadounidenses no reciben la nutrición que necesitan de sus alimentos. Se conforman con dietas monótonas con demasiados alimentos de color *beige* o café, sin comer suficientes frutas y verduras. Hoy, nuestra selección de alimentos está determinada por el sabor, el costo y la conveniencia, más que por un cuidadoso proceso de selección que desarrollaron los humanos durante millones de años de vida en medio de la naturaleza. De modo que se necesita un plan para poder seleccionar una dieta saludable.

Cuando entre en el supermercado, comience en la sección de frutas y verduras, no en la de artículos empacados. Hay algunos alimentos sanos en las secciones de alimentos empacados, lácteos y carnes, pero primero debe seleccionar la fruta y la verdura, ya que contienen la menor cantidad de calorías por bocado. Todos sabemos qué frutas y verduras son saludables, pero usted debe limitarse estrictamente, evitando los jugos de fruta, la fruta seca, las nueces y la mayoría de los vegetales con almidón, como los frijoles y las papas. Se requieren más de dos naranjas para un vaso de jugo de naranja. Es preferible que se coma toda la naranja.

Busque las mejores fuentes de proteína, incluyendo carnes magras, pollo y pescado o los nuevos sustitutos de carne de soya. Si bien los frijoles, el arroz y las nueces constituyen fuentes importantes de proteína en muchos países subdesarrollados en todo el mundo, el arroz y los frijoles contienen unas 250 calorías por taza y una taza de nueces puede contener hasta 800 calorías. Sin embargo, las poblaciones de países subdesarrollados generalmente son mucho más activas que nosotros y necesitan las calorías que les brindan esos alimentos a fin de mantener su alto nivel de actividad. Cuando estas personas emigran a Estados Unidos y siguen consumiendo arroz y frijoles, además de carnes con un contenido alto de calorías, comienzan a subir de peso rápidamente. Esto también está comenzando a suceder en las áreas urbanas de muchos de estos países en desarrollo, lo que está contribuyendo a la epidemia mundial de obesidad. Así que usted tendrá que aprender a reducir su consumo de frijoles, arroz, pasta, papas y galletas.

No soy tan orgulloso como para no cambiar mi mensaje cuando la ciencia cambia. Hace apenas diez años, yo le hubiera dicho que una dieta rica en pasta era sana porque contiene poca grasa. Ahora sabemos que en cuestión de subir de peso, comer azúcares y harinas refinados puede hacerle perder el control de su dieta, sobre todo si se le antojan mucho los carbohidratos.

Semana Dos: Menús para Cambiar su Silueta

Antes de comenzar a comprar, usted necesita saber lo que planea comer. Aquí tiene toda una semana de menús para hombres y mujeres, seguida por una lista de compras que contiene no solamente los ingredientes que necesita para preparar las recetas, sino una lista de alimentos que debe conservar en su alacena, refrigerador y congelador.

Una vez que su alacena y refrigerador estén surtidos de alimentos saludables y que haya desechado los artículos que contienen calorías, no será complicado preparar una comida rápida y sana. Si está usando el plan para sustituir comidas, sólo use una o dos de las sugerencias de comida al día y compre en consecuencia.

Haga su mejor esfuerzo por comer siete o más porciones de frutas y verduras de distintos colores en su dieta cada día. Si hace esto, estará mucho mejor que el 80 por ciento de todos los estadounidenses en cuanto a consumo de frutas y verduras. Usted seguirá bajando de peso, ya que la mayoría de las frutas y verduras contienen pocas calorías por bocado, así que puede comer más y pesar menos.

El Instituto Nacional del Cáncer recomienda entre cinco y nueve porciones por día: nueve para los hombres y cinco para los niños. Las mujeres y los adolescentes deben tomar siete porciones. En los países donde el índice de cáncer y enfermedades del corazón es inferior al de los Estados Unidos se consume más de una libra de fruta y verdura al día, lo que representa entre siete y nueve porciones. Usted notará en los menús que se incluyen el grupo de color de las frutas y verduras, según se explica en el último capítulo, para que usted pueda comer más variado.

Una Semana de Menús: Mujeres

Usted puede personalizar las cantidades de proteína de acuerdo con su masa corporal magra. Algunos hombres necesitarán 35 gramos, mientras que algunas mujeres solamente necesitarán 20 gramos. Independientemente de lo que resulte ser su nivel personal de proteína, encontrará que se sentirá más saciado que nunca.

Día uno

Desayuno: Batido de proteína de soya de *blueberry* o fresa, con proteína adicional, a fin de cubrir su receta personal de proteína.

Coloque en la licuadora:

Proteína de soya en polvo

Las recetas marcadas con * comienzan en la página 108.

Proteína en polvo según requiera para su meta personal

1 taza de leche de soya o de vaca descremada

+ 1 taza de *blueberries* o fresas frescas o congeladas (*rojo/morado*)

+ Unos cuantos cubos de hielo

Almuerzo: *(Nota: Beba otro batido de proteína de soya con el plan de sustitución de dos comidas o coma este almuerzo y un sustituto de comida como cena, o coma un almuerzo normal y cene para bajar de peso más lentamente. Usted escoge, pero apéguese a su elección esta semana. Más adelante, usted podrá usar el plan que desee cualquier día.)*

Ensalada marina hecha con:

Atún en trozo empacado en agua

Imitación carne de cangrejo

Tomates (*rojo*)

Apio, perejil y cebolla verde (*blanco/verde*)

Servidos con lechuga romana (*amarillo/verde*)

Adornado con *Salsa "Diosa Verde" L.A. Shape (*amarillo/verde*)

Bocado: un plátano de 6 a 8 pulgadas o 1 naranja entera en tajadas (*amarillo/naranja*)

Cena: Pastel de pollo y pavo

Bróculi (*verde*) y zanahorias (*naranja*) al vapor

Manzana al horno con canela (*rojo/morado*)

Día dos

Desayuno: Batido de soya como en el día uno (o cualquier receta de batido de la semana uno) o:

Cereal de soya con fruta

½ taza de cereal de soya (ver Apéndice)

1 taza de leche descremada

1 taza de moras frescas (*rojo/morado*)

Almuerzo: Cualquier batido de soya o:

Ensalada de pollo y fruta hecha con:

Pechuga de pollo asada y deshebrada

apio picado (*blanco/verde*)

Pepino (*blanco/verde*)

Manzana roja en cubos (*rojo/morado*)

Zanahoria (*naranja*)

Lechuga romana (*amarillo/verde*)

Aderezo: *Vinagreta de zanahoria L.A. Shape (*naranja*)

Bocado: 1 naranja entera (*naranja/amarillo*)

Cena: Gazpacho (*rojo*)

Pescado fresco a la parrilla: huachinango, lenguado o hipogloso

Espinaca salteada (*amarillo/verde*) con escalonia (*blanco/verde*)

Fruta fresca

Día tres

Desayuno: Batido de soya como en el día uno (o cualquier receta de batido de la semana uno), o

7 claras de huevo o una taza de *Egg Beaters,* revueltos con cebolla, cebollinos y Hierbas frescas (*blanco/verde*)

1 tajada de pan de trigo integral, alto en fibra (70 a 100 calorías y de 5 a 7 gramos de fibra), tostado

Melón *cantaloupe* o de otro tipo en tajadas (*amarillo/naranja*)

Almuerzo: Cualquier batido de soya o:

Ensalada de pavo/aguacate y verduras picadas hecha con:

Pechuga de pavo asada

Aguacate (*amarillo/verde*)

Tomate (*rojo*)

Bróculi (*verde*)

Pepino (*blanco/verde*)

Zanahoria (*naranja*)

Pimiento rojo (*rojo*)

Pimiento amarillo (*amarillo/naranja*)

Combinados con *salsa de naranja y jengibre L.A. Shape (*naranja/amarillo*)

Bocado: 1 taza de moreras o *blueberries* frescas o congeladas (*rojo/morado*)

Cena: *Chili de soya

Ensalada mixta verde con salsa *"Diosa Verde" L.A. Shape (*amarillo/verde*)

1 manzana roja fresca (*rojo/morado*)

Día cuatro

Desayuno: Batido de soya como el día uno (o cualquier receta de batido de la semana uno), o:

1 taza de queso cottage desgrasado, espolvoreado con canela

1 rebanada de pan integral alto en fibra/bajo en calorías, tostado

3 rebanadas de tocino canadiense de soya

1 taza de piña picada (*naranja/amarillo*)

Almuerzo: Cualquier batido de soya o:

Ensalada mixta de verduras con una hamburguesa de pollo de soya y cualquier

Aderezo *L.A. Shape

Bocado: 1½ tazas de fresas frescas (*rojo/morado*)

Cena: *Ensalada de berenjena asada (*rojo/morado; rojo; blanco/verde*)

brochetas de camarón o pescado y verduras, sazonadas con limón y orégano

1 naranja entera (*naranja/amarillo*)

Día cinco

Desayuno: Batido de soya como el día uno (o cualquier receta de batido de la semana uno), o:

Burrito de desayuno:

2 tortillas de maíz rellenas de:

4 claras de huevo revueltas

1 hamburguesa de salchicha de soya, cocida y desmoronada

⅛ aguacate (*amarillo/verde*)

Salsa fresca de tomate (*rojo*)

1½ papaya grande con jugo de limón (*naranja, amarillo*)

Almuerzo: Cualquier batido de soya o:

Plato de pollo y verduras:

1 pechuga de pollo a la parrilla sobre

Bróculi al vapor (*verde*)

Col china (*verde*)

Zanahorias al vapor (*naranja*)

Adornado con salsa teriyaki de botella

Bocado: 1½ taza de moras mixtas (*rojo/morado*)

Cena: *Pollo Indio al curry con

*Ensalada de pepino y yogur (*blanco/verde*)

1 *kiwi* grande, picado (*amarillo/verde*) con un puñado de moras (*rojo/morado*)

Día seis

Desayuno: Batido de soya como el día uno, u:

Tortilla de clara de huevo con hierbas:

7 claras de huevo batidas y relleno de:

Champiñones frescos (*blanco/verde*)

Tomillo y romero (las hierbas que prefiera) frescas

1 tajada de pan integral

½ melón cantaloupe (*naranja/amarillo*)

Almuerzo:	Cualquier batido de soya, o:
	*Rollos rápidos California
	Ensalada de tomate *cherry* con salsa *L.A. Shape (*rojo*)
Bocado:	un plátano de 6 a 8 pulgadas
Cena:	*Sopa cremosa de calabaza (*naranja*)
	*Pollo bañado en jerez y champiñones
	Vegetales mixtos al vapor
	1 taza de fresas (*rojo/morado*)

Día siete

Desayuno	Batido de soya o cualquier receta de batido de la semana
	sundae de fruta fresca y yogur/soya:
	Ensalada de frutas de bayas, duraznos y piña (*rojo/morado;*
	naraja/amarillo) encima de:
	1 taza de yogur natural combinado con
	2 cucharadas de proteína de soya en polvo (10 gramos)
	Espolvorear con canela, un chorrito de miel y cereal de soya
	para que sea crujiente
	1 tajada de pan integral tostado
Almuerzo:	Cualquier batido de soya, o:
	Ensalada del Chef:
	Lechuga romana y hoja de espinaca (*amarillo/verde*)
	Cebolla verde (*blanco/verde*)
	Tomate (*rojo*)
	Claras de huevo duras y pavo vegetariano
	Combinados con cualquier salsa *L.A. Shape

Bocado:	Budín de proteína de soya de chocolate oscuro:
	1 cucharada de proteína de soya en polvo con sabor de
	chocolate (5 gramos de proteína)
	½ taza de leche de soya
	Combinar 1 cucharada de cacao en polvo sin grasa
	Refrigerar durante 20 minutos y adornar con ½
	cucharadita de azúcar pulverizada
Cena:	*Callo de hacha estilo *Thai*
	Bok choy miniatura, cebolla y ajo salteados (*verde;*
	blanco/verde)
	1 naranja entera (*naranja*)

Una semana de menús: hombres

Día uno

Desayuno:	Batido de proteína de soya de *blueberry* o fresa
	(o cualquier receta de batido de la semana uno) con
	proteína en polvo adicional para alcanzar su meta
	personal de proteína.
	En la licuadora vierta:
	Proteína de soya en polvo con 1 taza de leche de soya
	o 1 taza de leche de vaca descremada.
	proteína de soya en polvo adicional
	+1 taza de *blueberries* o fresas frescas o congeladas
	(*rojo/morado*)
	+ Unos cuantos cubos de hielo
	1 taza de café o té verde o negro

Active su Plan Personal

Almuerzo:	Cualquier batido de soya o:
	Ensalada marina hecha con:

Atún en trozo empacado en agua

Imitación de carne de cangrejo

Tomates (*rojo*)

Apio, perejil y cebolla verde (*blanco/verde*)

Servidos sobre una cama de lechuga romana

(*amarillo/verde*)

con salsa *"Diosa Verde" L.A. Shape (*amarillo/verde*)

1 tajada de pan 100% de grano integral

Bocado: Barra de proteína y una manzana o plátano

Cena: *Pastel de pollo y pavo

Bróculi (*verde*) y zanahoria (*naranja*) al vapor con ajo

½ taza de arroz integral

Manzana al horno con canela (*rojo/púrpura*)

Día dos

Desayuno: Batido de soya como el día uno (o cualquier receta de batido de la semana uno) fortificado con proteína en polvo adicional para alcanzar su meta personal de proteína.

½ toronja o una naranja entera, no el jugo

(*naranja/amarillo*)

Almuerzo: Ensalada de pollo y fruta hecha con:

2 pechugas de pollo asadas (50 g proteína), deshebradas

Apio picado (*blanco/verde*)

Pepino (*blanco/verde*)

Manzana roja picada (*rojo/púrpura*)

Zanahoria (*naranja*)

Combinado con vinagreta *L.A. Shape de zanahoria (*naranja*)

Colocado sobre una cama de lechuga romana (amarillo/verde)

1 rebanada de pan 100% de grano integral

Bocado: 2 onzas de nueces de soya y 1 naranja

Cena: Gazpacho (*rojo*)

Pescado fresco a la parrilla

Espinaca y escalonia salteados (*amarillo/verde; blanco/ verde*)

1 mazorca (*amarillo/verde*)

½ mango fresco o papaya con jugo de limón (*naranja*)

Día tres

Desayuno: Batido de soya como el día uno (o cualquier receta de batido de la semana uno) fortificado con proteína en polvo adicional para alcanzar su meta personal de proteína, o

Desayuno de huevo:

7 claras de huevo revueltas con cebolla, cebollino y hierbas frescas (*blanco/verde*)

1 taza de vegetales mixtos congelados o frescos o espinaca salteada (*amarillo/verde*)

1 o dos tajadas de pan de grano entero, alto en fibra, tostado

Café o té verde o negro (opcional)

Almuerzo: Cualquier batido de soya o:

Ensalada de vegetales, pavo/aguacate hecha con:

6 onzas de pechuga de pavo asada

½ aguacate fresco (*amarillo/ verde*)

1 tomate en rebanadas (*rojo*)

Bróculi (*verde*)

Pepino (*blanco/verde*)

Zanahoria (naranja)

Pimiento rojo (rojo)

Pimiento amarillo (*amarillo/naranja*)

Combine con aderezo * L.A. Shape de naranja y jengibre (*amarillo/naranja*)

1 tajada de pan integral

Trozos de melón *cantaloupe* y gota de miel (*amarillo/naranja*)

Té verde o café (opcional)

Bocado: Budín rápido de soya y fruta

En la licuadora combine:

De 2 a 3 cucharadas de proteína de soya en polvo sabor vainilla (15 g de proteína)

¼ taza de leche de soya o de leche descremada

1 taza de bayas frescas o congeladas (*rojo/morado*)

Refrigere o deje cuajar como budín

Cena: *Chili de soya con 1/2 taza adicional de frijoles

Ensalada verde mixta con cualquier aderezo *L.A. Shape

1 manzana roja fresca (*rojo/morado*)

Día cuatro

Desayuno: Batido de soya como el día uno (o cualquier receta de batido de la semana uno) fortificado con proteína en polvo adicional para alcanzar su meta personal de proteína, o

Desayuno de queso *cottage*, hamburguesa de soya y fruta:

1 taza de queso *cottage* descremado (25 g de proteína)

1 hamburguesa de soya a la parrilla

1 taza de moreras y zarzamoras frescas (rojo/morado)

Almuerzo: Cualquier batido de soya o:

Ensalada mixta de verduras con una hamburguesa de pollo de soya

Cualquier salsa *L.A. Shape

1 rebanada de pan integral

Melón o fresas

Café o té verde (opcional)

Bocado: 1 onza de nuez de soya tostada y una pieza de fruta (manzana o pera)

Cena: Ensalada de berenjena asada (*rojo/morado; rojo; blanco/verde*)

Brochetas de camarón o pescado y vegetales, sazonadas con limón y orégano

½ pan de pita 100% de grano integral

1 naranja entera (*naranja/ amarillo*)

Día cinco

Desayuno: Batido de soya como el día uno (o cualquier receta de batido de la semana uno) fortificado con proteína en polvo adicional para alcanzar su meta personal de proteína, o Desayuno de burrito tipo mexicano:

> 2 tortillas de maíz rellenas con:
>
> 7 claras de huevo revueltas (25 g de proteína)
>
> 2 salchichas de soya (25 g de proteína)
>
> ½ aguacate (*amarillo/verde*)
>
> Salsa fresca de tomate (*rojo*)
>
> ½ papaya grande con jugo de limón (*naranja/amarillo*)

Almuerzo: Cualquier batido de soya o:

> Plato de pollo con vegetales:
>
> 2 pechugas de pollo a la parrilla (50 g proteína)
>
> Bróculi (*verde*)
>
> Col china (*verde*)
>
> Zanahoria al vapor (naranja)
>
> Adornado con salsa teriyaki de botella
>
> ½ taza de arroz integral al vapor
>
> ½ melón *cantaloupe* o gota de miel (*naranja/amarillo; amarillo/verde*)

Bocado: Barra de proteína (25 g de proteína)

Cena: Pollo Indio al curry con

> *Ensalada de pepino y yogur (blanco/verde)
>
> ½ taza de frijol garbanzo o lenteja cocida y adicionada al curry

1 *kiwi* grande en cubos (*amarillo/verde*): con 1 taza de moras (*rojo/morado*)

Día seis

Desayuno: Batido de soya como el día uno (o cualquier receta de batido de la semana uno) fortificado con proteína en polvo adicional para alcanzar su meta personal de proteína, u

Tortilla de claras de huevo con hierbas:

Tortilla con 7 claras de huevo (25 g proteína), relleno de:

Champiñones frescos (*blanco/verde*)

Tomillo, romero u otras hierbas frescas

Tocino canadiense de soya (25 g)

1 tajada de pan de grano integral, tostado

½ *cantaloupe* mediano (*naranja/amarillo*)

Almuerzo: Cualquier batido de soya o:

*Rollos rápidos California

½ taza de arroz integral al vapor

Ensalada de tomate *cherry* con cualquier salsa *L.A. Shape (*rojo*)

Bocado: 1 taza de chili vegetariano

Cena: *Sopa cremosa de calabaza (*naranja*)

*Fajitas de pollo al vino

Vegetales mixtos al vapor

1 pan 100 por ciento de grano entero

1 taza de fresas (*rojo/morado*)

Día siete

Desayuno:	Batido de soya como el día uno (o cualquier receta de batido de la semana uno) fortificado con proteína en polvo adicional para alcanzar su meta personal de proteína, o
	Sundae de fruta fresca, yogur y soya con hamburguesa de soya:
	Ensalada de bayas, durazno y piña (*rojo/púrpura; naranja/amarillo*) sobre:
	1 taza de yogur natural (14 g de proteína)
	Espolvoree con ¼ taza de cereal crujiente de soya alto en proteína (5 g proteína)
	Hamburguesa de soya sustituto de carne, a la parrilla (25 g proteína)
	1 tajada de pan tostado de grano integral
	Café o té verde (opcional)
Almuerzo:	Cualquier batido de soya o:
	Ensalada de pavo del Chef:
	6 onzas de pechuga ahumada de pavo en rebanadas (50 g proteína)
	Hojas de lechuga romana y espinaca (amarillo/verde)
	Tomate (rojo)
	Combinado con cualquier salsa *L.A. Shape
	1 rebanada de pan integral de trigo alto en fibra
Bocado:	Barra de proteína y una fruta
Cena:	*Callo de hacha estilo *Thai*
	Bok choy miniatura salteado con ajo (verde; blanco/verde)
	½ taza de arroz integral al vapor
	1 naranja (naranja/amarillo)

Indicaciones para las Compras

Usted no necesita salir de compras todos los días, pero procure que sus alimentos sean lo más frescos posible. La mayoría de los alimentos en estas listas se conservarán por varios días, salvo el pescado fresco. Si usted prefiere el pescado fresco al congelado, tendrá que hacer un viaje especial para comprarlo, ya que debe consumirse antes de veinticuatro horas de haberlo comprado. Los alimentos que aparecen más adelante le permitirán preparar las comidas descritas arriba y le ayudarán a surtir su alacena de productos saludables.

LISTA DE COMPRAS

√ *Carne/pescado/aves*

Atún en lata, empacado en agua, *light* o *albacore*

Pechugas de pollo, frescas o congeladas

Pechugas de pollo o pavo en lata empacadas en agua

Pescado y callo de hacha fresco o congelado

Imitación carne de cangrejo

Camarones frescos o congelados

Media pechuga de pavo para asar

√ *Proteína de soya*

Hamburguesa de soya o pollo de soya congelada

Tofu blando

Barras de proteína

Leche de soya natural

Nueces de soya tostadas

Tocino canadiense de soya

"Molida" de soya

Proteína aislada de soya en polvo, natural y con sabor

Hamburguesas de salchicha de soya

Tajadas de pavo vegetarianas

√ *Fruta*

Manzanas tajadas, frescas o congeladas

Plátano

Bayas, frescas o congeladas

Melón *cantaloupe*

Jugo de arándano bajo en calorías

Kiwi

Limón

Lima

Mandarina enlatada

Mango, fresco o trozos congelados

Papaya

Duraznos frescos o rebanadas congeladas

Piña

Jugo de naranja concentrado

Naranjas

√ *Vegetales*

Aguacate

Zanahorias y ejotes en papilla para bebé

Frijol, pinto, garbanzo o negro enlatado

Bróculi

Calabaza de invierno (*butternut*) congelada

Col verde, roja, china o morada

Zanahoria

Apio

Chile verde de lata

Cilantro

Mazorca fresca o congelada

Pepino

Berenjena

Ajo

Jengibre fresco

Ejotes frescos o congelados

Vegetales de hoja verde mixtos

Champiñones

Cebollas, rojas y amarillas

Perejil

Pimiento verde, amarillo y rojo, fresco o congelado

Calabaza de castilla en lata

Lechuga romana

Escalonia

Espinaca fresca

Tomate cherry entero en lata

Tomate, jugo

Tomate, puré

Castaña en lata

Calabaza italiana

√ Lácteos

Clara de huevo y sustitutos de huevo

Queso *cottage,* descremado

Leche en polvo, descremada

Leche, descremada o desgrasada

Yogur natural desgrasado

√ *Granos*

Arroz integral

Tortilla de maíz

Pan 100 por ciento de grano integral

Pan de pita 100 por ciento de grano integral

√ *Sazonadores*

Caldo o consomé de pollo granulado

Hierbas y especias deshidratadas

Extractos: vainilla, naranja, limón, nuez, coco

Hojuelas de chile

Polvo para preparar salsa de pollo al limón

Salsa Tabasco

Cacao en polvo sin endulzar

√ *Varios*

Salsa barbacoa

Pan molido

Caldo de pollo o vegetales en lata

Salsa Hoisin

Miel

Salsa de tomate

Mostaza amarilla de Dijon

Aceite de oliva

Salsa sabor ostión

Salsa de soya

Salsa para carne

Salsa agridulce

Bolsas de té

Té concentrado, líquido sin endulzar

Salsa teriyaki

Salsa *Thai* de pescado

Salsa de tomate

Vinagres: balsámico, de arroz, de vino al estragón

Salsa inglesa

Aceite de oliva en aerosol

Comer por fuera

Podrá parecer sencillo, pero mirar su comida antes de comérsela representa el primer paso para controlar sus hábitos alimenticios. Algunos alimentos, como el interior de un pan para hamburguesa, generalmente no están a la vista. ¿Sabía usted que los restaurantes cubren el interior de su pan de grano refinado con mayonesa antes de agregar la lechuga y la salsa de tomate a su hamburguesa llena de grasa? Eso no es un chiste. En tan sólo veinte años, hemos pasado de una hamburguesa pequeña de 280 calorías con un pepino encurtido y salsa de tomate, a la hamburguesa doble con queso y 1,280 calorías. Abra el pan y vea el queso derretido, la mayonesa o salsa y la grasosa pieza de carne.

Usted puede hacer algo al respecto la próxima vez que enfrente una comida rápida porque se quedó atrapado en el aeropuerto. Si lo tienen, pida un sándwich de pollo a la parrilla sin mayonesa. Todo lo que pida, pídalo sin mayonesa. La mayonesa es solamente mucho aceite vegetal con huevo entero revueltos en la licuadora. Se agrega para afectar la sensación en la boca. Los sabores artificiales hechos de los químicos que se extraen de las pieles de vacunos también se usan en la hamburguesa y las papas fritas.

Ahora vayamos a un restaurante mejor. Está a punto de que le sirvan la cena. Tiene para escoger *prime rib*, pollo, hipogloso (halibut) y salmón de granja. Se sirven con arroz o puré de papa y una ensalada con salsa Mil Islas o *Ranch*. El postre es pastel de chocolate, helado, sorbete o fruta mixta. ¿Ya decidió? Si escogió el *prime rib* con puré de papas puede sumar 1,750 calorías a su consumo para ese día. Si escogió la salsa *Ranch* para su ensalada, agregue otras 100 calorías. Ya lleva 1,850. Ahora agregue 350 calorías por el helado o pastel de chocolate y tan sólo en una comida usted habrá ingerido 2,100 calorías. Aun con ejercicio esto representa 500 calorías más de las que necesita la mayoría de las mujeres en todo un día.

Ahora retrocedemos el reloj y vuelve a aparecer el mesero. Escoja la pechuga de pollo sin piel o el hipogloso, y pida que se los hagan a la parrilla. Pida una porción doble de verduras mixtas al vapor, incluyendo bróculi y zanahorias, y sazone su ensalada con un agradable vinagre balsámico y elija la fruta mixta como postre. Suena bastante bien. El pescado o el pollo contiene 300 calorías; las verduras, 80; la ensalada, 30; y el postre, 70. Esto le da un total de 480 calorías.

Usted va bien, pero el mesero está un poco lento y usted comienza a escarbar la canasta del pan. Tres piezas de pan le aportan ¡300 calorías adicionales! Lo máximo de granos que necesita en un día son dos o tres tajadas de pan alto en fibra y un plato de cereal de fibra. Yo no estoy en contra del azúcar o de la grasa, pero sí estoy en contra de acumular calorías inconscientemente por no fijarse en lo que está metiendo a su boca. Pida al mesero que le traiga unas verduras en trozo para comer mientras espera. O simplemente pida al mesero que de inmediato le traiga la ensalada con un vaso de agua y limón.

Ahora, ¿qué le parece algo de vino o cerveza? El vino es mejor opción. La cerveza es un grano refinado. Una cerveza normal contiene unas 220 calorías, en tanto que un tarro gigante de 24 onzas contiene unas 300. El vino representa unas 90 calorías por vaso, y además los vinos rojos contienen saludables fitoquímicos. Así que aquí se puede ahorrar otras 130 a 210 calorías, y todo esto se va sumando. El vino consumido con responsabilidad también reduce el estrés y puede hacer que hasta la comida más simple parezca especial. Si usted definitivamente prefiere cerveza, tome una *light* (110 calorías). Sobra decir, que si usted tiene un problema con el alcohol, ignore lo que acabo de escribir.

¡No caiga en la trampa de "entre más, mejor"! Como la mayoría de los costos en los restaurantes tienen que ver con la mano de obra, piensan que lograrán que usted regrese sirviéndole mucha comida a un precio bajo. Si se le ofrece un plato principal con una harina y verduras, pida que le quiten la harina y que le den porción doble de verduras, y luego agregue una sopa de verduras o una ensalada.

La excepción a esta regla son los restaurantes caros en los que la presentación es más importante que la cantidad. Estos restaurantes usan salsas multicolor para rodear porciones pequeñas de carne, pescado o aves, rodeadas de verduras bellamente presentadas, pero a menudo en cantidades escuálidas. Sin embargo, generalmente es fácil pedir más verduras al vapor u ordenar un platillo separado de verduras. Los cocineros continentales a menudo conocen el valor de comer muchos colores.

Comer en un restaurante debe de ser una experiencia placentera que se concentre en mucho más que la comida. Cuando entre a un restaurante, visualice una bella experiencia social. Antes solamente comíamos por fuera en ocasiones especiales como los cumpleaños o aniversarios. En la actualidad, los estadounidenses comen por fuera por lo menos la mitad del tiempo.

Frecuentemente, comemos por fuera durante la semana porque no hay tiempo para cocinar. Tal vez hay algún evento especial de sus hijos, una reunión con los maestros de la escuela o algún encuentro deportivo, o puede que se trate de una junta de negocios que se prolongó. Cuando se encuentre comiendo fuera durante la semana, no recompense el duro día de trabajo con una comida enorme, ni piense que puede enterrar su ansiedad llenando su estómago con alimentos llenos de grasa, como carne y aros de cebolla. Usted no es leñador así que no debe comer como si lo fuera. Si necesita masticar algo, comience su comida con una ensalada enorme con vinagre de vino o limón, seguida por un gran plato de verduras al vapor o una sopa de vegetales. Al concentrarse en obtener fruta, verdura y proteína primero, usted estará comiendo más con menos calorías de las que se encuentran en la mayoría de los menús de restaurante.

Controlar la cantidad de grasa que come constituye otro gran obstáculo en los restaurantes, porque hay grasa dondequiera: en la mesa (mantequilla, margarina, frituras), en la preparación de las comidas (fritas) y en los ingredientes mismos (mantequilla, queso). Como usted no está preparando la comida, aprenda a hacer las preguntas correctas sobre los ingredientes y la preparación para que pueda obtener lo que desea.

- Pida que le preparen el pescado o el pollo al horno o a la parrilla, no frito.

- Pida que le sirvan las salsas a un lado o que sencillamente no se las sirvan.

- Pida que le sustituyan el arroz o las papas por una doble porción de verduras sin salsa ni mantequilla.

En algunos restaurantes, los meseros dominan la escena mientras recitan los apetitosos especiales en el menú. Que no lo intimiden. ¡No es grosero preguntar cómo se prepara un alimento! Después de todo, usted es el

Consejos para comer por fuera

1. Si hay frituras o pan en la mesa cuando se siente, apártelos de usted tanto como sea posible. Una sola porción de *chips* de maíz fritos contiene más de 500 calorías, y todos esos maravillosos panes y frituras suman rápidamente centenares de calorías. Si su mesero o mesera trata de servirle pan o *chips*, pídale que le tome la orden y que retire las frituras o el pan. En algunos restaurantes ofrecen verduras en trozo. Pida verduras en lugar de pan si tiene mucha hambre, o tome un vaso de agua o té helado e inicie una buena conversación mientras llega su platillo.

2. Ordene una ensalada de hoja verde oscuro, no lechuga *iceberg* con vinagre de vino, de arroz o balsámico. Haga que le agreguen a la ensalada todos los ingredientes posibles para que le dé sabor sin muchas calorías extra. Por ejemplo: pimiento rojo y verde, zanahoria, bróculi o germinado de alfalfa. Usted puede comer una enorme ensalada; simplemente olvídese de la salsa llena de grasa.

3. Ordene un plato principal bajo en grasa como la pechuga de pollo, la carne blanca del pavo, pescado blanco, mariscos o cortes de res magros. Use la tabla sobre unidades de proteína en las páginas 54 y 55 para ver cuántas onzas necesita comer.

4. Seleccione cuando menos dos colores distintos de verduras y asegúrese de que el tamaño de la porción de verduras sea cuando menos del doble de su porción de proteína.

5. De postre ordene un plato de fruta mixta como fresas, moras y *kiwi*. Si no hay, pida una naranja, manzana o pera en un plato. Algunos restaurantes ofrecen una manzana o pera al horno sazonada con canela. Asegúrese de que no las ahoguen en un jarabe azucarado, y luego disfrútelas. Corte cualquiera de estos postres de fruta frescos o al horno con un tenedor y cuchillo y cómalos lentamente, paladeando el sabor como si estuviera comiendo un pastel, pastelillo o tarta con un gran contenido de grasa y azúcar.

Active su Plan Personal

cliente. Si bien no resulta razonable pedir algo que ni siquiera se parece re-
mótamente a algún artículo del menú, usted sí puede pedir platos modifi-
cados que omitan ciertos ingredientes, o pedir que omitan las salsas
sirviéndolas a un lado.

Familiarícese con términos de cocina: los artículos con menos grasa
se tuestan, se cuecen en agua, al vapor, se asan, se cuecen a la parrilla, o se
sofríen, pero los alimentos crujientes, cremosos, empanizados o gratina-
dos contienen mucha grasa. Las vinagretas de las ensaladas contienen
tanto aceite como vinagre, así que pida que se las sirvan a un lado, no com-
binadas, para que usted pueda controlar la cantidad que come.

También léa todo el menú. Es probable que las verduras que se sirven
con el plato principal no sean abundantes, pero verifique las ensaladas, los
aperitivos y secciones de entrada en el menú para complementar sus comidas y ayudar a llenar sus metas de fruta y verduras. Usted manda. El negocio de los restaurantes es difícil, y ellos lo necesitan más a usted que usted
a ellos.

Comer en Casa

Si usted va a cenar en casa, ¿cómo puede preparar algo en menos de quince
minutos para no tener que ordenar una pizza? Usted puede asar a la parrilla pechugas de pollo, filete de pescado o hamburguesas de soya. Hay muchas parrillas eléctricas que escurren el exceso de grasa y le darán ese
excelente sabor a la parrilla. Enseguida, saque las verduras congeladas de
esa enorme bolsa, póngalas en un platón y cuézalas al vapor en el microondas. Sírvalas con la carne a la parrilla y algo de salsa barbacoa de soya o teriyaki, y se habrá ahorrado dinero y tiempo. Las ensaladas de paquete ya
están cortadas y lavadas y usted puede agregarles un vinagre de arroz, de

vino o una de las salsas L.A. Shape bajas en grasa. El postre debe ser fruta. Aun cuando esto no es difícil, sí hay que planearlo.

Tristemente, el moderno estilo de vida estadounidense nos deja muy poco tiempo para desacelerarnos y disfrutar de comidas sanas. Si surte su alacena y refrigerador en casa, tendrá acceso fácil a los alimentos que ayudarán a su salud, en lugar de sólo expandir su cintura.

Los Viajes

Es posible (pero no siempre fácil) mantenerse dentro de su plan L.A. Shape mientras viaja, pero si presta atención a su dieta y ejercicio cuando esté fuera de casa, hará menos dañinos los inevitables "resbalones." En los aviones, evite las bebidas alcohólicas, las frituras de botana o las nueces. Pida un jugo de verduras o de tomate, té o agua. Yo generalmente cargo una barra de proteína en mi mochila de manera que cuando llegue la "sorpresa" de carne no me quede sin alternativas. Aun en el caso de que la comida en el avión esté decente, retiro todos los productos grasosos de mi plato y los coloco dentro del recipiente de plástico donde vienen los cubiertos de plástico. La mayoría de las comidas de clase turista les cuestan a las aerolíneas unos tres dólares, así que ya sabrá que no será mucha la calidad y frescura de los alimentos.

Si llega a su destino muy tarde o muy temprano, se encontrará con que la mayoría de las tiendas están cerradas. Nuevamente, esa fruta y la barra de proteína que haya empacado le vendrán muy bien. En la mañana, la mayoría de los hoteles ofrecen un bufé de desayuno con fruta para iniciar el día. Vaya por las fresas, el melón verde, la sandía y el melón *cantaloupe*. Si va a pasar varios días en un hotel o motel que no ofrezca bufé de desayuno, conserve algo de fruta y verdura en un refrigerador en su habitación. Las zanahorias miniatura, el brócoli, los tomates *cherry* y algunas bayas lo ayudarán durante varios días. Compre unas latas de jugos de verduras con una base de tomate en sabores normal o sazonado. También puede guardar algunas carnes bajas en grasa o sustitutos de carne de soya en su refrigerador.

Cuando esté de viaje de negocios, podrá visitar algunos de los restaurantes notables que generalmente no visita cuando está en casa. Acostúmbrese a pedir la especialidad de la casa con la intención de probarla y compartirla con los demás comensales de su mesa. Cerciórese de que su platillo principal, ensalada y verduras se adhieran a su plan L.A. Shape. Si bien se valen algunas desviaciones del plan, los viajes de negocios llenos de *prime rib*, espinaca a la crema y puré de papas acompañados por cacahuates salados y *scotch*, no llenarán exclusivamente la cuenta. Aun cuando usted tenga la buena intención de ponerse al corriente con sus comidas regresando a casa, es probable que su próximo viaje de negocios ya esté a la vuelta de la esquina.

Comer Durante las Fiestas

Las fiestas pueden ser muy estresantes. Se hace más difícil viajar, las calles están llenas de gente que va de compras, el tráfico se vuelve lento y los familiares menos queridos aparecen en su casa. Estos son algunos consejos clave para conservar su plan L.A. Shape durante las fiestas de fin de año.

FIESTAS DE FIN DE AÑO EN LA OFICINA

Pase esas fiestas obligatorias con un vaso de agua mineral y limón sobre hielo. Luego encuéntrese a una persona que hable mucho en la periferia de la fiesta y mantenga su distancia de la mesa que tiene bolitas de queso y nueces que podrían tentarlo a apartarse de su plan. Si bebe, trate de disfrutar de un buen vino tinto en lugar de algún licor, y siempre consuma algo de proteína como camarón, pescado o pollo con el alcohol para proteger su estómago y balancear su nutrición entre proteína y carbohidratos. El alcohol puede inhibir la capacidad de su organismo para mantener su nivel de glucosa entre comidas. He visto a gente desmayarse después de dos bebidas unas horas después de saltarse su última comida. Si usted participa en la planeación de la fiesta, cerciórese de que haya pimientos verdes y rojos picados (después de todos son los colores de las fiestas), así como otras verduras y frutas de colores.

CUATRO DE JULIO, MEMORIAL DAY Y LABOR DAY

El tradicional perro saliente cubierto de mostaza y pepinillo puede sustituirse con uno de soya, de la misma manera en que las hamburguesas tradicionales pueden sustituirse con hamburguesas de soya. Le sorprenderá cuánto se parecen a las opciones de carne y usted no tendrá que preocuparse por lo que contienen. En la parrilla prepare brochetas de camarón, trozos de pechuga de pollo o pescado con cebolla, pimientos y otras verduras. En cada pincho, coloque de dos a cuatro verduras por trozo de carne, pescado o marisco.

DÍA DE SAN VALENTÍN, DÍA DE LAS MADRES Y DÍA DEL PADRE

Evite las aglomeraciones de los restaurantes y planee un sano día de campo o una comida en casa aplicando lo aprendido. Centre su día en torno a alguna actividad especial que no sea comer. Use el dinero ahorrado para ir al cine o al teatro o comprar un libro interesante para su ser querido.

Ahora pasaremos a las recetas, y el próximo capítulo le ayudará a reforzar sus nuevas conductas.

Recetas

ALGO SOBRE LAS RECETAS DE BATIDOS

Como las distintas marcas de proteína de soya en polvo contienen cantidades diferentes de sabores y edulcorantes, las recetas simplemente indican un sabor como vainilla o chocolate y las palabras "proteína de soya en polvo." Usted quizá tenga que ajustar estas recetas de acuerdo con sus necesidades de proteína. En términos generales, usted debe buscar un preparado para batido que le brinde cuando menos 9 gramos de proteína antes de agregarle el "mezclador" que generalmente será leche de soya natural o leche de vaca descremada. A esta mezcla usted agregará polvo de proteína pura (generalmente unos 5 gramos por cucharada) para alcanzar su meta personal de proteína para esa comida. Aunque yo prefiero la leche de soya, ésta no siempre está disponible. Algunas personas prefieren la leche descremada—una proteína animal de gran calidad—y así su consumo general de proteína estará perfectamente equilibrado. Un preparado para batido de proteína de soya con sabor a vainilla con leche descremada o leche de soya natural, constituye una excelente base, ya que se combina muy bien con los sabores adicionados. Notará que muchas recetas inician con estos ingredientes. Algunos polvos de soya natural (sin sabor y sin endulzar) contienen más proteína por porción, pero es mas difícil darles sabor. Saben mejor cuando se mezclan con jugos de frutas, pero esto puede subir demasiado el contenido calórico. Comience con las siguientes recetas, que emplean como base la proteína de soya en polvo, ya sea de chocolate o vainilla.

BATIDO DE CALABAZA Y PLÁTANO

1 porción de proteína de soya en polvo con sabor a vainilla

1 taza de leche de soya natural o leche de vaca descremada

1/4 taza de calabaza de lata (no preparado para tarta de calabaza)

1/2 plátano mediano

Unas gotas de extracto de vainilla

1/8 cucharadita de especias para preparar tarta de calabaza

4 cubos de hielo

Coloque todos los ingredientes en la licuadora y mezcle hasta que los cubos de hielo queden completamente triturados.

BATIDO DE CHOCOLATE Y MORA

1 porción de proteína de soya en polvo con sabor a chocolate

1 taza de leche de soya natural

1 taza de moras congeladas

1/8 cucharadita de extracto de naranja

4 cubos de hielo

Coloque todos los ingredientes en la licuadora y mezcle hasta que los cubos de hielo queden completamente triturados.

BATIDO DE FRESA Y KIWI

1 porción de proteína de soya en polvo con sabor a vainilla

1 taza de leche de vaca descremada

1/2 taza de fresas enteras congeladas

1 kiwi muy maduro y pelado

1/8 cucharadita de extracto de limón

4 cubos de hielo

Coloque todos los ingredientes en la licuadora y mezcle hasta que los cubos de hielo queden completamente triturados.

SMOOTHIE DE TÉ CHAI LATTE

1 porción de proteína de soya en polvo con sabor a vainilla

1 taza de leche de soya natural

3 cucharadas de concentrado líquido de té sin endulzar

$^1/_2$ plátano mediano

$^1/_8$ cucharadita de canela

Unas pizcas de jengibre, clavo, pimienta negra

4 cubos de hielo

Coloque todos los ingredientes en la licuadora y mezcle hasta que los cubos de hielo queden completamente triturados.

BATIDO DE PLÁTANO Y NUEZ

1 porción de proteína de soya en polvo con sabor a vainilla

1 taza de leche de soya natural

$^1/_2$ plátano muy maduro

$^1/_8$ cucharadita de sabor a nuez

Unas gotitas de extracto de vainilla

Pizca de canela

4 cubos de hielo

Coloque todos los ingredientes en la licuadora y mezcle hasta que los cubos de hielo queden completamente triturados.

BATIDO DE PIÑA, NARANJA Y COCO

1 porción de proteína de soya en polvo con sabor a vainilla

1 taza de leche de soya natural

1 taza de piña congelada en trozos

$^1/_8$ cucharadita de extracto de coco

$^1/_4$ cucharadita de extracto de naranja

4 cubos de hielo

Coloque todos los ingredientes en la licuadora y mezcle hasta que los cubos de hielo queden completamente triturados.

BATIDO DE BAYAS

1 porción de proteína de soya en polvo con sabor a vainilla

$^1/_3$ taza de leche descremada en polvo

1 taza de jugo de arándano bajo en calorías

1 taza de bayas mixtas congeladas

Unas gotas de extracto de vainilla

4 cubos de hielo

Coloque todos los ingredientes en la licuadora y mezcle hasta que los cubos de hielo queden completamente triturados.

BATIDO DE NARANJA Y MANGO

1 porción de proteína de soya en polvo con sabor a vainilla

1 taza de leche de soya natural o de vaca descremada

$^1/_2$ taza de mango en trozo congelado

$^1/_2$ taza de mandarina en lata, escurrida

4 cubos de hielo

Coloque todos los ingredientes en la licuadora y mezcle hasta que los cubos de hielo queden completamente triturados.

BATIDO DE CHOCOLATE Y FRESA

1 porción de proteína de soya en polvo con sabor a chocolate

1 taza de leche de soya natural o de vaca descremada

1 taza de fresa congelada

Unas gotas de extracto de vainilla

4 cubos de hielo

Coloque todos los ingredientes en la licuadora y mezcle hasta que los cubos de hielo queden completamente triturados.

BATIDO ORANGE JULIUS

1 porción de proteína de soya en polvo con sabor a vainilla

1 taza de leche de soya natural o de vaca descremada

3 cucharadas de concentrado de jugo de naranja congelado

$\frac{1}{4}$ cucharadita de extracto de vainilla

4 cubos de hielo

Coloque todos los ingredientes en la licuadora y mezcle hasta que los cubos de hielo queden completamente triturados.

BATIDO DE TARTA DE MANZANA

1 porción de proteína de soya en polvo con sabor a vainilla

1 taza de leche de soya natural o de vaca descremada

1 taza de manzana en rebanadas congelada

Pizcas de canela, nuez moscada y clavo

$\frac{1}{4}$ cucharadita de extracto de vainilla

4 cubos de hielo

Coloque todos los ingredientes en la licuadora y mezcle hasta que los cubos de hielo queden completamente triturados.

BATIDO DE DURAZNO Y ALMENDRA

1 porción de proteína de soya en polvo con sabor a vainilla

1 taza de leche de soya natural o de vaca descremada

1 taza de rebanadas de durazno congeladas

Unas pizcas de jengibre molido

$\frac{1}{4}$ cucharadita de extracto de almendra

4 cubos de hielo

Coloque todos los ingredientes en la licuadora y mezcle hasta que los cubos de hielo queden completamente triturados.

BATIDO CAFÉ MOCHA

1 porción de proteína de soya en polvo con sabor a chocolate

1 taza de leche de soya natural o de vaca descremada

2 cucharaditas de cristales de café instantáneo

$^1\!/_2$ plátano mediano

1 pizca de canela

4 cubos de hielo

Coloque todos los ingredientes en la licuadora y mezcle hasta que los cubos de hielo queden completamente triturados.

BATIDO DE BLUEBERRY Y ARÁNDANO

1 medida de proteína de soya en polvo con sabor a vainilla

$^1\!/_3$ taza de leche de vaca descremada en polvo

1 taza de jugo de arándano bajo en calorías

1 taza de blueberries congeladas

Unas gota de extracto de naranja

4 cubos de hielo

Coloque todos los ingredientes en la licuadora y mezcle hasta que los cubos de hielo queden completamente triturados.

BATIDO PIÑA COLADA

1 medida de proteína de soya en polvo con sabor a vainilla

1 taza de leche de soya natural

1 taza de piña en trozo congelada

$^1\!/_4$ plátano pequeño

$^1\!/_4$ cucharadita de extracto de coco

4 cubos de hielo

Coloque todos los ingredientes en la licuadora y mezcle hasta que los cubos de hielo queden completamente triturados.

SALSAS PARA ENSALADA CON BASE EN FRUTAS Y VERDURAS

Estas salsas no contienen grasa, pero sí un poco más de sabor y sustancia que el vinagre o limón solos; aunque hay algunas comidas que con una ensalada y tan sólo algo de jugo fresco de limón, sal y pimienta resultan muy apetitosas. Como las salsas contienen frutas y verduras, dan una ventaja nutrimental que no ofrecen la mayoría de las salsas. No se desconcierte por los alimentos para bebé como ingredientes: los vegetales en puré constituyen la base de sabor perfecta y espesan las salsas. Si le gusta experimentar, pruebe sustituir distintos vinagres o jugo de limón y varíe las hierbas. Usted puede doblar o triplicar estas recetas ya que se conservan por lo menos una semana en el refrigerador.

Vinagreta de Zanahoria L.A. Shape

RINDE UNAS 3 PORCIONES DE 2 CUCHARADAS

Un frasco de 4 onzas de puré de zanahoria para bebé

3 cucharadas de vinagre de arroz sazonado

1 cucharada de hojuela de perejil deshidratado

1/2 cucharadita de salsa inglesa

1/4 cucharadita de albahaca deshidratada

1/4 cucharadita de orégano deshidratada

1/8 cucharadita de ajo en polvo

1/4 cucharadita de sal

1/4 cucharadita de pimienta

Vierta la zanahoria para bebé en un frasco con tapa. Mida el vinagre de arroz dentro del frasco vacío de alimento para bebé, cubra y agite para aflojar las zanahorias y vierta esta mezcla de vinagre en el otro frasco. Incorpore el resto de los ingredientes, agite bien y refrigere.

Análisis nutrimental por porción:

Calorías: 13; proteína: 0 gramos; grasa: 0 gramos; carbohidratos: 3 gramos

Salsa "Diosa Verde" L.A. Shape

RINDE UNAS 3 PORCIONES DE 2 CUCHARADAS

Un frasco de 4 onzas de puré de ejotes para bebé

3 cucharadas de vinagre al estragón

1 cucharada de miel

$1/2$ cucharadita de eneldo deshidratado

$1/2$ cucharadita de mostaza estilo Dijon

1 cucharada de hojuela de perejil deshidratado

1 cucharadita de cebollino deshidratado

$1/4$ cucharadita de sal

$1/4$ cucharadita de pimienta

Vierta los ejotes para bebé en un frasco con tapa. Mida el vinagre de arroz dentro del frasco vacío de alimento para bebé, cubra y agite para aflojar los ejotes y vierta esta mezcla de vinagre en el otro frasco. Incorpore el resto de los ingredientes, agite bien y refrigere.

Análisis nutrimental por porción:

Calorías: 17; proteína: 0.5 gramos; grasa: 0 gramos; carbohidratos: 4 gramos

Salsa de Naranja y Jengibre L.A. Shape

RINDE UNAS 3 PORCIONES DE 2 CUCHARADAS

$1/4$ taza de vinagre de arroz sazonado

1 cucharada de salsa de soya light

2 cucharaditas de miel

$1/4$ cucharadita de jengibre molido

$1/8$ cucharadita de pimienta blanca

$1/4$ cucharadita de wasabi (rábano picante) en polvo

1 cucharada de ajonjolí

1 cucharada de cebollino deshidratado

$1/4$ taza de segmentos de naranja–mandarina de lata, escurridos

Coloque todos los ingredientes en la licuadora y mezcle perfectamente hasta que quede uniforme. Guarde en el refrigerador hasta una semana.

Análisis nutrimental por porción:
Calorías: 43; proteína: 1 gramo; grasa: 1.5 gramos; carbohidratos: 7 gramos

Pollo Indio al Curry con Ensalada de Pepino y Yogur

Este condimentado plato se recalienta bien en caso de que le queden sobrantes. Aunque contiene bastantes ingredientes, se elabora con bastante rapidez. Se trata de una receta básica; con toda libertad experimente agregando otras verduras al curry. La refrescante guarnición de pepino con yogur contrasta magníficamente con el curry.

RINDE 4 PORCIONES

> 4 mitades de pechuga de pollo deshuesada y sin piel, en cubos de 1 pulgada
> Sal y pimienta
> Una pequeña cantidad de harina para enharinar
> Aceite de oliva en aerosol
> 2 cucharaditas de aceite de oliva
> 1 cebolla mediana en rebanadas
> 2 dientes de ajo picados
> una lata de 14½ onzas de tomate entero
> ½ cucharadita de hojuela de chile, o al gusto
> ½ cucharadita de coriandro molido
> 1 cucharadita de jengibre molido
> 2 cucharaditas de curry en polvo
> ½ taza de cilantro fresco picado
> 1 cucharada de jugo fresco de limón

1. Espolvoree el pollo con la sal, pimienta y enharine ligeramente. Deje a un lado. Rocíe el interior de una olla mediana con el aceite de oliva en aerosol y coloque sobre fuego medio. Agregue el aceite de oliva.

2. Coloque los trozos de pollo en el aceite caliente y saltee hasta que se doren, unos 3 minutos. Agregue la cebolla y el ajo y saltee hasta que la cebolla se ablande, unos 5 minutos. Incorpore los tomates en su jugo, la hojuela de chile, el coriandro, jengibre y curry en polvo. Revuelva, cubra y baje el fuego, dejando cocinar a fuego lento hasta que el pollo quede cocido; unos 15 minutos.

3. Antes de servir rectifique la sazón e incorpore revolviendo el cilantro y el jugo de limón.

Análisis nutrimental por porción:
Calorías: 220; proteína: 29 gramos; grasa: 6 gramos; carbohidratos: 12 gramos

Ensalada de Pepino y Yogur

RINDE 4 PORCIONES

$1\frac{1}{2}$ tazas de yogur natural sin grasa

1 pepino mediano, pelado, sin semillas y rallado

$\frac{1}{2}$ cucharadita de sal

$\frac{1}{2}$ cucharadita de comino molido

$\frac{1}{2}$ cucharadita de azúcar

2 cucharadas de menta fresca picada o 2 cucharaditas de menta deshidratada

Combine todos los ingredientes en un plato hondo mediano. Enfríe antes de servir.

Análisis nutrimental por porción:
Calorías: 40; proteína: 4 gramos; grasa: 0 gramos; carbohidratos: 6 gramos

Copa Asiática de Lechuga

Aun cuando muchos restaurantes asiáticos sirven copas de lechuga como entremés, éstas constituyen un delicioso almuerzo o cena ligera. Se colocan cucharadas de pechuga de pollo, de pavo o "molida" de soya sazonados en crujientes hojas de lechuga a las que se ha extendido una capa de salsa

Hoisin ligeramente dulce. Esta salsa se encuentra en la mayoría de los supermercados que manejan ingredientes de cocina asiática. Esta receta es muy flexible ya que puede agregarle las verduras que desee. Sólo asegúrese de picarlas muy finamente para que se cuezan rápidamente.

RINDE 3 PORCIONES

Para la salsa:

2 cucharadas de salsa sabor ostión*

2 cucharadas de salsa de soya light

1 cucharada de azúcar mascabado

$1/4$ cucharadita de pimienta blanca molida

$1/4$ cucharadita de jengibre molido

2 cucharaditas de vinagre de arroz o jerez seco

$1/4$ cucharadita de ajo en polvo

Para el relleno

Aceite de oliva en aerosol

1 libra de pechuga de pollo o de pavo molidas

1 zanahoria mediana rallada

$1/3$ taza de castaña de agua en lata, picada

2 cebollas verdes picadas

1 cabeza pequeña de lechuga tipo Boston, Bibb o romana. Retirar las hojas externas y separar las hojas internas en unas 9 "copas"

salsa Hoisin*

1. Combine los ingredientes para la salsa en un plato hondo pequeño y ponga a un lado.

2. Rocíe una sartén grande con el aceite de oliva en aerosol y ponga a fuego alto. Agregue el pollo o pavo y saltee, desbaratando la carne con un cucharón de madera hasta que ya no esté rosa; de 4 a 5 minutos. Si queda líquido en la sartén, escúrralo. Ponga la carne aparte en un tazón.

*Disponible en la mayoría de los supermercados en la sección de alimentos asiáticos.

La Dieta L.A. Shape

3. Limpie la sartén con una toalla de papel, vuelva a rociarla con aceite y regrésela al fuego alto. Agregue la zanahoria, las castañas y cebollas verdes y sofría hasta que comiencen a reblandecer las verduras; aproximadamente 1 minuto. Regrese la carne a la sartén, revuelva bien y vierta encima la mezcla de la salsa. Revuelva bien para cubrir la carne uniformemente.

4. Para servir ponga aproximadamente una cucharadita de salsa Hoisin en cada hoja de lechuga y encima la carne, enrolle la lechuga y disfrute.

Análisis nutrimental por porción:
Calorías: 225; proteína: 37 gramos; grasa: 3 gramos; carbohidratos: 12 gramos

Sopa Rápida de Pollo

La mayoría de las sopas de pollo no contienen mucho pollo. Esta sopa rápida constituye un alimento completo, ya que contiene bastante pollo para brindarle proteína saludable y con poca grasa. Las verduras avivan el caldo y le dan su sabor como "hecho en casa" en una fracción del tiempo que requeriría tal sopa. Con toda libertad, agréguele otras verduras que le agraden. La calabaza italiana rallada sustituye los tallarines repletos de calorías que típicamente llenan el plato de sopa.

RINDE 4 PORCIONES GENEROSAS

3 latas de 14$\frac{1}{2}$ onzas de caldo de pollo bajo en sal

1 cebolla pequeña, partida por mitad y en rebanadas delgadas

1 zanahoria, en cubos de $\frac{1}{4}$ de pulgada

1 rama de apio, en cubos de $\frac{1}{4}$ de pulgada

1 cucharadita de consomé de pollo instantáneo granulado

Pizca de nuez moscada

Pimienta al gusto

2 latas de 10 onzas de pechuga de pollo, dejando escurrir el líquido y desbaratando la carne con un tenedor

2 calabazas italianas sin pelar y ralladas

2 cucharadas de perejil fresco picado o 1 cucharada de perejil deshidratado

1. En una olla mediana combine el caldo de pollo, la cebolla, la zanahoria, el apio, el consomé granulado, la nuez moscada y la pimienta. Una vez que hierva a fuego alto, reduzca el fuego, tape y cueza a fuego bajo hasta que queden tiernas las verduras; unos 5 o 6 minutos. Suba el fuego a punto medio, incorpore el pollo y deje calentar; unos 2 minutos.

2. Apague el fuego y agregue la calabaza italiana y el perejil. Cubra y deje reposar unos minutos hasta que se caliente la calabaza. Rectifique la sazón y sirva.

Análisis nutrimental por porción:
Calorís: 200; proteína: 38 gramos; grasa: 2 gramos; carbohidratos: 6 gramos

Jugosa Pechuga de Pavo Asada

Frecuentemente, la pechuga de pavo asada en el horno es seca. Pruebe este método y probablemente nunca vuelva a asar pechuga de pavo en el horno. La carne queda sabrosa y húmeda; excelente como plato principal caliente y magnífica al día siguiente picada en una ensalada como comida rápida. Necesitará una olla gruesa o perol con tapa bien ajustada.

RINDE 6 PORCIONES GENEROSAS

Aceite de oliva en aerosol

$\frac{1}{2}$ pechuga fresca de pavo (2–2$\frac{1}{2}$ libras), enjuagada y seca

1 cucharadita de aceite de oliva

2 cucharadas de vino blanco o agua

$\frac{1}{4}$ taza de caldo de pollo reducido en sales o de verduras

1 cebolla mediana partida por mitad y en rebanadas

$\frac{1}{4}$ cucharadita de sal

pimienta negra molida al gusto

$\frac{1}{2}$ cucharadita de tomillo deshidratado o 2 cucharaditas de tomillo fresco

1. Asegúrese de que su olla o perol tenga capacidad suficiente para la pechuga de pavo. Rocíelo con aceite de oliva en aerosol. Rocíe ligeramente la pechuga también.

2. Coloque la olla a fuego medio y agregue el aceite de oliva; una vez caliente, coloque la pechuga de pavo con la piel hacia abajo y déjela dorar; aproximadamente 5 minutos. Retire el pavo a un plato.

3. Baje el fuego a medio bajo y agregue el vino blanco o agua y el caldo para quitar los restos de pavo de la olla. Con la cuchara de madera afloje lo que quede. Agregue la cebolla, la sal y la pimienta y revuelva hasta que comience a ablandar la cebolla; unos 3 minutos.

4. Coloque el pavo con la piel hacia abajo encima de la cebolla. Tape firmemente y cueza unos 45 minutos, volteando el pavo más o menos a la mitad de la cocción. Debe haber como $\frac{1}{4}$ de taza de líquido en el fondo de la olla. Agregue unas cuantas cucharadas de agua conforme se necesite.

5. El pavo estará listo cuando la temperatura interna registre 180° F. Rebane y sirva con los jugos de la olla.

Análisis nutrimental por porción:

Calorías: 230; proteína: 43 gramos; grasa: 4 gramos; carbohidratos: 2 gramos

Ensalada de Nopales

Cuando quiere comer algo ligero y fresco, a veces basta con comerse una ligera ensalada. Con la variedad de ingredientes que contienen, las ensaladas le ofrecen a sus papilas gustativas una gran diversidad de sabores. Pruebe algo diferente, con esta deliciosa Ensalada de Nopales. Las limas le añaden un delicioso sabor natural sin sumarle demasiadas calorías. ¡Es perfecta para servir como entrada!

RINDE UNAS 6 PORCIONES

$2\frac{1}{2}$ tazas de nopales cocidos y tiernos, enjuagados con agua fría y picados.
$\frac{1}{2}$ taza de cebolla verde finamente picada
$\frac{1}{2}$ taza de rábano picado
$\frac{1}{4}$ taza de hojas de cilantro finamente picado

Active su Plan Personal

2 cucharadas de aceite de oliva

el jugo de una lima

$^{1}/_{4}$ de cucharadita de hoja de orégano deshidratado y desmoronado.

1 chile serrano, bien picadito

$^{1}/_{4}$ de cucharadita de sal

1. Coloque los nopales en un platón para ensalada con los demás vegetales y el cilantro.

2. Con un batidor, incorpore el aceite de oliva, jugo de limón, orégano, sal y pimienta y vierta sobre los vegetales. Mezcle bien.

Análisis Nutricional Por Porción:

Calorías: 44; proteína: 0 gramos; grasa: 5 gramos; carbohidratos: 1 gramo

Cóctel de Mariscos Tipo Baja

Este cóctel de mariscos constituye un excelente plato principal para una cálida noche de verano. Esta condimentada mezcla de pescado y verduras es ligera, pero satisface. El aguacate debe estar algo firme, porque uno demasiado maduro se desbaratará, arruinando al aspecto del cóctel. Prepárelo a mediados del verano, cuando los tomates frescos se hallan en su mejor momento, y sírvalo con una ensalada mixta endulzada con naranja, mandarina o trozos de mango.

RINDE 4 PORCIONES

2 libras de camarón cocido congelado

$^{1}/_{2}$ libra de imitación de carne de cangrejo

3 tomates medianos finamente picados

1 pepino, pelado, sin semillas y finamente picado

2 dientes de ajo triturados

$^{1}/_{4}$ taza de cilantro picado

$^{1}/_{3}$ taza de salsa catsup preparada

$^1/_3$ taza de agua

$^1/_2$ cucharadita de sal

1 cucharadita de comino molido

$^1/_2$ salsa picante líquida o al gusto

El jugo de dos limones frescos

1 aguacate picado

1. Coloque el camarón congelado en un colador y póngalo bajo el chorro de agua fría durante unos minutos para separarlos y que comiencen a descongelarse. Coloque la imitación de carne de cangrejo en el mismo colador y pásela brevemente por el chorro de agua fría, deshebrándola. Ponga a un lado.

2. En un platón grande para servir, combine el tomate, el pepino, ajo, cilantro, salsa de tomate, agua, sal, comino, salsa picante y jugo de limón. Una vez que estén bien mezclados, incorpore los mariscos y, por último, el aguacate picado. El camarón seguirá descongelándose en la mezcla, enfriando el cóctel.

3. Una vez descongelado el camarón, el cóctel estará listo para servirse. Si planea servirlo después, guárdelo en el refrigerador.

Análisis nutrimental por porción:

Calorías: 292; proteína: 33 gramos; grasa: 10 gramos; carbohidratos: 20 gramos

Pollo Jamaiquino

Una pechuga de pollo natural al horno o asada llega a aburrir, pero tiene la gran ventaja de que absorbe tan bien los sabores de una marinada. Esta receta es similar al pollo *jerked,* que es un método jamaiquino tradicional para preservar y asar las carnes que se frotan con especias secas y marinadas condimentadas. Es conveniente marinar el pollo en el refrigerador durante el día para llegar a casa y preparar una comida rápidamente. Pruebe este platillo acompañado por una salsa de frutas y una ensalada mixta. Este sabroso pollo también sabe muy bien frío al día siguiente.

3 cucharadas de pimienta inglesa molida

1 cucharadita de canela molida

$^1/_2$ cucharadita de nuez moscada molida

1 cucharada de coriandro molido

2 dientes de ajo triturados

2 cucharadas de concentrado de jugo de naranja congelado

2 cucharaditas de aceite de oliva

$^1/_2$ cucharadita de sal

$^1/_2$ cucharadita de pimienta negra

$^1/_4$ cucharadita de hojuela de chile

4 mitades de pechuga de pollo deshuesadas y sin piel

1. En un platón lo suficientemente grande para las pechugas de pollo, combine pimienta inglesa, canela, nuez moscada, coriandro, ajo, concentrado de jugo de naranja, aceite de oliva, sal, pimienta y hojuela de chile. Si la mezcla le parece demasiado seca para extenderla, agregue unas cucharaditas de agua. Combine bien. Agregue las pechugas de pollo y revuelva suavemente con una espátula de hule para recubrirlas. Transfiera el pollo y la marinada a una bolsa de plástico para guardar alimentos, selle bien y colóquela en el refrigerador varias horas o durante la noche.

2. Necesitará una sartén con tapa con capacidad para el pollo. Rocíe la sartén con el aceite de oliva en aerosol y caliente a fuego medio alto. Una vez que esté caliente, agregue el pollo y dore por un lado; unos 3 minutos. Voltee las piezas de pollo, cubra la sartén y baje el fuego. Deje cocer hasta que el pollo esté listo; unos 10 minutos. Las piezas de pollo también pueden asarse a la parrilla hasta que queden cocidas; unos 10 minutos.

Análisis nutrimental por porción:

Calorías: 200; proteína: 33 gramos; grasa: 5 gramos; carbohidratos: 4 gramos

Menudo

¡Se pueden hacer tantas variaciones de esta deliciosa receta! Nuestra versión es tan saludable como sabrosa. El uso de tortillas de maíz en lugar de tortillas de harina, es una manera fácil de reducir las calorías en esta receta y otras que usted decida ensayar. Para esta sopa, se necesitan pocos ingredientes, pero intente encontrarlos de la mejor calidad posible, porque cuando los ingredientes son sencillos, el sabor de cada uno se hace sentir más. Esta sabrosa receta se puede servir como entrada y como plato principal.

RINDE DE 4 A 6 PORCIONES

1 libra de tripa tipo panal
$^{1}/_{2}$ libra de jarrete (pata) de res
3 tazas de agua
$1^{1}/_{2}$ cebollas picadas
2 dientes de ajo, finamente picados
2 cucharaditas de sal
$^{1}/_{4}$ de cucharadita de semilla de cilantro
$^{1}/_{8}$ de cucharadita de orégano deshidratado, desmoronado
$^{1}/_{8}$ de cucharadita de chile rojo desmoronado
$^{1}/_{8}$ de cucharadita de pimienta
$^{1}/_{2}$ lata de ($7^{1}/_{2}$ onzas) de maíz pozolero
Chile piquín en polvo
Limón en cuartos

1. Corte la tripa en pedazos de 1 pulgada. Coloque en un perol u olla con el jarrete de res, agua, cebolla, ajo, sal, cilantro, orégano, el chile en polvo y la pimienta.

2. Cocine a fuego bajo con tapa durante 3 horas hasta que la tripa luzca transparente, como jalea, y la carne de res esté muy blanda.

3. Retire el jarrete del perol. Una vez que enfríe lo suficiente, separe la carne del hueso.

Active su Plan Personal

4. Deseche los huesos, corte la carne en pedazos y regrésela a la sopa.

5. Agregue el maíz sin escurrir, cubra y cueza a fuego lento otros 20 minutos. Sirva con chile piquín o chile rojo en polvo al gusto. Adorne con cuartos de limón.

Callo de Hacha (Vieiras) Estilo Thai con Albahaca

Esta receta no es difícil, pero contiene algunos sabores poco usuales. La salsa de pescado Thai se consigue fácilmente en la mayoría de los supermercados que manejan ingredientes asiáticos. Si no le gusta mucho el callo de hacha, sustituya por camarón o pechuga de pollo.

RINDE 2 PORCIONES

  1 libra de callo de hacha (vieiras), fresco o congelado, descongelado

  2 cucharadas de salsa de pescado Thai (nam pla)*

  1 cucharada de salsa de soya light

  1 cucharada de azúcar

  Aceite de oliva en aerosol

  2 cucharaditas de aceite de oliva

  1 cucharada de ajo triturado

  $\frac{1}{2}$ cucharadita de hojuela de chile

  1 pimiento morón rojo mediano, cortado en juliana

  1 zanahoria mediana, cortada en juliana

  1 taza de albahaca fresca

1. En un platón mediano combine el callo de hacha, las salsa de pescado, salsa de soya agua y azúcar. Deje aparte.

2. Rocíe una gran sartén antiadherente con aceite de oliva en aerosol, agregue el aceite de oliva y caliente a fuego medio. Agregue el ajo y cocine revolviendo durante unos minutos. Incorpore las hojuelas de chile, el pimiento morón y la zanahoria y cueza revolviendo durante 1 minuto.

*Generalmente disponible en la sección asiática de la mayoría de los supermercados

3. Con una cuchara ranurada retire el callo de hacha de la marinada y agréguelo a la sartén caliente. Cueza revolviendo hasta que el callo de hacha esté casi cocido; unos 3 minutos. Agregue la marinada y cueza 1 minuto revolviendo para recubrir el callo y las verduras.

4. Retire del fuego e incorpore la albahaca fresca

Análisis nutrimental por porción:
Calorías: 300; proteína: 40 gramos; grasa: 6.5 gramos; carbohidratos: 19 gramos

Lomo de Cerdo con Guayaba

Este delicioso plato combina el delicioso lomo de cerdo, con una puré de guayaba. La receta es tan deliciosa y satisfactoria, que no podr* creer que hace parte de su plan de comidas ShapeWorks(tm). Pruebe este delicioso plato tan sólo una vez, y se convertirá en unos de sus preferidos!

RINDE 4 PORCIONES

> 4 trozos de lomo de cerdo
>
> Agregue sal y pimienta al gusto
>
> 2 tazas de agua
>
> 1 taza de azúcar
>
> 1 libra de guayabas, partidas por mitad y sin semillas
>
> 1$\frac{1}{2}$ cucharadas de vinagre de manzana
>
> 1$\frac{1}{2}$ cucharadas de aceite vegetal

1. Échele sal y pimienta a la carne; ponga a un lado. Combine el agua con el azúcar en una cacerola pequeña y ponga al fuego, revolviendo constantemente para formar un jarabe. Agregue las mitades de guayaba y cuézalas, revolviendo con cuidado para no romperlas hasta que queden blandas, pero sin desbaratarse.

2. Reserve la mitad de las guayabas y coloque la otra mitad en la licuadora con el jarabe y el vinagre. Licúe hasta que quede una mezcla uniforme. Regrese el puré de guayaba a la cacerola y cueza hasta que se reduzca un poco. Caliente el aceite en una cacerola grande y dore el lomo por ambos lados. Escurra el aceite remanente de la cacerola, vierta el puré de guayaba sobre la carne y termine de cocer la carne. Sirva los trozos de lomo cubiertos de salsa y acompañados de las mitades de guayaba que reservó.

Análisis Nutricional Por Porción:

Calorías: 356 proteína: 35 gramos; grasa: 10 gramos; carbohidratos: 31 gramos

Pescado "Frito" al Horno

Hay muchas recetas para pescado frito al horno. Y no es de sorprender; se trata de una técnica excelente para mantener el pescado jugoso por dentro y crujiente por fuera, sin casi nada de grasa adicional. Esta receta es rápida y se vale de un preparado en polvo para salsa de paquete. Aun cuando la salsa de limón es una combinación natural con el pescado, se puede experimentar. El preparado en polvo para hacer tacos de pollo hace un pescado más picante, pero igualmente delicioso.

RINDE 2 PORCIONES

1 libra de filete de camarón o huachinango, enjuagado a chorro de agua fría. Secar con toalla de papel

$^1/_4$ taza de leche descremada

2 claras de huevo

$^1/_2$ taza de pan molido seco

2 cucharadas de polvo para preparar salsa de limón para pollo

Limón en rebanadas para adornar

1. Precaliente el horno a 475°F. Rocíe con aceite de oliva en aerosol una charola para hornear con capacidad para colocar los filetes en una sola capa.

2. En un platón ancho de poca profundidad, combine la leche y las claras de huevo con un tenedor hasta que queden bien mezclados. En un plato combine el pan molido y preparado para salsa con los dedos hasta que quede bien mezclado. Sumerja el pescado primero en la mezcla de claras y luego en la de pan molido. Recubra bien ambos lados.

3. Coloque el pescado en la charola para hornear y rocíelo ligeramente con aceite de oliva en aerosol. Hornee hasta que el pescado se desbarate fácilmente con el tenedor; unos 20 minutos. Sirva adornado con el limón fresco.

Análisis nutrimental por porción:

Calorías: 388; proteína: 60 gramos; grasa: 5 gramos; carbohidratos: 21 gramos

Pastel de Pollo y Pavo

Este pastel de carne es jugoso y delicioso. Un pastel grande normalmente tomaría cuando menos una hora y media para cocinarse en el horno convencional, pero éste se cuece previamente en el microondas, lo que reduce el tiempo total de cocción por mitad. Será más pálido que el pastel de carne normal, pero el sabor es maravilloso y contiene mucho menos grasa que la versión tradicional. Además sabe muy bien frío; sólo rebánelo encima de una ensalada.

RINDE 8 PORCIONES

Aceite de oliva en aerosol

2 claras de huevo

$^1/_4$ taza de leche descremada

$^1/_2$ taza de pan molido sazonado

1 cucharada de salsa para carne de botella (como A1)

2 cucharadas de salsa ketchup

$^1/_2$ cebolla mediana rallada

1 zanahoria rallada

$1^1/_2$ cucharadita de sal

$^1/_2$ cucharadita de pimienta negra molida

$^1/_2$ cucharadita de tomillo deshidratado

$^1/_2$ cucharadita de ajo en polvo

2 cucharaditas de perejil deshidratado

1 libra de cada uno: pechuga de pollo molida y pechuga de pavo molida o 2 libras de pechuga de pavo molida.

1. Precaliente el horno a 325° F. Rocíe con aceite de oliva en aerosol un molde para hornear de 8 pulgadas.

2. En un tazón con capacidad suficiente para la carne, bata las claras de huevo con la leche. Agregue el pan molido, salsa para carne, salsa de tomate y revuelva bien con un tenedor. Déjelo reposar 5 minutos o hasta que el pan molido haya absorbido el líquido. Añada la cebolla, la zanahoria, sal, pimienta, tomillo, ajo en polvo y perejil. Agregue la carne molida y combine perfectamente con las manos limpias.

3. Ponga la mezcla en el molde para hornear y dele la forma de un pastel. Rocíe la parte superior con aceite de oliva en aerosol. Coloque en el microondas a temperatura alta durante 25 minutos, luego transfiera al horno y cueza durante 25 minutos.

4. Deje reposar el pastel de carne afuera del horno durante 10 minutos para que pueda rebanarlo más fácilmente.

Análisis nutrimental por porción:

Calorías: 175; proteína: 28 gramos; grasa: 2 gramos; carbohidratos: 9 gramos

Sopa de Tortillas

Esta tradicional sopa de tortilla se convertirá, sin duda alguna, en una de sus preferidas. El caldo de pollo se realza con el sabor de los tomates, los chiles guajiros, la crema y mucho más!

RINDE 4 PORCIONES

¼ de caldo de pollo

4 tortillas de maíz, cada una cortada en 6 u 8 pedazos

2 tomates, asados y pelados

1 cebolla blanca pequeña, pelada y picada

2 chiles guajillos, desvenados y sin semillas, dejarlos ablandar en agua caliente

Rebanadas de aguacate

Crema ácida sin grasa

Pechuga de pollo cocido deshebrado

Tiras o anillos de chile guajillo

En una cacerola grande caliente el caldo de pollo a fuego lento. Agregue las tortillas, el tomate, la cebolla y los chiles. Cueza hasta que la cebolla y las tortillas queden blandas, entre 10 y 15 minutos. Muela esta mezcla por tandas en la licuadora y regrese a la cacerola. Agregue más caldo si hace falta. Sirva la sopa con una cantidad pequeña de crema agria sin grasa, rebanadas de aguacate, pollo y tiras de chile que podrá servir cada cual a su gusto.

Análisis Nutricional Por Porción:
Calorías: 310; proteína: 27 gramos; grasa: 12 gramos; carbohidratos: 25 gramos

Rollos Rápidos California

Los rollos California son populares en los restaurantes de sushi, porque el cangrejo y el aguacate van bien juntos. El problema es que contienen grandes cantidades de arroz blanco (es decir, harina) y a veces hasta se le agrega mayonesa a la mezcla de cangrejo. Esta versión emplea tiras largas y planas de pepino para envolver el relleno de cangrejo y aguacate. Lucen atractivos servidos de costado, ya que se ve el relleno en espiral.

RINDE 2 PORCIONES

2 pepinos grandes

$\frac{1}{2}$ aguacate mediano, sin hueso y pelado

$\frac{1}{2}$ cucharadita de *wasabi* (rábano picante) en polvo

1 cucharadita de salsa de soya

$\frac{1}{2}$ cucharadita de jengibre molido

1 cucharadita de jugo de limón

12 onzas de imitación carne de cangrejo, enjuagada a chorro de agua y deshebrada con los dedos

1 zanahoria rallada

Pasta de jengibre encurtido y *wasabi* como acompañamiento si se desea.

1. Pele los pepinos y rebánelos a lo largo, lo más delgadamente posible, como si fueran hojas de lasaña. Coloque las rebanadas en un plato.

Active su Plan Personal

2. Con un tenedor, haga puré del aguacate en un plato hondo mediano. Agregue el wasabi en polvo, la salsa de soya, el jengibre molido y el jugo de limón. Revuelva bien. Agregue la carne de cangrejo y revuelva bien.

3. Para armar, extienda la mezcla de cangrejo y aguacate sobre las hojas de pepino, coloque encima algo de zanahoria rallada y enrolle. Asegure el rollo con un palillo de dientes. Coloque los rollos en el tazón de servir de manera que se vea el relleno.

Análisis nutrimental por porción:
Calorías: 225; proteína: 22 gramos; grasa: 10 gramos; carbohidratos: 26 gramos.

Fajitas de Res al Tequila

¿Tiene ganas de comer algo copioso que tenga mucho sabor, y pocas calorías? Entonces es hora que pruebe las Fajitas de Res al Tequila—deliciosa carne asada con una deliciosa sazón. ¡Buen provecho!

RINDE 4 PORCIONES

1¼ libra de res

2 dientes de ajo, pelados y triturados

2 cucharadas de aceite vegetal

3 cucharadas de jugo de limón fresco

3 cucharadas de tequila

1 cucharadita de comino molido

1 cucharadita de sal

2 pimientos morrones, verdes o de colores distintos, cortados en tiras

1 cebolla blanca grande, en rebanadas partidas por mitad (medios aros)

1. Corte la carne en pedazos que quepan en su parrilla, comal o sartén.

2. Coloque la carne en un tazón que no reaccione con los ingredientes.

3. Combine el ajo, ⅓ de taza de aceite vegetal, jugo de limón, tequila, comino y sal.

4. Vierta sobre la carne y marine durante 2 horas.

5. Retire la carne de la marinada y cueza a la parrilla sobre carbón, o en un comal o sartén sobre fuego medio alto. No debe cocerse la carne demasiado, pues se reseca.

6. Caliente las 2 cucharadas de aceite vegetal restantes y sofría los pimientos y cebollas sobre fuego medio hasta que queden tiernos y crujientes.

7. Corte la carne a la parrilla en tiras y sirva con la guarnición de pimiento y cebolla, tortillas de harina o de maíz y rebanadas de aguacate. Invite a cada persona a preparar sus propios tacos de fajitas.

Análisis Nutricional Por Porción:
Calorías 265; proteína: 28 gramos; grasa: 13 gramos; carbohidratos: 7 gramos

Chili Rápido de Soya

Si no ha experimentado mucho con los sustitutos de carne de soya, este es un excelente punto de partida. La carne molida de soya funciona particularmente bien para sustituir carnes molidas en platillos muy condimentados como éste. Las verduras picadas reemplazan a los frijoles y sus calorías, para darle textura y nutrición al plato. Si desea prepararlo todavía más fácilmente, puede sustituir todos los condimentos con un paquete de polvo sazonador de tacos. El chili sabe bien por sí solo con una ensalada o con una guarnición de verduras. Ahora, si le encanta la ensalada de tacos, puede servir una cucharada encima de una ensalada mixta verde y disfrutarla como una comida de un solo plato.

RINDE 6 PORCIONES

> Aceite de oliva en aerosol
> 1 cebolla mediana picada
> 1 zanahoria picada
> 2 tallos de apio picados
> 1 lata de 4 onzas de chile verde picado

2 latas de 14½ onzas de tomates cocidos (1 lata hecha puré en la licuadora)

2 paquetes de sustituto de carne molida de soya, de unas 12 onzas cada uno

1 cucharadita de comino molido

1 cucharadita de orégano deshidratado

2 cucharadas de chile molido en polvo

1 cucharadita de sal

¼ de cucharadita de salsa de chile de botella

Cilantro fresco de adorno (opcional)

1. Rocíe una olla mediana con el aceite de oliva en aerosol y póngala sobre fuego medio. Agregue la cebolla, la zanahoria y el apio y saltee hasta que las verduras comiencen a ablandarse, por unos 5 minutos. Agregue las dos latas de tomate (la que hizo puré y la entera), el sustituto de carne de soya y los condimentos. Revuelva bien y deje hervir.

2. Cubra y baje el fuego a medio bajo, y deje cocinar lentamente hasta que se combinen los sabores, entre 15 y 20 minutos.

3. Adorne con cilantro fresco si lo desea.

Análisis nutrimental por porción:

Calorías: 180; proteína: 22 gramos; grasa: 2 gramos; carbohidratos: 22 gramos

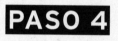

PASO 4

Refuerce sus Hábitos

El arte de prevenir las recaídas

Lo más difícil en la vida es cambiar las costumbres establecidas, aun cuando se sepa que los hábitos nos provocan problemas. La conducta humana no es como un interruptor de luz que se puede encender o apagar a voluntad. Cualquier costumbre toma tiempo en desaparecer, y podemos contar con que cometeremos errores.

Los lapsos, recaídas y colapsos

Un solo error es un lapso, y todos tenemos derecho a ellos cuando tratamos de aprender algo nuevo. Una secuencia de lapsos, o la ocurrencia regular y repetida de lapsos se llama recaída. De no corregirse, las recaídas se convierten en colapso o la renuncia total a su misión de cambiar. Las investigaciones han demostrado que el mejor lugar para detener la secuencia de lapso–recaída–colapso es tratar de prevenir las recaídas. En este capítulo, usted aprenderá sobre la prevención de recaídas entendiendo las conductas que lo tienen atrapado en este momento.

Los humanos somos criaturas de costumbre. Está en nuestros genes. En el ser humano, la niñez es prolongada en comparación con la de los demás seres vivos, a fin de que podamos tener oportunidad de dominar las muchas cosas que debemos saber como adultos. Este aprendizaje se logra a través de un proceso de repetición. A los niños les complace la repetición; les encantan los juegos que repiten una y otra vez, así como las canciones con versos repetitivos. Cuando usted repite un hábito viejo, su cuerpo reacciona de manera positiva. Cambiar de hábitos es difícil y requiere esfuerzo.

Es fácil encontrar ejemplos en la vida cotidiana. En un salón de conferencias, la gente generalmente toma el mismo asiento después de un descanso, aun cuando dichos asientos no tengan asignación alguna o aunque la gente asista a una conferencia y no a una clase. De la misma manera, algunas personas abren una lata de cerveza tan pronto llegan a casa o comen inconscientemente *pretzels* o frituras cuando sienten estrés.

La gente en la industria alimenticia sabe esto y por eso hace casi cualquier cosa por crearle la costumbre de comprar sus productos. Una vez que forme estos hábitos, ellos saben que usted no dejará de adquirir sus productos fácilmente. Es de lo que se trata la lealtad de marca. Hay grandes ejemplos de las batallas que libran las compañías por la lealtad de clientes que consumen productos muy similares. Un cupón que promete una oferta como "compre uno y reciba uno gratis" representa tan sólo una de las muchas maneras de hacerle probar un producto nuevo (y rechazar el producto de la competencia). Una vez que usted haya comprado un producto alimenticio y que lo haya probado, casi siempre lograrán atraparlo. El resto de la labor corre por cuenta de su reacción programada a los detonadores que hay en su entorno y que son parte del posicionamiento del producto anunciado. Entonces, cuando menos lo pensó, usted está consumiendo el producto no solamente por su sabor, sino por ser parte de una generación *cool* o para imitar a su atleta favorito (¡independientemente de que el atleta realmente consuma o no el producto en la vida real!). El color y diseño de la envoltura también entran dentro de esa imagen. Se hace una enorme labor con el fin de engancharlo.

Refuerce sus Hábitos

Antecedentes, conductas, consecuencias

Para poder romper una costumbre, usted primero debe darse cuenta de qué detona sus conductas. Sus hábitos alimenticios consisten en mucho más que una mera atracción a los sabores que le parecen agradables. Son detonados por ciertas emociones o situaciones en su vida.

Una conducta repetida o hábito puede descomponerse en una secuencia de antecedentes, conductas y consecuencias. Un antecedente es un acontecimiento que ocurre antes de una conducta, pero que está ligado a la misma. Por ejemplo, en los experimentos clásicos, una rata aprende a asociar una luz verde (antecedente) a una conducta (tirar de una palanca) para recibir alimento (la consecuencia). Sin embargo si ve una luz roja (antecedente) y tira de la palanca (conducta), recibirá un choque eléctrico (una consecuencia distinta y desagradable). Después de un corto período de entrenamiento, la rata tirará constantemente al ver el verde en busca de alimento. Al igual que la rata, usted tal vez aprendió que cuando se siente molesto (antecedente) siente la necesidad de comer helado de chocolate (conducta) para sentirse mejor (consecuencia). Si bien esta es una consecuencia agradable de corto plazo, el resultado de largo plazo es un aumento de peso que, al igual que el choque eléctrico para la rata, resulta desagradable. Así que en el caso de sus hábitos alimenticios es importante disociar el estrés de la comida y asociarlo con un hábito saludable, como salir a caminar o tener un momento de metidación o relajamiento. Aquí la consecuencia será la disminución de su estrés sin el aumento de peso originado por tratar de reducir el estrés con comida. ¿Cuáles son sus antecedentes–conductas–consecuencias?

Si ve de cerca sus hábitos alimenticios, encontrará que a veces consume comida sin probarla ni apreciarla. Estos episodios no programados de comer a menudo minan su esfuerzo por bajar de peso. Si usted toma diligentemente sus batidos de proteína no tendrá hambre, pero todavía podrá tener antojos de alimentos detonadores siempre que se los pongan enfrente. Hay varias maneras de cambiar este patrón.

En primer lugar, usted puede cobrar conciencia de las circunstancias que rodean los episodios en que come descontroladamente. Evitando esos momentos y lugares, usted puede dejar de comer demasiado y superará la sensación de haber perdido el control. Estas circunstancias lo predisponen a la conducta que está tratando de evitar, así que en lugar de sentirse víctima, asuma el control y cambie lo que este libro llama sus "antecedentes." Estos antecedentes entran en una de dos categorías: las cosas que usted puede cambiar y las cosas que no puede cambiar. Pero aun si no puede cambiar algunos de los antecedentes que lo llevan a comer demasiado, usted puede cambiar la manera en que reacciona ante ellos. A continuación se explican cuatro pasos que aprendí del Dr. John Foreyt, quien dirige el programa de nutrición en la Universidad Baylor en Texas.

REDUCCIÓN DEL ESTRÉS

Usted puede atacar el estrés asociado con la comida si reduce su nivel de estrés en general. Leer una novela, darse tiempo para hacer ejercicio, dormir mejor y hacer de usted mismo una prioridad, son todas maneras de disminuir su nivel de estrés en general. Salir a caminar en lugar de asaltar el refrigerador puede hacer más por reducir el estrés que comer una caja entera de galletas. De hecho, los estudios demuestran que 92 por ciento de las personas que no vuelven a subir de peso hacen ejercicio con regularidad, mientras que sólo 34 por ciento de las personas que recuperan el peso perdido hacen ejercicio con regularidad. (Vea el Paso 6 donde se ofrecen consejos sobre el ejercicio.)

CONTROL DE ESTÍMULOS

Aquí tiene un ejemplo: usted despierta por la mañana y encuentra el piso frío junto a su cama. Para evitar este problema en el futuro, coloca unas pantuflas junto a su cama antes de dormir. A la mañana siguiente, usted despierta y ahí están las pantuflas esperándole. Como resultado, el piso frío ya no le molesta. En términos dietéticos, esto podría compararse a surtir su refrigerador con alimentos sanos y deshacerse de los no sanos, o podría significar planear lo que comerá en un momento dado. A menudo les aconsejo a mis pacientes que beban un batido de proteína antes de salir a una boda, por ejemplo, y luego comer selectivamente las ensaladas y verduras y probar, simplemente, el pollo relleno de queso o el trozo de carne envuelto en tocino.

AUTO VIGILANCIA

Use un diario o calendario todos los días para llevar la cuenta del esfuerzo que hace por controlar lo que come. Después de cada semana positiva, guárdese una recompensa para el futuro.

APOYO SOCIAL

Apártese de quienes lo critiquen por tener sobrepeso y busque a quienes le digan cosas positivas a medida que baje de peso. Muchas personas querrán que usted recupere su peso por varios motivos, y tal vez ni siquiera lo reconozcan ante ellos mismos. Algunos podrían simplemente sentir envidia. Verle bajar de peso los hace sentirse incómodos acerca de su propio peso. Su cónyuge podría sentirse amenazado (a) por su pérdida de peso, porque él o ella teme que ahora usted llame más la atención del sexo opuesto. Si usted tiene una amistad cercana que tiene una actitud muy positiva, considere la posibilidad de trabajar juntos en su esfuerzo por bajar de peso. Es más divertido caminar con alguien, ¡y usted puede hacer todo este libro acompañado! Ambos se pueden apoyar mutuamente. Las comunidades de Internet como la que se ofrece en www.LAShapeDiet.com son otra forma de obtener apoyo social.

CUATRO PASOS PARA EVITAR QUE LOS ANTECEDENTES SE CONVIERTAN EN CONDUCTAS

Antecedentes ⟶ Conductas

Reducción del estrés

Control de los estímulos

Auto vigilancia

Apoyo social

Ahora hablemos de la conducta misma. Usted puede cambiar la naturaleza de la conducta si come alimentos más sanos o porciones más pequeñas. Así, usted puede darse permiso de faltar a su dieta tal vez para la única comida que se hace todos los domingos por la noche en casa de su mamá. Sin embargo, puede elegir sabiamente y comer porciones más pequeñas mientras esté allí. Finalmente, incluso si no puede evitar comer demasiado algún día, usted puede cambiar las consecuencias de esta conducta compensándola con conductas sanas. Digamos que usted tuvo un fin de semana maravilloso y se dio el lujo de muchas comidas pesadas y deliciosas. Ahora está de vuelta en el trabajo. ¿Por qué no usar dos sustitutos de comida al día durante cuatro días para poder compensar las calorías extras que consumió durante el fin de semana? Luego regrese a su sustituto de comida una vez al día. No hay enojo ni culpabilidad cuando usted ejerce la opción de corregir sus antecedentes–conductas–consecuencias por cuenta propia. Al comprender cómo usar los antecedentes, conductas y consecuencias, usted tendrá de nuevo el poder sobre su cuerpo. Pero nadie es perfecto, y habrá consecuencias indeseables. Sin embargo, las consecuencias malas en términos de aumentar de peso nunca provienen de cometer uno o dos errores. En realidad, son las series de antecedentes–conductas–consecuencias las que destruirán su esfuerzo. En la siguiente sección, usted aprenderá a enfrentar las conductas que no resultan como usted las planeó.

Estrategias de respuesta

Aun cuando usted no pueda prevenir un lapso, puede cambiar la manera en que reacciona ante él. Primero que todo, tiene que preguntarse porqué ocurrió el lapso *sin* hacerse sentir mal a usted mismo. Casi todo el mundo tiene lapsos en un momento u otro. Trate de observar su situación y de identificar el problema. Enojarse consigo mismo solamente empeorará las cosas, así que conserve la calma. En segundo lugar, renueve su compromiso hablándose a sí mismo o escribiendo. Hablar consigo mismo consiste en hablarse con el propósito de cambiar sus patrones de conducta. Acuérdese de por qué es tan importante para usted bajar de peso. Regrese a sus metas. Dígase que sería ridículo abandonar todo su gran esfuerzo ahora por tan solo un lapso pequeño. Regrese de inmediato a su programa. No use el lapso como pretexto para renunciar. Finalmente, consiga apoyo en su entorno hablando de sus problemas con un profesional, una amistad, un grupo de apoyo o un corresponsal de Internet. Enfrentar las inevitables caídas es tan importante como poner en marcha un proceso de prevención de recaídas.

Prevención de recaídas

La teoría para prevenir las recaídas proviene de las investigaciones acerca de la psicología de las adicciones. Se sabe bien que los fumadores que intentan dejar el tabaco a menudo lo hacen repetidas veces. Se dice que Mark Twain declaró que había dejado de fumar diez veces. Los seres humanos somos imperfectos y usted no puede abandonar su determinación cada vez que comete un error. Habrá veces en que simplemente se saldrá del plan. Para evitar que esto ocurra repetidas veces, usted necesita anotar sus lapsos y averiguar si tienen lugar dentro de un patrón particular.

¿Siempre compra comida rápida de regreso a casa después de trabajar? ¿Se debe a que tiene hambre y no ha planeado una comida saludable que pueda preparar en casa? La respuesta está en tener su cocina organizada para preparar comida fácilmente. Compre comidas congeladas o pechugas de pollo o pescados congelados y descongélelos en el refrigerador antes de salir a trabajar por la mañana. Ponga la carne en la parrilla, o use una parrilla eléctrica que escurre el exceso de grasa, y ponga unas verduras congeladas al vapor en el microondas. Agregue una ensalada de paquete y ya estará listo para disfrutar una comida rápida y fácil cuando llegue a casa. Si necesita algo para pasarla durante el trayecto a casa, cargue con una barra de proteína.

La prevención de recaídas utiliza las herramientas explicadas anteriormente en la sección sobre antecedentes–conductas–consecuencias de manera intensa y dirigida cuando sus conductas están en mayor riesgo de salirse de control. Al reconocer sus lapsos y hacer algo al respecto, usted previene recaídas y un colapso final. La prevención de recaídas consiste en ver un patrón en su conducta que necesite cambiarse y cambiarlo antes de que se salga de control.

En sus marcas, listos, ya! Relájese y comience de nuevo

Recientemente vi una caricatura en el *New Yorker* en el que aparecía una mujer madura sentada con dos amigas en un restaurante. Mientras ella se lleva un tenedor lleno de pastel de chocolate a la boca, dice: "Me fijé una meta, la cumplí, probé que podía alcanzarla, y ahora al demonio con ella." Créanlo o no, pienso que se trata de una conducta saludable. Concédase el permiso de soltarse el pelo de vez en cuando. Para algunas personas, una noche libre a la semana para consentirse con la comida que desean es toda la recompensa que necesitan para no perder el rumbo.

No es fácil cambiar la conducta, así que primero fíjese una meta y una fecha para comenzar. Luego prepárese comprando lo que necesita y póngalo en marcha. Ahora hágalo. Use toda la determinación que tenga para llegar a su meta.

FÍJESE METAS REALISTAS

Pérdida de peso semanal _____

Conducta alimenticia _____

Ejercicio _____

Diversión y recreo _____

Familia _____

Trabajo _____

Otro _____

Un problema común es fijarse metas no realistas que nadie puede lograr. Esto solamente lo desalentará. Usted debe saber más o menos cuánto peso puede perder cada semana en forma realista, y ésa puede ser una meta. Sin embargo, no debe ser su única meta. Si usted tiene dificultades para deshacerse de cierto hábito de alimento detonador, vea si puede reducir la conducta por mitad una semana y luego eliminarla a la semana siguiente. Trate de comer más lentamente bajando el tenedor entre bocados. Usted puede tomarse de 5 a 10 minutos adicionales para acabar su comida o tomarse un descanso de 10 minutos entre tiempos. Coma primero su ensalada, luego tómese un descanso. Luego coma su fruta como postre.

Lleve cuenta de su progreso con estas pequeñas metas y sabrá que va avanzando hacia su meta final de bajar de peso y no volver a recuperarlo de por vida. Prémiese por lograr esta meta, pero entonces es el momento de volver a comenzar. Fíjese otra meta y persígala. Usted necesita hacer los cambios poco a poco, pero siempre se puede hacer más y aprender más. Creo que la mejor defensa es una buena ofensiva, y esto no sólo es cierto en el caso del fútbol americano. Si se concentra en llegar a su siguiente meta, no tendrá tiempo para preocuparse de perder terreno con respecto a la meta que ya ha alcanzado.

Hablar consigo mismo

Hablar con uno mismo es una estrategia tan importante que quiero repasar nuevamente en detalle lo que significa y cómo usarla. Cuando usted está intentando cambiar una conducta, el hablar consigo mismo puede ayudarle a seguir adelante con sus intenciones. No tiene que ser en voz alta, sino escuchando su voz interna.

Si me acerco a una mesa de bufé y veo muchos alimentos que no debería comer, puedo usar ese diálogo interno para convencerme de que, en realidad, no deseo comerme esos alimentos. Pienso en cuántas horas en el gimnasio representa ese pedazo de pastel de chocolate. Miro los alimentos grasosos con cuidado para buscarles aspectos desagradables, como charcos de grasa o manchas en la mesa. Uso suficientes imágenes negativas para vencer mi deseo por la comida. También me concentro en lo bien que sabrán los alimentos correctos; por ejemplo, lo refrescante que sabrá el melón o la sandía.

A veces simplemente tiene que decirse a sí mismo que no. Recuerdo que antes volaba en clase turista cuando el postre en los aviones era un *sundae* preparado como usted lo quisiera. Escuchaba el carrito cargado de *sundaes* de *fudge* de chocolate a medida que se aproximaba por el pasillo. Comenzaba a hablar conmigo mismo, a decirme que no, no y no durante varios minutos, recordándome mi propósito de decir que no. Mientras pasaba el carrito seguía diciéndome a mí mismo que no con una voz interna más fuerte. Si no hace nada mientras espera a que la azafata coloque el helado frente a usted, me atrevo a decir que habría por lo menos 50 por ciento de probabilidades de que diga que sí, sólo esta vez. La clave de hablar con uno mismo radica en planear con antelación lo que quiere decirse para obtener los resultados deseados.

Anótelo

Para muchas personas, la manera más efectiva de controlar sus sentimientos es viéndolos por escrito. Describir cómo se siente puede ser una herramienta tan valiosa que vale la pena repasarla aquí en mayor detalle. Si escribir listas y sentimientos es algo que le gusta hacer, entonces llevar un diario constituye una excelente manera de conservar el rumbo. Anotar todo lo que come y el ejercicio que hace puede ser una manera muy efectiva de llevar la cuenta de sus conductas. A mí me gusta examinar una semana a la vez y usar las noches de los domingos para planear la semana siguiente. Encuentre la mejor rutina para usted, pero consiga un diario y comience a anotar las cosas. ¿Cuáles son las conductas que quiere cambiar cada día? ¿Cuándo tiene lapsos y por qué? ¿De qué otra manera podría reaccionar la próxima vez que enfrente las mismas circunstancias?

Todos queremos que nos aplaudan nuestros logros, y usted puede aplaudírselos por escrito. Anote las conductas que quiera aplaudir y regálese una estrella cuando las haya cumplido. Al final de la semana sume las estrellas y asígnese una calificación de recompensa semanal. Fíjese una meta de cierta cantidad de estrellas y puntos para ganarse un premio no alimenticio. Usted puede ahorrar dinero para este premio al dejar de comprar todos los alimentos que no debe de comer y dejando de consumir comidas rápidas. Descubrirá que los sustitutos de alimentos cuestan menos que los alimentos que reemplazan.

Reconozca y cambie ciertos patrones de conducta

Al ver su diario, usted podrá ver patrones de conductas. Tal vez esté picando comida por las tardes en el trabajo o en las noches frente al televisor. Tal vez haya tenido una semana excelente hasta que su jefe comenzó a gritarle. Observe sus patrones de conducta y analícelos según la ocasión, posibles factores agravantes y detonadores directos de conductas sanas y no sanas.

Cómo no desanimarse usted mismo

¿Alguna vez se ha preguntado por qué parece actuar contra sus propios intereses? Podría parecer que usted lo tiene todo bajo control, pero de repente, por algún motivo incierto, usted mismo se sabotea. Hay muchas razones detrás de las conductas autodestructivas, incluyendo el temor al cambio. He tenido a muchas pacientes femeninas que saboteaban sus esfuerzos para perder peso porque no sabían cómo manejar la atención que les prestaban los hombres después de que ellas bajaban de peso. Estas mujeres estaban usando su gordura como escudo contra su temor a enfrentar una relación con un hombre. En estos casos, hablar de problemas de relaciones en terapia individual o de grupo ayudó a estas mujeres a vencer su temor a las relaciones, y así pudieron seguir perdiendo peso. Una depresión leve también puede ser motivo de saboteo. Si sospecha que está deprimido, vea a su médico para este problema común, que a menudo proviene de un estrés sin tregua. Usted podría descubrir que sus otros problemas son más fáciles de resolver una vez le haya dado a su depresión la atención necesaria. Por cierto, una dieta correcta y el ejercicio regular son considerados como parte integral del tratamiento de algunas formas comunes de depresión.

Reforzar sus hábitos no es algo que se hace sólo una vez. Se trata de un proceso continuo que lo lleva a nuevas y mejores metas a todo lo largo de su vida. Perder peso apenas constituye el primer paso para mejorar su salud interna. Para seguir reforzando su dieta, usted necesitará algo de inspiración. Una de las formas más efectivas de inspirar a la gente al cambio es contándoles las historias de otras personas que cambiaron sus vidas, y en el Paso 5 usted aprenderá cómo inspirarse para tener éxito.

Inspiración

Encuentre su voz interna y su visión

Ahora usted tiene todas las herramientas que necesita para cambiar. Cuenta con los conocimientos nutricionales, prácticos y de conducta que necesita para cambiar su vida, y si ya comenzó a poner en práctica este programa, tal vez ya haya empezado a notar algunos cambios positivos. Incluso tiene algunas herramientas que le ayudarán a mantener intactas sus nuevas conductas. Este capítulo trata de encontrar la fuerza interna para hacer suya esta nueva vida.

Quiero que usted se adueñe de su pérdida de peso. Esto no ocurrirá de un día para otro. En mis programas clínicos les digo a mis pacientes que aún no son dueños de su pérdida de peso mientras no se hayan conservado así de seis meses a un año.

En estos tiempos seculares, debo tener cuidado con lo que diga sobre religión. A lo largo de la historia se ha culpado a la religión por las crisis, el terrorismo y las guerras en el oriente medio. Sin embargo, si dejamos a un lado las organizaciones alrededor de la religión, lo que encontramos en el centro de todas las religiones y de todas las formas de espiritualidad es la búsqueda de la voz interna.

La mayoría de nosotros pasa todo el día sin pensar mucho en la espiritualidad. De hecho, la mayoría de nosotros no nos desaceleramos lo suficiente para poder escuchar nuestra propia voz interna. Hay muchos ejemplos del poder de la voz interna que los científicos llaman interacción entre mente y cuerpo. En la medicina tradicional china existe la práctica del Qi Gong (se pronuncia chi–gong). En este ejercicio, usted aprende a desacelerarse unos minutos cada día para ponerse en contacto consigo mismo. Uno de mis profesores en la Escuela de Medicina de Harvard, el Dr. Hebert Benson, escribió un libro hace muchos años llamado *The Relaxation Response* (La respuesta al relajamiento). Él pudo utilizar ciencia occidental para demostrar que la mente podía afectar la presión sanguínea, la temperatura y la respiración del cuerpo. Usted quizá ha visto a los mimos que se paran en las esquinas en la misma postura durante horas respirando sólo levemente. Logran este estado por medio de meditación profunda.

Los pacientes algunas veces me dicen que comen distintos tipos de alimentos detonadores dependiendo de su estado emocional. Si están enojados quieren alimentos salados. Si están tristes quieren algo dulce o chocolate. La meditación a lo largo del día, como actividad separada, o el hecho de pensar en los problemas que tiene mientras hace ejercicio puede reducir su nivel general de estrés y la necesidad de alimentos detonadores.

El estrés y la respuesta al relajamiento

Usted puede bajar su presión sanguínea, el pulso y la temperatura corporal por medio de la relajación. Hasta sus ondas cerebrales cambian cuando usted está relajado. No son tan lentas como cuando duerme, pero no se hallan en el gran estado de alerta que se ve en la gente mientras viaja al trabajo o se encuentra frente al escritorio.

A lo largo de mi día, veo a mucha gente que no está relajada. Sus rostros se ruborizan mientras elevan la voz y hablan rápidamente interrumpiendo a otros antes de que puedan acabar una oración. Sus pulsos corren rápidamente mientras que respiran agitadamente. Esta clase de conducta, a veces llamada de tipo A, puede deberse a niveles altos de hormonas del estrés. Estas hormonas llamadas "catecolaminas" provienen de la glándula suprarrenal. Sus niveles se elevan con el estrés de diez a cien veces lo normal, incrementando la presión sanguínea, el pulso y la temperatura corporal. Para la gente con hipertensión, con frecuencia esto detona una apoplejía.

Es importante distinguir esta conducta destructiva tipo A que se vuelca hacia el interior, de la conducta de gran energía que se expresa hacia fuera expulsando el estrés y la ira internas características de la conducta tipo A. Los científicos han encontrado que la clásica personalidad tipo A que se enfurece rápidamente está asociada a una respuesta de pelea o fuga en la mayoría de las personas que se comportan de esta manera.

Hay muchos tipos de estrés y la gente puede controlarlo de modo que luzca relajada por fuera (como en el caso del golfista profesional para el que un golpe suave a la bola significa $50,000 y que por dentro es un manojo de nervios.) Éste puede ser el peor tipo de estrés, y puede traducirse en enfermedades, incluyendo agruras, síndrome de intestino irritable (constipación y o evacuaciones frecuentes), dolor en la vejiga, micción frecuente y dolores musculares o de la espalda.

Como subir de peso también es un desorden relacionado con el estrés, a menudo lo acompañan muchos de estos problemas de salud. He visto a miles de pacientes que padecen tanto sobrepeso como una de estas otras condiciones. De hecho, un año vi a tantos pacientes con sobrepeso combinado con dolor en la espalda inferior y en la rodilla que una compañía aseguradora que examinaba mis archivos médicos me incluyó en su directorio bajo la especialidad de medicina física, en lugar de nutrición.

Los síntomas de desórdenes relacionados con el estrés no necesariamente se adhieren de manera obvia a su caso original. Pero se necesita conocer la causa a fin de resolver el problema o se enfrentará a otros problemas. Muchos de los medicamentos más populares intentan (a menudo sin éxito) tratar problemas, como la migraña asociada al sobrepeso, que desaparecen una vez que se alivia o controla el estrés.

Es cierto que a menudo no se puede controlar la situación de trabajo o familia que le está provocando el estrés, pero sí puede hallar maneras de reaccionar ante ella. Por ejemplo, puede retirarse físicamente de la fuente del estrés. Puede tomarse un descanso del estrés. Puede planear cómo reducir o resolver los acontecimientos estresantes. Puede sustituir una conducta no sana por una que sí lo es para reaccionar ante el estrés. Puede reorganizar su oficina, su escritorio, su recámara o su calendario para reducir su estrés. Puede incorporar la meditación a su vida como un hábito separado o como parte de su rutina de ejercicio (que se comenta en el próximo capítulo). A medida que se equilibre en lo físico, emocional, intelectual y espiritual, descubrirá que está reaccionando menos a los mismos acontecimientos estresantes. Le daré ejemplos de cómo personas que enfrentaron los mismos tipos de estrés cambiaron sus respuestas con objeto de no establecer el círculo vicioso de comer por estrés.

Escuche su voz interna mientras medita

La meditación es el proceso de disminuir el ritmo lo suficiente para experimentar el presente. Tengo un buen amigo al que le gusta decir: "El pasado es historia, el futuro es una miseria, pero hoy es un regalo. Por eso se le llama el presente." Así que pocos de nosotros vivimos aquí y ahora. Nos preocupamos por cuándo llegaremos a nuestro siguiente destino o lo que pudimos haber hecho en el pasado para hacer que algo resultara diferente.

Aun cuando usted pudo haber actuado de otro modo en el pasado para evitar un resultado malo, no va a solucionar nada si sigue repasándolo ahora y arruinando el presente.

Para meditar tómese por lo menos 5 minutos en su casa u oficina para respirar y relajarse. Asegúrese de que no lo interrumpan. Recuéstese de espaldas en el piso, colóquese una almohada bajo la cabeza y cierre los ojos. Cuente hasta tres mientras inhala y hasta cuatro al exhalar. Piense solamente en su respiración. Cuando se sienta relajado y a punto de concluir su descanso de respiración, abra los ojos lentamente y reanude su patrón de respiración normal. Cuando se sienta cómodo meditando 5 minutos, extienda este tiempo a 15 minutos. Pronto encontrará que este tiempo es tan agradable que disfrutará de treinta minutos completos de meditación. Mientras respira, le costará trabajo mantener su mente enfocada en su respiración. Si le sucede esto, enfoque su atención en una palabra, una imagen o un sonido. Puede escoger un objeto en la habitación o colgar un móvil en el aire que pueda usar como punto focal. Puede reproducir una pieza relajante de música que le permita descansar o incluso un sonido de fondo como el de un río, el océano o el viento. También puede repetirse una palabra significativa que le permita centrar sus pensamientos.

Si meditar en quietud le resulta imposible, entonces podrá hacer estiramientos o yoga. Si sus músculos se acalambran mientras medita es probable que usted no esté totalmente relajado. Trate de pensar en sus grupos musculares y asegúrese de que estén relajados. Estirarse contra una pared o una silla o simplemente asumir posturas de yoga puede reducir el estrés, aliviando la sensación de calambre en sus músculos y articulaciones.

El estar sentado frente al escritorio o la computadora crea tensión en los músculos del cuello, espalda superior, hombros y pecho. Póngase de pie cada 30 minutos y estire los músculos de su cuello girando lentamente la cabeza. En seguida encoja los hombros. Estire los brazos frente a usted y muévalos hacia delante y hacia atrás en pequeños círculos. Luego levante sus puños frente a sus ojos y muévalos hacia fuera, como si estuviera sosteniendo mancuernas, y hacia sus costados hasta que sus codos se muevan hacia atrás ligeramente por detrás de su espalda. Deberá sentir un estiramiento cálido en medio de su pecho. Haga éste y todos los estiramientos lentamente para aprovecharlos al máximo.

Para estirar la parte inferior de la espalda, recuéstese boca arriba en el piso. Con la pierna izquierda estirada y recta, doble la pierna derecha y coloque su pie derecho plano en el piso. Ahora lentamente eleve la pierna izquierda hasta media altura. Debe sentir un estiramiento leve en la parte inferior de la espalda. Haga esto entre cinco y diez veces, luego invierta las posiciones y eleve la pierna derecha y mantenga la izquierda doblada. Ahora recuéstese del lado derecho y eleve la pierna izquierda mientras mantiene doblada la derecha. (Use una almohada si le resulta más cómodo). Cambie de piernas.

Ya domina el arte del estiramiento y la relajación, así que le será posible seguir escuchando su voz interior en otras situaciones, incluyendo el tiempo que dedique cada día a hacer ejercicio.

Escuche su voz interior mientras haga ejercicio

En el próximo capítulo, usted aprenderá acerca del plan de ejercicio *L.A. Shape,* pero me parece que la meditación activa constituye una parte importante del ejercicio. Siga leyendo y aprenda cómo, si sigue su voz interior, puede hacer del ejercicio una experiencia más gratificante, divertida y relajante.

A mí no me aburre ningún ejercicio. No necesito ver televisión ni escuchar los comentarios en la radio mientras lo hago. Cuando hago ejercicio escucho música tranquila y dejo que mi mente divague y resuelva las cosas que me están molestando. Mi mente contempla, reduce la preocupación y encuentra soluciones a problemas mientras hago ejercicio. La mayoría de los problemas dejan de parecer tan grandes una vez que se han reflexionado.

Enfocarse en los movimientos que hace durante el ejercicio reduce su nivel de estrés. Al concentrarse en los movimientos de su ejercicio distraerá su mente de lo que le está causando estrés. Como verá, el ejercicio es la única adicción sana. Cuando termine de hacer su ejercicio, al igual que cuando termine de meditar, se sentirá restaurado y renovado en mente, cuerpo y alma.

La meditación conduce a la inspiración

Además de reanimarlo y reducir el estrés, la meditación puede conducirlo a la inspiración. Esto ocurre de manera casi mágica. Usted piensa en algo o incluso en nada y repentinamente tiene una iluminación. Yo no sé de dónde provengan las iluminaciones ni cómo el cerebro desarrolla nuevas. Las personas religiosas creen que toda inspiración proviene de Dios, mientras que los seculares creen que se trata de una función psicológica del cerebro. De hecho, los estudios modernos del cerebro que utilizan la tomografía por emisión de positrones han demostrado que las áreas del cerebro asociadas a la visión se iluminan durante el sueño. Entonces podría tratarse de la combinación de actividades en distintas áreas del cerebro lo que conduce a nuevas iluminaciones.

En tiempos antiguos, los filósofos estudiaban el origen del universo y afirmaban tener sueños y visiones que les revelaba Dios acerca del principio del mismo. Los sistemas místicos como la Cábala en el judaísmo, las revelaciones en el cristianismo ecstático y el Zen del budismo se basan en el poder de la contemplación para invocar las visiones e iluminaciones, y a menudo se les atribuye poder para predecir el futuro. Usted puede descubrir todo un lado nuevo de sí mismo si permite que su cerebro se aquiete y explore su realidad presente. La creatividad no puede entrar en una mente atiborrada de tareas. Albert Einstein tuvo quizás la mente más creativa de los siglos más recientes. Era famoso por decir: "Dios no juega a los dados con el universo." Él no creía que sus leyes fueran correctas por simple casualidad o por la acción de la teoría de la probabilidad. Él creía que de algún modo sus iluminaciones sobre el tiempo y el espacio eran pensamientos inspirados. Lo sorprendente es que una y otra vez se comprobó que tuvo razón. Con cada telescopio nuevo que se remonta al espacio llegan más pruebas de que Einstein tenía razón. ¿De qué otra manera puede uno explicar la visión que tuvo Leonardo da Vinci del helicóptero, o las visiones de submarinos de Julio Verne mucho tiempo antes de que existieran?

Es posible que la inspiración sea otra maravillosa manifestación del funcionamiento del cerebro humano. La capacidad para imaginar lo que será e inventar cosas nuevas es un gran poder. Quiero que usted use este poder avasallante, fortaleciendo su naturaleza interior, para buscar y conservar la buena salud de por vida. Su visión de dónde y por qué quiere bajar de peso y no recuperarlo es personal. En este capítulo, compartiré historias de éxito tomadas de las miles de historias que he escuchado para que usted pueda encontrar algunos conceptos que lo inspiren a perder peso y a perseguir una salud nutricional óptima. No hay magia, el fundamento para que ocurran estos cambios es científico. La inspiración es la que hará que ocurran estos cambios de acuerdo con las leyes científicas que regulan su cuerpo. En otras palabras, usted no va a adelgazar con sólo pensarlo.

La ciencia del éxito

La inspiración es una herramienta que puede ayudarle a lograr sus metas en combinación con la dieta, el ejercicio y el cambio en sus conductas. Constituye una herramienta muy poderosa, pero no puede funcionar sola. Tiene que haber algo de ciencia detrás de su éxito, y de hecho la hay.

Miles de personas como usted han perdido peso y se han mantenido así con un programa de sustitutos de alimentos, cantidades adecuadas de proteína y muchas frutas y verduras, como las que se describen en este libro. He trabajado con centenares de personas en estudios científicos formales y he visto a miles de pacientes en mi práctica clínica que han tenido éxito. He viajado por el mundo y he escuchado los testimonios de personas en docenas de idiomas mientras describían cómo perdieron peso y la manera en que esto cambió sus vidas.

El aumento de peso puede deberse a muchos motivos. Por ejemplo, he visto a pacientes aumentar de peso por comer en grandes cantidades después de un divorcio o la pérdida de un empleo. Estas personas iban a engordar independientemente de que comieran saludablemente o no. Usaban la comida como droga para reducir el estrés, pero no les estaba funcionando. Únicamente a través del redescubrimiento de ellos mismos pudieron trascender estos acontecimientos que cambiaron sus vidas y dejar de comer en exceso.

Por supuesto, las tasas individuales de pérdida de peso variarán en cualquier programa. La razón principal para esta variación más allá de las diferencias físicas que determinan el índice de pérdida de peso, es el compromiso personal de cada individuo con su propio éxito. Como lo dijo Yogi Berra, el gran filósofo del siglo veinte: "Si la gente no quiere venir a la cancha, ¡nada puedes hacer para detenerlos!".

En mi trabajo clínico, a menudo he visto a madres tratar infructuosamente de convencer a sus hijas de que pierdan peso, sólo para ver a estas hijas regresar varios años después por cuenta propia y tener éxito con la misma dieta. En la primera visita, la pérdida de peso era para la madre, y no se daba. Cuando la hija volvía, me recordaba la primera visita diciéndome que esta vez sería diferente. Esta vez ella estaba perdiendo peso para sí misma y no para su madre.

La ciencia es importante para explicar cuánto peso usted puede perder de manera realista si sigue este programa con cuidado. Sin embargo, ninguna ciencia puede garantizarle el éxito. Sólo usted puede garantizar su éxito cumpliendo sus planes para perder peso y no recuperarlo.

Historias de éxito

Saber que otros han tenido éxito puede ayudarle a visualizar el suyo. Las historias que le voy a contar han sido adaptadas de casos de la vida real, y recalcan la manera en que bajar de peso cambió las vidas de estas personas. Para guardar la confidencialidad de los pacientes, he disfrazado las identidades y cualquier parecido con personas reales es meramente coincidencia.

Estas historias no son excepciones. De hecho, vi tantas historias similares que tuve que escoger entre ellas para este capítulo. El factor en común de todas ellas es un momento clave de decisión y acción. Todos los resultados positivos que experimentaron estas personas emanan de este momento único. En cada caso, el factor de motivación fue distinto. En algunos, una lesión dolorosa detonó el aumento de peso y el dolor acrecentado condujo a la acción. En otros fue el deseo de lograr una meta específica para una ocasión especial lo que hizo la diferencia. ¿Cuál será para usted?

HOMBRE DE MÁS DE CUARENTA AÑOS

Mi manera de comer era fatal. Me saltaba el desayuno y tomaba un café *latte* rumbo al trabajo. A las 11 A.M. sentía un hambre atroz y me dirigía al carrito de los *donuts*. El almuerzo siempre me lo comía a la carrera en un lugarcito de comida rápida cerca de mi trabajo. Ya en la tarde volvía a sentir hambre y me detenía en un lugar de comida rápida a comprar unas papitas fritas para comerlas rumbo a casa. Mi esposa siempre preparaba cenas saludables y yo no entendía por qué estaba subiendo de peso.

Después de que comencé el programa L.A. Shape, tomaba un batido de desayuno y me sentía satisfecho hasta el medio día. De almuerzo me tomaba otro batido y me comía una barra de proteína en el auto rumbo a casa. Ya para cuando me sentaba a cenar, me sentía mucho más en control. En las últimas seis semanas perdí veinticinco libras y me sentí más fuerte y con mayor energía. ¡Y por fin ya me liberé de esos ataques de hambre!

MUJER DE TREINTA Y TANTOS

Cuando quedé embarazada, era talla 8. Subí 40 libras y tres tallas de vestido con mi embarazo y realmente nunca perdí ese peso. Odiaba cómo me veía, y no me sentía nada sexy. Bastante locura era tener que levantarme a media noche, y me sentí muy infeliz al pensar que ésta sería la manera que luciría en adelante. La verdad no quería convertirme en mi madre.

Los batidos de la dieta L.A. Shape eran realmente deliciosos. También podía prepararlos en la licuadora de mi cocina mientras preparaba la comida del bebé. Me sentí saciada y satisfecha con mis batidos de desayuno y almuerzo. Finalmente comencé a perder algo de peso. Bajé 10 libras en las primeras cuatro semanas, y voy en camino de bajar todo mi peso extra. Me inscribí en un grupo de ejercicio de mamás y bebés para incorporar algo de movimiento a mi rutina diaria y otra vez me siento optimista de que regresaré a mi talla de antes.

MUJER QUE ACABA DE CUMPLIR LOS CINCUENTA

Siempre me he considerado sana, pero desde que cumplí los cincuenta he notado esta horrenda "llantita" sobre mi estómago. No tengo idea de cómo sucedió. Yo pensé que comía lo mismo, pero aun así subí de peso. Intenté matarme de hambre, pero al parecer nada ganaba con ello.

Una vez que comencé con mis batidos de desayuno y almuerzo sentí mayor energía. Esto era mucho mejor que pasar hambre y comer mini porciones de mis alimentos favoritos. Comencé a caminar todos los días y por fin comencé a perder peso. Tengo más energía y estoy encantada con haber perdido 8 libras en tres semanas. Tengo más cintura y mi ropa se siente más suelta.

HOMBRE DE VEINTITANTOS

He sido gordo toda mi vida. Los niños siempre se burlaban de mí desde el preescolar. Mi madre me llevó a ver a muchos doctores, pero nada funcionó. Conseguí un excelente trabajo como técnico en computación, pero ninguna mujer se fijaba en mí.

El día que inicié este plan, mi vida cambió. Descubrí que estaba quemando muchas calorías todos los días y que podía comer más de lo que pensaba y aun así perder hasta 12 libras por mes. Ahora, después de cinco meses con el programa, he perdido 60 libras y no me falta tanto como pensé. He aprendido que mi peso meta era mayor al que había supuesto. También, ésta es la primera dieta con la que no siento hambre. Estoy comiendo más proteína saludable que nunca antes, y tengo suficiente energía para levantar pesas en el gimnasio.

Siempre fui fuerte, pero ahora se me ven los músculos. Conocí a una chica en el gimnasio y creo que las cosas van a ir mucho mejor para mí ahora que he encontrado las respuestas.

MUJER DE VEINTITANTOS

Yo era muy flaquita hasta que llegué a la adolescencia. Como a los trece años comencé a rellenarme. Empecé a engordar sin parar. No tenía idea de por qué estaba subiendo de peso. Mi mamá me llevó con un especialista, y él me dio píldoras de tiroides, pero no me sirvieron. Yo sólo seguí engordando. No era agradable. Los fines de semana me la pasaba en casa y nadie me invitó como pareja a la graduación de la escuela.

Ahora trabajo como secretaria y estoy sentada todo el tiempo. Hace unos seis meses comencé con este plan nuevo en el que bebo un batido con proteína extra de desayuno y otro de almuerzo. He bajado más de 30 libras y estoy vistiendo ropa nueva muy bonita. La gente en la oficina me hace cumplidos por mi nueva figura. No me había sentido tan bien en años. Tengo más energía durante todo el día, me siento muy bien conmigo misma y mi nueva silueta.

HOMBRE DE TREINTA Y TANTOS

Soy vendedor y todo el día estoy sentado en mi auto. Viajo de una ciudad a otra durante días. Toda la comida de carretera es llena de grasa, y comer es lo único que interrumpe el tedio de mis días. En tan solo un año subí más de 50 libras . . . por comer muchos platillos "especiales."

Apenas descubrí este plan, sentí que finalmente podía controlarme. No me malinterpreten, sigo saliendo de vez en cuando a comer algo sabroso. Pero todos los días bebo un batido de desayuno y otro de almuerzo. Luego tengo cuidado con lo que ordeno para cenar. Algo que he aprendido es que necesito mucha más proteína de lo que pensaba. Como 6 onzas de carne magra en la cena y añado más de 25 gramos de proteína a mis batidos de desayuno y comida. Es mucho más fácil de lo que pensé. Llevo una licuadora conmigo y preparo mis batidos todas las mañanas y al medio día con algo de leche descremada. Como barras de proteína en el auto como bocado a media tarde. Nunca siento hambre entre comidas, y ya he bajado unas 26 libras en tan sólo ocho semanas. Antes me dolía la espalda por estar en el auto todo el día, pero ahora me siento muy bien. Tengo más confianza en mí mismo y mis ventas están subiendo.

HOMBRE DE MÁS DE SESENTA AÑOS

Yo pensé que llevaría una vida divertida cuando me retirara. No contaba con todo el tiempo que iba a tener. En los primeros días de mi retiro desgasté la alfombra en el trayecto de la sala a la cocina. Cada vez que había un comercial en la televisión, la puerta del refrigerador se abría y se cerraba. Me aburría. Estaba viendo más de treinta horas de televisión a la semana. Entonces recordé que tenía unos palos de golf en el sótano que me había regalado mi jefe. No los había tocado en años. Así que los cogí y me fui al campo. Mientras miraba hacia abajo a la pelota de golf me sorprendí al comprobar que apenas podía ver por encima de mi vientre sin inclinarme hacia delante. Esto no iba a funcionar. Comencé con un batido alto en proteína como desayuno, preparado con moras en la licuadora de mi cocina.

¡Sí que sabe delicioso! Me siento lleno de energía y no siento nada de hambre. Luego salgo al campo de golf. Practico un par de horas, regreso a casa y preparo otro batido. Justo después del almuerzo regreso y juego 18 hoyos. Como una barra de proteína de regreso. Cuando llego a casa estoy listo para cenar, pero no siento esa hambre desesperada de antes. Ahora ceno más lentamente y lo disfruto. He bajado más de 20 libras en tan sólo seis semanas y ya comienzo a pegarle muy bien a la pelota porque ya veo dónde está.

MUJER DE MÁS DE SETENTA AÑOS

Siempre he tenido mucho cuidado con lo que como, pero después de que falleció mi esposo el año pasado comencé a sentir hambre todo el tiempo. Se me hizo esta pelota en el área debajo de mi cintura y ya no cabía en la ropa. Mi mayor alegría es jugar con mis nietos, pero por saltarme comidas con el ánimo de perder peso, todo lo que logré fue acabar con mi energía.

Empecé con estos deliciosos batidos que te dejan satisfecho. Tomo uno como desayuno y otro de almuerzo. Si me reúno con mis amigas al almuerzo, tomo el batido antes y pido una ensalada con aderezo sin grasa y un vaso de té helado para tener algo que hacer mientras todas conversamos juntas.

He bajado 10 libras en el último mes y esa pelota en mi estómago comienza a reducirse. Fui a ver a mi doctor y él me dijo que estaba muy contento de que yo estuviera perdiendo peso. Mejoró mi presión sanguínea y bajaron mis niveles de colesterol, y todo por bajar de peso. Realmente me siento muy bien con mi nuevo estilo de vida.

Redacte su historia de éxito

Ahora es el momento de escribir su propia visión de donde quiere estar. Yo siempre le digo a mis pacientes: "Comiencen con un fin en mente." Ya saben sobre su masa corporal magra y peso meta, pero ¿cuál es su meta en cuanto al peso que quiere perder en los próximos tres meses, seis meses, un año? Quizás la cambie más adelante, pero es importante conocer sus metas personales.

MI VISIÓN PERSONAL DEL ÉXITO

Peso meta:_____

Tiempo para perder este peso:_____

Talla meta de vestido (mujeres):_____

Talla meta de cintura (hombres):_____

Dónde quiero estar en tres meses:_____

Seis meses:_____

Un año:_____

Manera en que Bajar de Peso y Aumentar su Condición Física Puede Cambiar su Vida

Casi todas las personas que bajan de peso notan grandes cambios en sus vidas. No solamente se sienten mejor en sus cuerpos, sino que su familia, amistades, colegas y empleadores los perciben de manera diferente. Lucen con mayor aplomo y tienen una mejor calidad de vida. A continuación encontrará las maneras en que han cambiado las vidas de algunas personas a raíz de su pérdida de peso:

1   Conocí a la chica (chico) de mis sueños.

2   Me ascendieron en el trabajo.

3   Fui a la playa con mis hijos y me sentí bien con mi cuerpo.

4   Entré en unas prendas de ropa preciosas que había comprado hace años.

5   Recibo muchos cumplidos y me siento más confiado con mis amigos.

6   Compré algo de ropa nueva que jamás hubiera considerado cuando estaba corpulenta.

7   Adopté un nuevo deporte (ciclismo, levantamiento de pesas, golf, tenis).

8   Duermo mejor. Despierto más descansado.

9   Dejé de tomar medicina para el colesterol y la hipertensión.

10 Ya no me duelen tanto las rodillas y la espalda.

11 Mejoró mi asma, disminuyó la frecuencia e intensidad de los ataques.

12 Me siento optimista ante cada día y no me siento deprimido con tanta frecuencia.

¿Cómo cambiará su vida?

1   _____

2   _____

3 _____

4 _____

5 _____

Cada Día es una Nueva Oportunidad

A medida que empiece a visualizar su éxito, inicie cada nuevo día como si fuera el primero en el programa. No dé por sentado su avance a medida que avance hacia su meta. Anote su peso cada semana y lleve una gráfica de su progreso. Debe ver una constante tendencia a bajar. Una manera de mantenerse motivado consiste en ver su visión personal del éxito todos los días y asegurarse de no desperdiciar la oportunidad de avanzar hacia su meta siempre que sea posible.

Prémiese por Mantener el Ritmo

Siempre que haya alcanzado un peso meta semanal, anótelo en su diario y regálese un premio. Algunos de mis pacientes colocan canicas en un frasco y se compran regalos cuando el frasco se llena. Esto debe ser un proceso continuo para el resto de su vida a medida que se siga premiando por su avance. Pero asegúrese de regalarse premios no alimenticios, como un nuevo par de zapatos o algún aparato al que le había echado el ojo. Si le gusta comprar equipo de ejercicio tanto mejor, mientras se prepara para el siguiente capítulo.

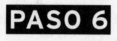

PASO 6

Ejercicio de
por Vida

Hacer nada es más atrayente que hacer algo, sobre todo cuando tiene estrés, como la mayoría de los estadounidenses de hoy. Quizás eso explique por qué 24 por ciento de todos los estadounidenses nunca hacen ejercicio, y por qué otro 25 por ciento no lo hace con regularidad.

Esta falta de actividad es un factor importante en la epidemia moderna de obesidad que aumenta a medida que nuestras vidas profesionales y familiares se vuelven menos exigentes físicamente gracias a los dispositivos que nos ahorran trabajo, como el control remoto y las puertas automáticas. La mayoría de nosotros viajamos en auto a todas partes y los empleos de otros tiempos en las fábricas, que exigían un gran esfuerzo físico, han desaparecido en gran medida porque se ha reducido el sector manufacturero en este país. Ahora la base de nuestra sociedad está en la información y la mayoría de las personas trabajan en industrias de servicios donde laboran detrás de un mostrador, conduciendo un auto o camión o sentados frente a una computadora todo el día. Hay muchas más mujeres en la fuerza de trabajo que necesitan sostener un empleo y cuidar de sus familias. Las familias de dos ingresos disponen de unos 15 minutos para preparar la cena, y no les queda tiempo para el ejercicio a menos que lo programen en sus vidas.

En este capítulo voy a comenzar lentamente, para hacer que usted sea activo al principio, y luego le explicaré los pasos para desarrollar músculo con unos ejercicios excelentes que mis pacientes exitosos practican con regularidad. Si usted ya es activo, adelántese hasta la información formal de entrenamiento. De otro modo comience más lentamente y engánchese con lo que yo llamo la única adicción saludable: el ejercicio regular.

Póngase en Movimiento

Millones de hombres y mujeres estadounidenses salen de la cama, se dan una ducha, suben a sus autos y se sientan frente al escritorio todo el día. Van sentados en sus autos en el trayecto a casa, cenan y luego se quedan dormidos después de comer pasabocas frente al televisor toda la noche. Millones más se quedan en casa con niños pequeños, gastan un poco de energía en salir a hacer compras en su auto, dan de comer a los niños y al marido en la noche y se desploman frente al televisor para cerrar el día comiendo pasabocas. Usted conoce a estas personas. Si les entra la urgencia por hacer ejercicio, dejan que se les pase. ¿Es usted una de ellas?

Rompa las Barreras

¿Cuáles son las barreras entre usted y un programa regular de ejercicio?

1. "No tengo tiempo." El tiempo pasa a distintas velocidades. Si usted espera una hora más en el consultorio del doctor, el tiempo se pasa lentamente. Si está disfrutando del último día de vacaciones, el tiempo pasa volando. Yo le estoy pidiendo que separe un tiempo para moverse y hacer ejercicio.

Aun cuando podría pensar que no tiene tiempo suficiente ahora, puede hacerse tiempo recortando momentos desperdiciados en alguna otra parte de su vida. Se desperdicia mucho tiempo viendo televisión. No entiendo porqué las personas no encuentran tiempo para hacer ejercicio cuando muchos ven entre dos y tres horas de televisión todas las noches.

Vea su vida con detenimiento, empezando por los fines de semana. ¿Puede encontrar unas cuantas horas el sábado o domingo para salir a caminar al parque solo, con alguien de su familia, un amigola o con una mascota? Éste podría ser el primer paso que dé para ponerse en movimiento. Descubrirá que este tiempo es tan relajante que lo hará uno o dos días a la semana, y así empezará a tener una rutina diaria de caminar y levantar pesas.

2. "Los músculos siempre me duelen cuando hago ejercicio y me falta el aire." Si usted no está en forma, tendrá que iniciar su rutina de ejercicio poco a poco, vistiendo ropa abrigada y estirándose correctamente. Yo hago estiramiento a lo largo del día para reducir el estrés; sobre todo los pequeños músculos alrededor de mi cuello y hombros.

Si usted se lesionó los músculos en un programa de ejercicio anterior, deberá evitar levantar más peso del que pueda con comodidad. Yo recuerdo que una vez fui al gimnasio suponiendo que podía comenzar levantando una barra con pesas de 20 libras, después de no haber hecho ejercicio durante más de un año. Al día siguiente me dolían tanto los brazos que apenas los podía mover.

En este capítulo, usted aprenderá cómo desarrollar sus músculos creando un suave ardor, en lugar de dolor. Usted aprenderá a controlar la cantidad de peso que levante en cualquier ejercicio usando movimientos especiales y prestando atención a la forma y postura correcta al hacer cada movimiento. Esa idea de que "si no hay dolor, no hay provecho," es peligrosa y anticuada.

Si le ha faltado el aire desde que corría en la pista de la preparatoria, tendrá el recuerdo de una experiencia desagradable. Su cerebro le indica a su diafragma que respire más fuerte para eliminar el dióxido de carbono de sus pulmones e introducir más oxígeno. Le duele porque el diafragma, un músculo como placa en la base de los pulmones, tiene fibras de dolor como cualquier otro músculo. Usted no sentirá esa clase de incomodidad con este plan, porque no estará haciendo esa clase de ejercicio. Aprenderá a usar la caminata, una caminadora eléctrica o una máquina de ejercicio elíptica a una frecuencia cardíaca que quema grasa sin dejarlo sin aliento. De hecho, a la frecuencia cardíaca correcta, usted debe poder sostener una conversación.

3. "El ejercicio es aburrido." Ir al gimnasio puede representar un descanso de su rutina. Algunos gimnasios están abiertos 24 horas para que usted pueda elegir una hora que corresponda a su horario. Tome una ducha en el gimnasio y descanse los fines de semana, o entre y salga rápidamente para un entrenamiento veloz durante la semana; usted escoge. Si desea hacer ejercicio en casa, cree un espacio especial como su gimnasio doméstico. Puede ser una esquina de su casa o departamento donde guarde su equipo de entrenamiento. Tal vez ya tenga algo de equipo que usa principalmente como perchero. Si ya invirtió dinero en él, ¡mejor usarlo!

De ser posible, escoja un área bien iluminada y coloque un radio pequeño o un equipo para que pueda escuchar algo de música mientras hace ejercicio. Si va al gimnasio, lleve el aparato y auriculares con usted. Cree un ambiente total, incluyendo iluminación cómoda y una música que lo inspire. Tenga con usted una barra de energía y una botella de agua mientras entrena. Si le da hambre durante un entrenamiento por la tarde, comer una barra de proteína puede ayudarle a acabar su entrenamiento en buena forma para no imponerle estrés a los músculos.

Tiene que adaptarse al estilo de vida de ejercicio. Lea revistas y libros y compre ropa nueva para entrenar. Regrese a sus tiempos universitarios con alguna prenda que porte el nombre de su universidad favorita, o compre camisetas de entrenamiento cuando salga de vacaciones para que le recuerden su lugar especial de escape. A medida que incorpore esta actividad, no la encontrará aburrida. Obtendrá esa agradable emoción de realizar una actividad favorita.

El ejercicio es una adicción saludable

Haciendo un promedio de 1 hora de ejercicio al día usted puede reducir su antojo por los alimentos equivocados que genera su estrés en la vida. Créalo o no, si se toma el tiempo para hacer ejercicio, se cambiará a usted mismo, a su estrés y a muchas de las personas y cosas que lo estresan.

Ejercicio Aeróbico y de Resistencia Pesada

El ejercicio generalmente se divide en dos categorías: el aeróbico y el de resistencia pesada (que usualmente toma la forma de levantamiento de pesas). Esta división es un tanto artificial, ya que casi todos los ejercicios elevan su frecuencia cardíaca mientras ejercitan algunos músculos. Sin embargo, es útil dedicar una parte de cualquier sesión formal de entrenamiento que programe con estas dos clases de ejercicio.

Cómo Ejercitar su Músculo Cardiaco: los Aeróbicos

Aeróbico es un término científico que designa elevar su frecuencia cardiaca lo suficiente para ejercitar el corazón. En tiempos antiguos, los humanos no tenían otra opción que gastar energía en ejercicio aeróbico. Si los estaba persiguiendo una bestia carnívora, ¡no había más que correr! Hoy tenemos que hacer una cita con nosotros mismos para caminar, correr o hacer otras formas de ejercicio aeróbico.

El ejercicio aeróbico exige grandes movimientos musculares durante un período sostenido, entregando oxígeno al sistema cardiovascular y elevando su frecuencia cardiaca a cuando menos 50 por ciento de su frecuencia máxima durante un lapso de 20 minutos. Tómese un momento para calcular su meta personal de frecuencia cardiaca (FCM) ahora.

---

220 MENOS SU EDAD = MÁXIMA FRECUENCIA CARDIACA (MFC)

(MFC frecuencia cardiaca en reposo) x 0.5 + frecuencia cardiaca en reposo = FCM 50

(MFC frecuencia cardiaca en reposo) x 0.6 + frecuencia cardiaca en reposo = FCM 60

(MFC frecuencia cardiaca en reposo) x 0.7 + frecuencia cardiaca en reposo = FCM 70

(Las matemáticas especiales para la FCM 50, FCM 60 y FCM 70 corresponden a distintas frecuencias cardiacas en reposo entre individuos con diferentes niveles de condición física. Algunos gimnasios simplifican este cálculo agregando un porcentaje de su frecuencia cardiaca máxima ajustada a su edad. Estas metas son apenas una guía para que usted entienda cómo hacer ejercicio dentro de un rango seguro de frecuencias cardiacas. Así que no se distraiga demasiado con cálculos exactos.)

Para medir su frecuencia cardiaca en reposo, siéntese tranquilamente durante 15 minutos y tome su pulso durante diez segundos y multiplíquelo por seis.

Primera semana: haga ejercicio a FCM 50 durante 20 minutos.

Semanas 2 a 12: haga ejercicio a FCM 60 durante 30 minutos.

Con buena condición: haga ejercicio a FCM 70 durante 30 minutos.

Las frecuencias cardiacas meta no son números únicos, sino que representan un rango aceptable de 50 a 80 por ciento de su Máxima Frecuencia Cardiaca ajustada a su edad. Usted puede obtener protección adecuada para su músculo cardiaco con los anteriores rangos inferiores. Se ha comprobado que usted quemará más grasa si puede hacer ejercicio más tiempo a una frecuencia cardiaca más baja que si se agota a una frecuencia cardiaca más alta durante un período más corto. Así que elija una frecuencia en la que obtenga un grado cómodo de ejercicio y con la que sienta un poco de calor y transpiración hacia el final de su entrenamiento aeróbico. A la frecuencia correcta, el ejercicio aeróbico debe ser algo agradable que querrá hacer de nuevo. No fuerce la dificultad del ejercicio. Siga gradualmente la escala en la página 177 a medida que mejore su condición física.

LLEVE EL EJERCICIO AERÓBICO AL SIGUIENTE NIVEL

Durante años, la mayoría de los organismos gubernamentales y académicos como yo recomendamos cuando menos tres sesiones aeróbicas de 20 minutos o más cada semana para acondicionar el corazón, y cuando menos cuatro sesiones de 45 minutos de actividad de resistencia pesada como levantamiento de pesas cada semana para pérdida de peso a largo plazo. Desde entonces, la Academia Nacional de Ciencias ha incrementado sus recomendaciones, indicando entre 30 y 60 minutos de ejercicio aeróbico al día. Este incremento en ejercicio causó una reacción de sorpresa y escepticismo. ¿Cómo pedirle a una población que no estaba siguiendo la recomendación actual que hiciera todavía más ejercicio? Otros expertos, incluyendo el Dr. Jim Hill de la Universidad de Colorado, argumentaron que los niveles mínimos de ejercicio, como unos cuantos miles de pasos al día, en combinación con una muy pequeña reducción en el consumo de

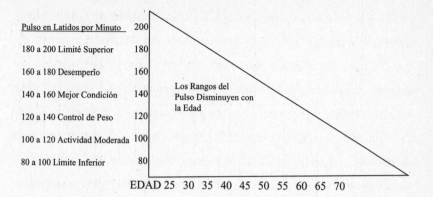

Pulso en Latidos por Minuto	200
180 a 200 Limité Superior	180
160 a 180 Desemperño	160
140 a 160 Mejor Condición	140
120 a 140 Control de Peso	120
100 a 120 Actividad Moderada	100
80 a 100 Límite Inferior	80

Los Rangos del Pulso Disminuyen con la Edad

EDAD 25 30 35 40 45 50 55 60 65 70

alimentos comparable a un pequeño puño de dulces (100 calorías) podía resolver el problema de la obesidad reduciendo el aumento constante de peso en nuestra sociedad. Aunque comenzar a moverse constituye un excelente principio, como ya lo sugerí antes, quisiera exhortarlo a llevar su ejercicio al siguiente nivel para hacer una diferencia en su silueta ¡a la manera L.A. Shape!

Si usted establece la meta máxima de 1 hora de ejercicio al día, podría un día sorprenderse a sí mismo y lograr su meta. El ejercicio no debe ser una batalla, pero si usted quiere estar sano y esbelto, tiene que trabajar en ello.

Escoja una actividad que disfrute para que sea más fácil incorporarla en su vida diaria, y usted experimentará los beneficios fisiológicos, psicológicos y bioquímicos del ejercicio. Complemente sus entrenamientos con actividades recreativas activas que le agraden.

INCORPORE ACTIVIDAD AERÓBICA

Las formas más fáciles de incrementar sus actividades para quemar calorías incluyen: Subir por las escaleras en lugar de tomar el elevador cada vez que vaya a subir tres o menos pisos. Caminar después de la cena puede ayudar a la digestión y al estado de ánimo, además de que quema calorías.

El primer paso hacia una mayor actividad física es simplemente comenzar a moverse. Calce zapatos cómodos para caminar y salga con su familia, amistades o vecinos a una caminata matutina o vespertina. Si esto no es práctico, camine a la hora del almuerzo después de tomar su Batido del Poder. Darse permiso de cambiar e iniciar rápidamente durante la primera semana es la clave para comenzar una costumbre para toda la vida. Caminar es el primer paso para empezar a moverse, y es fácil hacerlo durante la hora del almuerzo o siempre que tenga de 15 a 30 minutos. Asimismo, puede dividir la caminata en varias sesiones que sumen hasta 30 minutos.

Usted puede escoger actividades divertidas como la jardinería o el golf u otras como limpiar el patio, pasar el rastrillo para quitar las hojas y sembrar árboles. Programe esas actividades cada fin de semana para hacer que sus huesos y sus músculos sigan trabajando.

En la siguiente página encontrará algunos ejemplos de ejercicios que pueden usarse para cumplir su cuota diaria total de ejercicio aeróbico. La lista incluye actividades menos vigorosas que requieren más tiempo y movimientos, así como más vigorosas que llevan menos tiempo.

Escoja una actividad que le agrade, y hágala. Sin embargo, necesita convertirla en algo que hace con regularidad. En lo personal, me gusta hacer sesiones formales de ejercicio en un gimnasio o en casa y contar las actividades de la siguiente lista como algo extra para quemar más grasa.

Junto con su ejercicio diario, los expertos recomiendan que dé 10,000 pasos al día. Un podómetro es una manera excelente de llevar cuenta de cuantos pasos da en el curso de un día. Estos dispositivos regis-

La condición física alrededor de la casa o como recreación

Actividades en la casa

Lavar y encerar el carro de 45 a 60 minutos

Lavar ventanas o trapear de 45 a 60 minutos

Empujar un coche de niño por 2 millas en 40 minutos

Pasar el rastrillo para recoger hojas de 45 a 60 minutos

Hacer jardinería de 30 a 45 minutos

Caminar en el centro comercial desde y hacia una tienda durante 40 minutos

Un quehacer de la casa similar, de 30 a 45 minutos

Deportes y actividades recreativas

Jugar voleibol durante 45 minutos

Jugar fútbol de toque de 30 a 45 minutos

Tirar canastas durante 30 minutos

Una actividad deportiva de su elección durante 30 minutos

Ciclismo, 5 millas durante 30 minutos

Baile rápido durante 30 minutos

Caminar a trote 2 millas en 30 minutos

Hacer aeróbicos acuáticos durante 30 minutos

Nadar durante 20 minutos

tran un paso cuando su cuerpo se mueve hacia arriba y hacia abajo. También es buena idea usar uno todo el día durante unos cuantos días para ver que realmente esté incrementando sus actividades en general. Algunos estudios demuestran que después de hacer ejercicio durante 30 minutos en la caminadora o bicicleta, puede ser bueno con usted mismo y dejar de sacar a pasear al perro, o puede simplemente tirarse en el sofá. Como resultado, su actividad general para el día podría ser la misma que antes de que iniciara su programa formal de ejercicio; y bueno, a su perro no le agradará quedarse sin paseo. Sólo ayudará a quemar grasa más rápidamente si usted realiza más actividades adicionales a su entrenamiento regular para mantener su corazón sano.

Comience con estiramientos antes de hacer ejercicio. El estiramiento ayuda a impedir que se lastimen los músculos durante el ejercicio aeróbico. Si no sabe cómo hacer estiramiento, consiga un libro sobre el tema o pídale a un instructor de acondicionamiento físico que le ayude a adaptar algunos. Luego súbase a la caminadora, bicicleta o ejercitador elíptico y caliente durante 10 minutos. Aumente la velocidad progresivamente hasta que logre su meta personal de frecuencia cardiaca. La misma que haya calculado usando la tabla de la página 175. Me gusta usar el ejercitador elíptico en el gimnasio ya que pone menos estrés en mis rodillas, cadera y espalda que la caminadora.

Si le gustan los dispositivos, puede comprar un medidor de pulso que se usa como reloj, junto con una correa en el pecho que percibe los impulsos eléctricos de su corazón. Muchos de los ejercitadores elípticos, caminadoras y bicicletas en los gimnasios cuentan con sensores de pulso que se activan sosteniendo una agarradera de meta. Asimismo, recuerde que debe poder sostener una conversación cómodamente todo el tiempo que esté haciendo ejercicio.

Después de 20 minutos a su meta personal de frecuencia cardiaca, inicie su enfriamiento caminando más lentamente. Si está en una caminadora automática o bicicleta estacionaria, podrá programarla para que le proporcione un enfriamiento gradual.

Ejercicios de Resistencia: ¿Por Qué Levantar Pesas?

Levantar pesas es el segundo pilar de su rutina de ejercicio y es crucial para elevar el metabolismo por medio del ejercicio. Si usted levanta pesas con un período corto de descanso entre ejercicios, producirá una buena sudoración y hará latir su corazón, así que también derivará un beneficio aeróbico.

Sin embargo, el propósito fundamental de levantar pesas es desarrollar músculo. Como una libra de músculo quema 14 calorías al día en reposo, desarrollar músculo es la mejor forma de acelerar su metabolismo (la cantidad de calorías que quema). Tan sólo un aumento de 10 libras en musculatura significa que usted pierde 1/3 de libra más por semana comiendo la misma cantidad, o usted puede comer 140 calorías adicionales por día, o casi 1,000 calorías por semana, y mantener su peso una vez que logre su meta. Asimismo, cuando está haciendo aeróbicos o levantando pesas no está comiendo, y esto significa que está practicando el mejor ejercicio para bajar de peso: alejarse del refrigerador.

DESARROLLO MUSCULAR

Cuando usted levanta pesas contribuye a su salud construyendo células musculares. Durante la parte de estiramiento de la acción muscular (en ejercicio de brazo con pesa, esto sería cuando desciende el brazo), sus músculos se fatigan y luego se inflaman levemente. Las señales de esta inflamación son las mismas que expide una infección o tumor, pero en este caso las señales reclutan nuevas células musculares llamadas "miocitos satélites," que se fusionan con la fibra muscular dañada para agrandarla. Es inevitable que algo de oxidación acompañe la inflamación de las células musculares, pero puede minimizarse el daño celular resultante comiendo proteína después de que haga ejercicio. También es importante comer una dieta rica en los antioxidantes que se encuentran en las frutas y verduras para minimizar el daño a sus músculos. Algunos estudios han demostrado que tomar vitamina E a una dosis de 200 UI o más durante los días antes de hacer ejercicio puede hacer lo mismo.

¿Por qué molestarse en desarrollar sus músculos si va a dañarlos al hacerlo? Se demostró en estudios realizados en 1948 que los ejercicios de levantar pesas constituían la mejor manera de reconstruir los músculos en el personal militar que trataba de desarrollar sus músculos después de una cirugía de la rodilla. Los detalles sobre estos antecedentes científicos y cómo optimizar su rutina de levantamiento de pesas usando los últimos adelantos en la ciencia y fisiología del ejercicio pueden encontrarse en el Apéndice (páginas 298–316). Por el momento, quiero que comience con un régimen sencillo y fácil de comprender, porque los estudios muestran que durante las primeras doce semanas, estos ejercicios estándar consiguen los mismos resultados excelentes en individuos sin entrenar que las rutinas de levantamiento de pesas más complejas. Después de tres meses, usted tal vez quiera consultar el Apéndice y las revistas de acondicionamiento para aprender las técnicas más avanzadas.

El ejercicio de levantamiento de pesas es esencial para conservar la fuerza en huesos, su postura, y su capacidad para lograr y mantener un peso corporal sano. Al desarrollar músculo, su cuerpo quema calorías con mayor eficiencia, dándole a usted más margen en su dieta mientras conserva un peso corporal sano.

CÓMO COMENZAR A LEVANTAR PESAS

El entrenamiento de circuito es el levantamiento de pesas en el que pasa de un ejercicio a otro con un poco de descanso entre uno y otro. Mayor rapidez con pesas más ligeras puede mejorar la salud y resistencia del corazón, mientras que mayor lentitud con pesas más pesadas puede desarrollar fuerza y tamaño muscular, acelerando el metabolismo. Usted necesita dejar más tiempo entre grupos de repeticiones (llamados series) si levanta pesas más pesadas.

Definitivamente es cierto que hacer ejercicios más ligeros y más repeticiones evitará desarrollar músculos corpulentos. Muchas mujeres lo prefieren. Así que si usted prefiere ganar la fuerza y no volumen, haga más repeticiones con pesas más ligeras (ver más detalles en el Apéndice).

Usted puede convertir cualquier entrenamiento en un circuito pasando de un ejercicio a otro y dejando un período de descanso de no más de 30 segundos. Repita el circuito tres veces en unos 30 minutos para el máximo beneficio. Usted debe concentrarse en un grupo de músculos por día y en otro al otro día, para que los mismos grupos musculares tengan oportunidad de recuperarse antes de la siguiente ronda de ejercicio.

Usted podría repetir este ciclo dos veces y tener un día de descanso a la semana, pero opte por seguir un ciclo continuo. Un día de descanso nunca será trágico, pero trate de impedir que pasen varios días sin entrenamiento. Su meta consiste en hacer de su entrenamiento de circuito una costumbre.

Su rutina de ejercicio: un ciclo de tres días

Día 1: ejercicios de pecho y tríceps (grupos musculares similares)
Día 2: ejercicios de espalda y bíceps (grupos musculares similares)
Día 3: ejercicios de hombro y pierna (lo que queda, grupos musculares no tan similares)

Ejercicio de por Vida

Si bien el entrenamiento de circuito podría sonar como mucho ejercicio por hacer en un tiempo corto, es importante concentrarse en cada movimiento que haga, sobre todo cuando esté perdiendo peso.

El segundo movimiento es generalmente cuando entran en juego sus músculos más débiles: estira tanto los más fuertes (los agonistas) como los más débiles (antagonistas). Por ejemplo, cuando hace un levantamiento de bíceps, este músculo trabaja más en la subida, mientras que el tríceps trabaja más en la bajada. Las fibras del bíceps se estiran de más al final de este movimiento, llamado excéntrico. Si bien todos los movimientos durante un ejercicio de levantamiento de pesas deben hacerse lenta y controladamente, resulta particularmente importante hacerlo lentamente en el movimiento excéntrico. En ese punto de estiramiento de las fibras musculares es cuando éstas envían señales a las células musculares de que aumenten de tamaño. Así que cuente dos segundos en la subida y cuatro en la bajada del levantamiento de bíceps.

La clave del desarrollo muscular está en sentir un ardor en su bíceps después de unas 10 repeticiones y seguir cuidadosamente de 12 a 15 repeticiones. Sus tríceps son importantes porque equilibran el peso, y si se mueve con demasiada rapidez puede lesionar sus ligamentos.

Utilizo el bíceps y el tríceps como ejemplo porque la mayoría de las personas conocen estos músculos. Sin embargo, piense en cualquier articulación grande e imagine cuál es el músculo dominante y el no dominante en la articulación. Si contempla su articulación como una polea, entonces una tensión desequilibrada en la articulación hará que se desgaste la rueda de la polea. Lo mismo pasa con sus articulaciones luego de períodos largos. Así que cuando esté levantando pesas, cerciórese de que ambos juegos de músculos se estén ejercitando en forma equilibrada.

Conforme haga cada ejercicio, concéntrese en el movimiento y mantenga el equilibro. Si se siente fuera de control, reduzca el peso a un nivel que le permita hacer el ejercicio correctamente. Una lesión provocará inflamación que dañará su músculo aún más y el dolor de las lesiones a los ligamentos y articulaciones puede desviarlo no solamente del levantamiento de pesas, sino de la vida. Como ya lo mencioné, ese viejo adagio de "si no hay dolor, no hay ganancia," sencillamente no es cierto.

¿Cómo se excede alguien en algún ejercicio? La mente puede levantar lo que el cuerpo no puede. En su prisa por desarrollar músculo, podría estar agregando demasiado peso demasiado pronto. La regla general es que si usted puede hacer una repetición extra fácilmente, adelante, hágala. Luego, en la siguiente sesión de ejercicio en la que haga el mismo movimiento, añada otro 10 por ciento al peso que ya está levantando y siga haciendo el mismo número de repeticiones. Las lesiones ocurren generalmente cuando usted levanta lo más que puede varias veces y luego hace otra repetición en muy mala forma, causando que sus articulaciones se salgan de su lineamento y que su músculo más débil se lesione tratando de volver a equilibrar el peso.

Si se excede con el ejercicio, descanse unos días hasta que esté listo para reanudar su rutina sin dolor. Durante su convalecencia, use un medicamento antiinflamatorio sin esteroides, como ibuprofeno, Naprosyn o aspirina para aliviar sus molestias y dolores. Use compresas de hielo en sus articulaciones dañadas para reducir la inflamación hasta que pueda realizar un rango normal de movimiento sin molestia. Si tiene un dolor realmente severo que no responde a los analgésicos usuales, mejor vea al médico. Podría tener una tendonitis que necesite de terapia física, o podría tener una lesión en la articulación.

EJERCICIOS COMUNES DE LEVANTAMIENTO DE PESAS

Hay muchas rutinas de ejercicio distintas que usted puede usar efectivamente, dependiendo del equipo del que disponga. Las siguientes descripciones no son exhaustivas. También puede encontrar muchas más ideas en las revistas y libros de acondicionamiento físico. Algunos de estos ejercicios requieren equipo de gimnasio, pero en esos casos he intentando brindar un ejercicio alternativo que se pueda hacer en casa.

Ejercicios de hombros

Hombres: ayuda a desarrollar grandes hombros y un triangulo atractivo en la espalda superior. Mujeres: ayuda a empujar los hombros hacia atrás para mejorar su postura y silueta en general.

En el gimnasio esto se logra con una barra larga, generalmente suspendida de una polea encima de su cabeza. Abra equitativamente los brazos en la barra y siéntese en una banca. Inclínese hacia atrás unos 10 grados y tire de la barra hacia abajo directamente al esternón, arqueando el pecho hacia arriba como si la barra fuera a tocar su pecho.

En casa, use las bandas elásticas que se venden para este propósito. Se pueden adherir a la pared o a un picaporte. Lea las instrucciones con cuidado.

Haga tres series de 10 a 15 repeticiones cada una con tan sólo un periodo de descanso de 30 segundos entre series. Los hombres que deseen volumen necesitarán usar equipo de gimnasio comenzando con un peso de entre 40 y 70 libras y subiendo hasta 90 y 110 libras en el transcurso de seis semanas. Determine el mejor peso para usted con estos lineamientos generales.

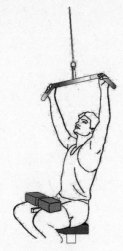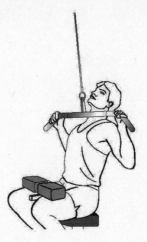

Ejercicios de hombros

Ejercicio para el tríceps

Da tono a los brazos flácidos. Aun cuando los bíceps son importantes, los tríceps llenan esa área difícil del brazo que llega a aletear en el viento si tiene demasiada grasa o piel flácida. Este grupo muscular tiene tres cabezas como lo indica su nombre, y una vez que domine el ejercicio básico del tríceps podrá consultar una revista de acondicionamiento físico para aprender los ejercicios que trabajen cada cabeza de este músculo. Por ahora, este es un ejercicio básico.

El tríceps puede fortalecerse tirando de una barra con polea en el gimnasio. Esta barra recta cae a un ángulo de 90 grados. Deje que la barra se eleve lentamente a su posición original, luego oprímala hacia abajo en un movimiento circular, girando su muñeca hacia abajo a medida que oprima. No baje la barra más allá del ángulo de 90 grados.

Para hacerlo en casa, escoja dos pesas que pesen entre 5 y 15 libras y que usted pueda levantar cómodamente. Recostado de espaldas en un ta-

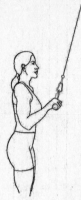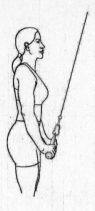

Ejercicio para el tríceps en el gimnasio

pete o banca de ejercicio, sostenga las pesas en cada mano con los brazos perpendiculares al suelo. Baje las pesas lentamente doblando el codo hasta que éste quede a un ángulo de 90 grados y sus antebrazos queden casi paralelos al piso. Luego enderece lentamente sus brazos elevando las pesas.

Haga tres series de 10 a 15 repeticiones con un descanso de tan sólo 30 segundos entre series.

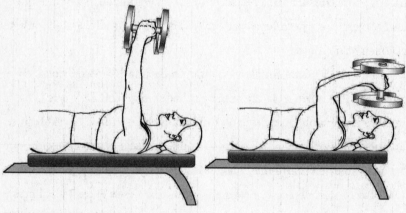

Ejercicio para el tríceps en la casa

Levantamiento de bíceps

Este ejercicio desarrolla el más famoso de los músculos: el bíceps. Con los avanzados ejercicios que podrá encontrar en las revistas de acondicionamiento físico, usted puede desarrollar las dos cabezas separadas o partes de este músculo. En el caso de las mujeres, si desean una apariencia menos

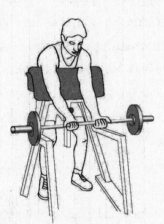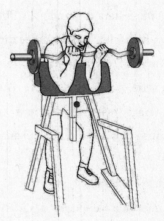

Levantamiento de bíceps en el gimnasio

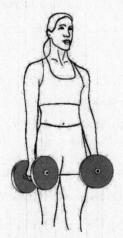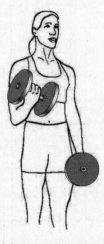

Levantamiento de bíceps

muscular, pueden usar pesas más ligeras y más repeticiones, pero unos bíceps pequeños en una mujer son más saludables y atractivos que los brazos demasiado delgados.

Este ejercicio funciona mejor si se concentra en un brazo a la vez.

Escoja pesas de 5 a 20 libras que pueda sostener fácilmente sin crear tensión en sus muñecas. Sin doblar la muñeca, suba una pesa lentamente hasta que su brazo se doble al máximo. Luego baje la pesa lenta y deliberadamente. Estará estirando sus fibras musculares en la bajada, causando la leve inflamación o ardor necesario para desarrollar más músculo. Es especialmente importante hacerlo lentamente en las últimas repeticiones de cada serie.

Haga tres series de 10 a 15 repeticiones con cada brazo, tomando un descanso de sólo 30 segundos entre series.

Ejercicio de pecho

Los músculos del pecho soportan el tejido del pecho y, tanto en hombres como mujeres, un pecho bien desarrollado mejora la forma general del cuerpo. Hay músculos en la parte media, superior e inferior del pecho que se pueden aislar haciendo ejercicios sobre una pendiente o de espaldas en la banca. Los músculos en la parte superior y media del pecho trabajan a una inclinación de unos 45 grados, mientras que los del pecho medio y bajo trabajan cuando el ejercicio se hace en una banca horizontal. Algunas máquinas varían el agarre, permitiéndole concentrarse en distintos grupos musculares.

El ejercicio básico puede hacerse en una máquina o una banca para pesas con los brazos separados a la distancia de los hombros. Con cada repetición baje la barra lentamente a su esternón y eleve la pesa lentamente para sacarle el mayor provecho.

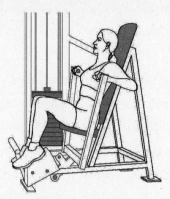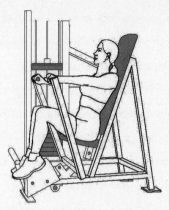

Ejercicio de pecho en el gimnasio

Haga tres series de 10 a 15 repeticiones con un descanso de tan sólo 30 segundos entre series.

Si usted no tiene acceso a este equipo, use pesas que pesen entre 10 y 30 libras, según lo desee. Recuéstese en la banca con las pesas en las manos. Comience con los codos a sus costados y brazos a ángulos de 90 grados y simplemente levante hacia arriba, enderezando el brazo. Regrese lentamente a la posición de partida.

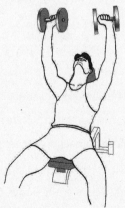

Ejercicio de pecho en la casa

Repita tres series de 12 repeticiones cada una. Cuente hasta dos en el movimiento ascendente y hasta cuatro en el descendente para asegurarse de ir con la suficiente lentitud.

El ejercicio progresivo es una técnica que emplea pesas más pesadas y menos repeticiones para desarrollar corpulencia muscular y luego alterna esta técnica con rutinas que desarrollan fuerza, flexibilidad o resistencia. Durante las primeras doce semanas de ejercicio usted no necesita preocuparse por usar técnicas de ejercicio progresivo, que se describen con mayor amplitud en el Apéndice, utilizando referencias científicas. Los estudios demuestran que en promedio usted obtendrá el mismo beneficio que con la rutina usual de tres series de 8 a 10 repeticiones a 60 o 70 por ciento de su máximo personal de una repetición para ese ejercicio. Si en ese punto usted de todas maneras desea desarrollar más músculos, haga tres series de 8 a 10 repeticiones, aumentando el peso cada vez en 5 libras por pesa hasta que pueda hacer solo de 6 a 8 repeticiones (ver el Apéndice para más sobre el ejercicio progresivo que es el método más avanzado para desarrollar músculo efectivamente).

Si usted solamente desea dar tono y no desarrollar sus músculos, use una pesa que pese más o menos la mitad de lo que usted pueda levantar cómodamente. Haga tres series de 15 repeticiones.

Ejercicio de pectorales

Éste es otro ejercicio excelente para los músculos del pecho porque levanta los pectorales que sostienen los pechos tanto en hombres como en mujeres. Usted mejorará la forma de su pecho y esto le dará una apariencia más juvenil.

Esto se puede hacer con pesas y una banca para ejercicio. Comience con las pesas de 10 a 30 libras para desarrollar músculo, o más ligeras si simplemente quiere dar tono a su pecho.

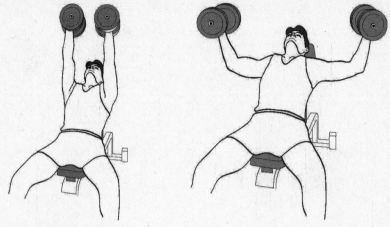

Ejercicio de pectorales

Comience con la banca, con una inclinación de 45 grados, y sostenga las pesas perpendicular al piso. Baje las pesas en semicírculo apartándolas del pecho y deténgase más o menos al nivel de su pecho. Luego vuelva a juntar las pesas.

Haga tres series de 8 a 10 repeticiones. Esto le dará un ardor a sus músculos pectorales mientras hace las últimas repeticiones.

Elevación lateral en posición sentada

Este ejercicio desarrolla varios músculos alrededor de los hombros, incluyendo el deltoides, que tanto en hombres como mujeres imparte un agradable contorno al hombro.

Es más seguro realizar este ejercicio sobre una banca. Si lo hace de pie, doble las rodillas ligeramente y tenga cuidado de no usar demasiado peso ni impulsar atropelladamente el peso hacia arriba. Para comenzar, escoja pesas entre 3 y 8 libras que pueda manejar cómodamente.

Comience con los brazos a sus costados manteniendo los codos ligeramente doblados. Levante los brazos lateralmente a la altura de los hombros, girando el peso desde sus hombros.

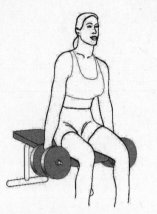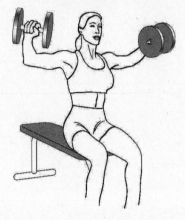

Elevación lateral en posición sentada

Haga tres series de 10 a 15 repeticiones con tan sólo 10 segundos de descanso entre series.

Abdominales en reversa

Para músculos abdominales de magnífica apariencia puede hacer abdominales. Sin embargo, para el bajo vientre necesita hacer ejercicios especiales

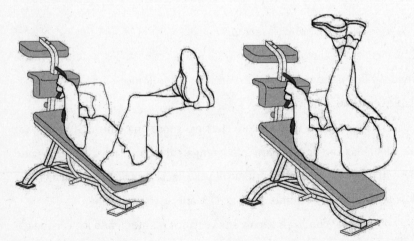

Abdominales en reversa

que trabajen los músculos abdominales abajo del ombligo. Si bien la dieta tiene mucho que ver con deshacerse de la "pancita," este ejercicio puede ayudar a tonificar estos músculos.

Yo uso un cinturón para levantar pesas cuando hago este ejercicio para proteger mi espalda, y me gusta estirar la parte inferior de ésta, impulsándome hacia atrás en el piso antes de comenzar. Si tiene un problema en la espalda, consulte con su médico o instructor de acondicionamiento antes de hacer este ejercicio.

Recuéstese de espalda en el piso o en una banca inclinada. Extienda las piernas, luego levántelas doblando sus rodillas hacia su pecho. Hágalo rápidamente y aumente el número de repeticiones de 20 a 50, o más con la práctica.

Levantamiento o elevación de pierna

Si desea atractivos muslos superiores, es importante trabajar todos los grupos musculares alrededor del ellos. Además, estos músculos soportan las rodillas, así que fortalecerlos ayudará a proteger sus rodillas. Finalmente se trata de músculos grandes, así que aumentar su tamaño puede hacer mucho por incremetar el número de calorís que usted quema cada día. Si pasa sus días sentado en la oficina o en el auto, no estará usando estos músculos

Levantamiento o elevación de pierna

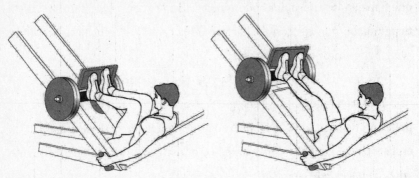

Levantamiento de pierna en el gimnasio

suficientemente, y a menudo se les ignora en los ejercicios de resistencia porque la gente suele concentrarse en pecho y brazos.

En casa haga los levantamientos de pierna como sigue. Si gusta, coloque dos pesas o polainas de 5 libras en cada una de sus piernas. Tal vez quiera usar un cinturón para levantar pesas a fin de proteger su espalda inferior.

Recuéstese de espalda y eleve lentamente la pierna con pesa 20 veces, a un ángulo de unos 45 grados del piso. En seguida, recuéstese de lado y eleve esa pierna 20 veces, a un ángulo de 60 grados sobre el piso. Entonces recuéstese boca abajo y eleve esa pierna 20 veces, hasta un ángulo de 30 grados del piso. Cambie las pesas a la pierna contraria y repita las series.

También puede tonificar el cuadriceps (el grupo de músculos grandes en el aspecto frontal del muslo) haciendo una mayor cantidad de repeticiones (entre 50 y 100) sin pesas.

En un gimnasio, haga elevaciones de pierna en la máquina. La mayoría de estos aparatos lo hacen sentarse en una silla y presionar contra una placa grande conectada a una polea. Asegúrese de usar la máquina de elevaciones de pierna correctamente y preste atención a cualquier dolor o in-

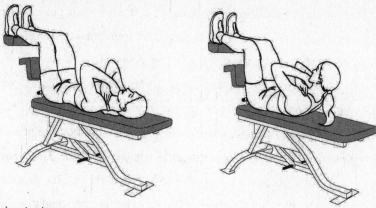

Abdominales

comodidad en sus rodillas mientras realice ese ejercicio. Constituye una
excelente forma de desarrollar el cuadriceps.

Abdominales

Usted probablemente ha visto comerciales en la televisión mostrando a
personas que se hacen un abdomen "de lavadero" usando equipos costosos
de varios tipos. La Federal Trade Comisión ha determinado que todas estas
afirmaciones son falsas, y que usted puede lograr los mismos resultados
con ejercicios abdominales. Por supuesto que hay muchas opiniones distintas sobre la manera de hacerlos correctamente.

Yo he encontrado que los más efectivos son aquellos que aíslan sus
músculos abdominales. Recuéstese de espalda con las manos detrás de su
cabeza y con las rodillas dobladas. Mantenga los pies en el suelo o póngalos
sobre una silla o banca para incrementar la dificultad y la efectividad del
ejercicio. Lentamente, eleve la cabeza del piso hasta haberla alzado lo más
posible. Baje lentamente la cabeza hasta quedar nuevamente recostado en
el piso. Es importante bajar lentamente para obtener el máximo beneficio
fortalecedor. Haga 20 repeticiones al principio y aumente hasta 100 o más.

Otros ejercicios abdominales se hacen desde la misma posición, pero no hay que bajar la cabeza hasta el piso en el movimiento descendente. Baje hasta unas dos terceras partes de la distancia y luego vuelva a elevarla.

Hay discusiones acerca de si una u otra forma del ejercicio es la mejor. Es cuestión de preferencia personal, y yo le sugiero encontrar el ejercicio que prefiera a fin de hacerlo todos los días. Ambos ejercicios abdominales pueden variarse con técnicas avanzadas como flexiones, sosteniendo una placa de pesa en el pecho, o haciéndolos en una banca con doble pendiente. Por ahora, comience con una elección personal y sencilla. A la mayoría de las personas, el ejercicio en que no se baja completamente la cabeza les permite hacer un ejercicio más restringido que resulta más cómodo que el movimiento hasta el piso.

Elevación de pantorrillas

Es importante contar con buenos músculos en las pantorrillas para dar soporte al cuerpo si usted pasa mucho tiempo de pie, sobre todo usando tacón alto. Apoyan la rodilla desde abajo y ayudan a levantar y a subir por escaleras.

En el gimnasio use una máquina con cojines que se ajustan a sus hombros mientras usted se coloca sobre una plataforma a unas pulgadas del piso. Elévese de puntas, y vuelva a bajar lentamente. Los cojines protegen sus hombros y espalda mientras usted levanta entre 20 y 50 libras con sus pantorrillas. Como los dedos de sus pies están sobre la máquina mientras su tobillos quedan libres para moverse, usted realiza el movimiento con mayor facilidad que si estuviera sobre el piso.

Si no cuenta con un gimnasio cerca de casa, simplemente colóquese frente a una pared como apoyo y haga el mismo movimiento: elevándose de puntas y bajando. Sin las pesas es probable que pueda hacer mayor nú-

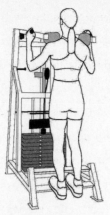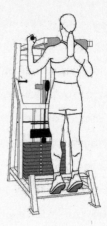

Elevación de pantorrillas

mero de movimientos, pero pruebe a hacerlo sosteniendo unas pesas ligeras para avanzar el ejercicio y desarrollar unas pantorrillas contorneadas.

Haga series de 10 a 15 repeticiones descansando sólo 30 segundos
entre series.

Decida Qué Va a Comer Antes y Después del Ejercicio

Es difícil realizar ejercicios mientras todavía esta digiriendo comida y es
igualmente difícil hacer ejercicio si se saltó su última comida. Así que es
importante cuidar lo que come antes y después de hacer ejercicio.

Si come demasiado, sus intestinos le robarán del flujo sanguíneo
a sus músculos y usted podría terminar con un calambre. No debe hacer
ejercicio en los 30 minutos después de una comida, y debe evitar una
comida alta en proteínas justo antes de hacer ejercicio.

Lo mejor que puede comer antes de hacer ejercicio es algo ligero de
carbohidratos fáciles de digerir (fruta y verdura) y una pequeña porción de

proteína. Una opción excelente es un batido de proteína hecho con bayas que contienen muchos antioxidantes, como *blueberries*. Yo generalmente hago ejercicio en la mañana 30 minutos después de tomar mi batido de soya con fruta y una taza de café.

No es necesario recargarse de carbohidratos si ha estado comiendo normalmente durante los últimos días. Usted no va detrás de la medalla de oro en una maratón; simplemente quiere energía suficiente para su sesión de ejercicio. Un bocadillo de carbohidratos antes de iniciar le dará algo de energía para comenzar; especialmente si está entrenando por la tarde.

Cuando termine de hacer su ejercicio es muy importante que coma algo como una barra de proteína o bebida de proteína que contenga proteína y carbohidratos que le brinden entre 100 y 200 calorías durante los siguientes 30 minutos, y que beba agua suficiente para restaurar su balance de líquidos. Los carbohidratos restaurarán glicógeno en los músculos y la proteína le brindará aminoácidos para ayudar a desarrollar tejido muscular, mientras que el agua le ayudará a mantener una circulación normal hacia los músculos.

La sed es un monitor excelente de cuánto líquido necesita. Beber agua hidrata muy bien, aunque usted podría preferir una bebida deportiva especial si ha estado transpirando mucho durante su entrenamiento. Para verificar cuánta agua necesita, pésese antes y después de su entrenamiento. Por cada libra de peso que baje beba dos vasos de 8 onzas de agua. Si no tiene ganas de pesarse y está realizando una sesión típica de 30 minutos, sólo acostúmbrese a beber dos vasos de agua o termínese una botella de agua de 16 onzas mientras hace ejercicio para mantenerse hidratado.

Si no le apetece comer carbohidratos sólidos y alimentos de proteína después de hacer ejercicio, un batido o una barra de proteína es una excelente manera de alimentarse con facilidad. Algunas compañías venden barras recuperadoras de músculos o incluso gelatinas diseñadas para este fin. La proteína actúa para minimizar el dolor y ardor en sus músculos y articulaciones, reduciendo la descomposición de proteína muscular después de hacer su ejercicio. Ciertos aminoácidos llamados aminoácidos de "cadena ramificada" pueden ser particularmente efectivos para mantener las reservas de proteína musculares durante el ejercicio. Estas barras son ricas en estos aminoácidos en particular.

Si come frutas y verduras de colores le proporcionarán fitonutrientes y antioxidantes que le ayudarán proteger sus células musculares de la oxidación excesiva mientras hace ejercicio. Como ya lo he mencionado, una leve inflamación es útil para desarrollar músculo. Sin embargo, parte del objeto del período de descanso consiste en reparar este daño positivo y desarrollar músculo. Lo bueno del daño no resulta afectado por la nutrición, pero comer muchos alimentos ricos en antioxidantes puede ayudar a evitar que sus músculos queden adoloridos por daño excesivo entre entrenamientos. Además de comer frutas y verduras, se ha demostrado que algunos suplementos antioxidantes, incluyendo la vitamina E, reducen el daño excesivo a las fibras musculares después del ejercicio.

Cómo armar su programa de ejercicio

Usted puede quemar muchas calorías en el gimnasio, pero puede perder todavía más peso liberándose de los antojos a través de la adicción al ejercicio. De hecho, se ha demostrado que los niveles de endorfina en la sangre, la hormona del placer, aumentan justo antes del ejercicio. Después de seguir un programa de ejercicio durante un par de semanas, podrá notar que se sentirá algo desubicado cuando por algún motivo no tuvo tiempo de hacer ejercicio. Se trata de una reacción de abstinencia de una saludable adicción al ejercicio.

Haga su ejercicio cardiovascular después de su sesión con pesas o en días alternados a fin de que tenga suficiente fuerza para concluir su rutina cardiovascular. Comience con un calentamiento de 5 minutos, luego estiramiento, luego entrenamiento con pesas y su sesión aeróbica. En otras palabras: haga algún tipo de ejercicio aeróbico todos los días y su cuerpo se lo agradecerá.

Tómese períodos de descanso para cada grupo muscular. Así que usted puede hacer ejercicio todos los días rotando los grupos musculares que ejercite. En mi caso voy rotando el pecho y tríceps, luego espalda y bíceps, y finalmente piernas y hombros. Hago aeróbicos todos los días y trato de hacer ejercicio seis de cada siete días.

Cuando viajo trato de mantener mi rutina lo mejor que pueda. El equipo que mencioné anteriormente está disponible en muchos hoteles, así que cuando esté de viaje de negocios, empaque un par de zapatos de ejercicio ligeros, un par de calcetines, un pantalón corto y una camiseta. Si su hotel no cuenta con gimnasio, encuentre uno en la localidad y pague una tarifa de invitado.

Sin embargo, recuerde que el ejercicio debe ser divertido y una conducta adictiva, no una tarea.

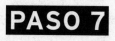

PASO 7

Refuerzos L.A. Shape

Suplementos y enfoques, herbarios

Ya para este punto, usted habrá puesto en marcha los seis pasos sencillos hacia el éxito que le prometí al principio. El Paso 7 le ofrece avanzada información nutricional, así como estrategias especiales que usted puede emplear para optimizar su éxito y enfrentar los obstáculos que hay en el camino a una mejor silueta personal.

Usted puede optimizar su salud agregando suplementos a una dieta saludable. Evaluaré las pruebas y sugeriré dosis apropiadas para los suplementos de vitaminas, minerales y otros que todo el mundo debe considerar. Asimismo, le hablaré de una nueva clase de suplementos que extraen los fitoquímicos de las frutas y verduras, y que se ofrecen como tabletas o en cápsulas. Si bien algunos suplementos afirman haber integrado toda la sección de frutas y verduras del supermercado en una sola píldora, los suplementos que recomiendo son distintos y contienen más o menos la cantidad de fitoquímicos que usted ingeriría en una sola porción de la fruta o verdura específica incluida en los siete colores de la salud.

Cuando enfrente obstáculos en su camino, como menos energía, demasiados bocados o la molesta celulitis, podría considerar agregar un suplemento herbario que pueda ayudarle con estos problemas. En esta sección evalúo las pruebas sobre la seguridad y la efectividad del suplemento disponible, y los métodos herbarios para perder peso a fin de que usted pueda juzgar por sí mismo. Sin embargo, recuerde que no existen píldoras mágicas que realicen los primeros seis pasos por usted. Los suplementos en este capítulo se llaman "reforzadores" porque pueden ayudarle a cambiar su silueta si los usa junto con el resto del programa contenido en este libro.

Vitaminas y Minerales

Durante los últimos cincuenta años, el conocimiento médico aceptado (lo que me enseñaron en la escuela de medicina hace treinta años) ha sido que usted puede obtener todo lo que necesita para una nutrición sana de cuatro grupos alimenticios básicos: lácteos, granos, frutas y verduras, así como carnes, frijoles, nueces y queso. Si bien es posible en teoría lograrlo con una dieta bien diseñada, en la práctica resulta bastante difícil. Muchos de nosotros, aun cuando pensemos llevar una buena dieta, consumimos cantidades inadecuadas de vitamina C, vitamina E, ácido fólico, cinc, magnesio, vitamina A y calcio. El mal consumo de estos nutrientes ha sido confirmado por encuestas gubernamentales entre la población estadounidense. Los datos de estas encuestas (conocidas como NHANESIII y CSFII) han sido empleados por grupos consultores del gobierno para establecer las recomendaciones dietéticas para todos los estadounidenses.

De hecho, existen conocimientos científicos más apremiantes y hemos aprendido con amarga experiencia que existen algunos suplementos que realmente se necesitan para mantenerse saludable, porque los estadounidenses simplemente no consumen suficiente a través de fuentes alimenticias. Se ha demostrado que un defecto de nacimiento serio llamado "spina bífida," en el que la médula espinal del los recién nacidos no se fusiona correctamente, se debe a deficiencias de ácido fólico en mujeres embarazadas. Se ha demostrado que la deficiencia de calcio conduce a la osteoporosis o al adelgazamiento de los huesos. No es que no puedan encontrarse el ácido fólico y el calcio en alimentos muy accesibles como los vegetales de hoja verde y lácteos, sino que los estadounidenses simplemente no comen cantidades suficientes.

Los consumidores siempre han estado muy adelante de la profesión médica en este respecto y han estado tomando suplementos durante por lo menos los últimos veinte años. De hecho, los suplementos de vitaminas y minerales son las píldoras de mostrador de mayor consumo en este país. Aproximadamente 40 por ciento de todos los estadounidenses dicen tomar vitaminas.

Las vitaminas no sustituyen una dieta saludable, pero le ayudarán a lograr una mejor salud nutricional si las combina con la típica dieta "buena." De hecho, los estudios muestran que la gente que recuerda tomar su vitamina por las mañanas también recuerda comer bien y asistir al gimnasio. El mero hecho de tomar una multivitamina le recuerda su intención de llevar un estilo de vida sano. Como es muy difícil comer perfectamente todos los días, sobre todo si se viaja, las vitaminas y minerales le ayudarán a obtener las sustancias que necesita para una buena salud.

Usted probablemente ha leído sobre sus posibles efectos colaterales, incluyendo la toxicidad. Pero esta clase de problemas únicamente se presenta cuando las vitaminas se toman muy por encima de la dosis diaria recomendada, o RDA (siglas en inglés de Recommended Daily Allowance). Por ejemplo, en el caso de las vitaminas solubles en agua, como las vitaminas B, los efectos colaterales de adormecimiento y escozor en la lengua ocurren cuando una vitamina B, como la B_6 se toma en dosis de 500 miligramos, que representa cien veces su RDA. Una excepción a esta regla es la vitamina A, que nuestros cuerpos elaboran a partir del beta caroteno (que también otorga a las zanahorias su color naranja). Los estudios de la Escuela de Harvard de Salud Pública han demostrado que un consumo superior a las 8,500 Unidades Internacionales (UI) al día está asociada a la osteoporosis. Como resultado de este estudio, los fabricantes de vitaminas múltiples ahora han sustituido toda o gran parte de su vitamina A con beta caroteno, en tanto que algunos han reducido la cantidad total de vitamina A y beta caroteno a 3,500 UI para mayor seguridad. Usted puede obtener toda la vitamina A que necesita comiendo vegetales que la proveen a través del beta caroteno. La ventaja es que su cuerpo únicamente producirá la vitamina A que necesite.

Digamos que usted consume su dosis diaria recomendada en vitaminas y también consume una dieta sana. ¿Cuál es la desventaja? Usted únicamente tomará el doble o menos del nivel recomendado de cualquier vitamina o mineral y su cuerpo puede manejar esta situación fácilmente. Para cada una de las vitaminas y minerales recomendados, existe un racional biológico y un factor de seguridad más que generoso. Las vitaminas no solamente son seguras, sino que promueven su buena salud.

Comience con un programa sencillo para complementar vitaminas y minerales y auméntelo poco a poco. Si se excede y trata de tomar demasiadas píldoras, lo más probable es que se aburra y deje de tomar las importantes. La siguiente lista le indica las vitaminas, minerales y suplementos dietéticos herbarios diarios por orden de importancia de acuerdo con la solidez de las pruebas médicas y científicas que justifiquen tomarlas.

En general, el nivel de pruebas científicas de las vitaminas y minerales es más sólido que para las hierbas, simplemente porque las primeras se han estudiado con mayor detenimiento. La creciente aceptación de los suplementos de vitaminas y minerales por parte de la profesión médica queda de manifiesto en artículos recientemente publicados tanto en el

Journal of the American Medical Association como en el *New England Journal of Medicine,* donde se recomienda un suplemento multivitamínico diario. Es importante conocer la calidad de los productos que usted esté comprando, ya que la FDA no asume responsabilidad por la ciencia detrás de los suplementos ni tampoco por su manufactura. La mayoría de las vitaminas se producen siguiendo normas bien establecidas, similares a las empleadas para medicamentos de mostrador como la aspirina. Recientemente, la FDA emitió algunos lineamientos de buenas prácticas de manufactura que deberán mejorar en el futuro la calidad de los suplementos herbarios. En UCLA, mis colegas y yo empleamos métodos complejos para examinar el perfil químico de las hierbas, y en muchos casos cultivamos en invernadero las plantas que estamos estudiando. Luego medimos el contenido real de los componentes activos en nuestros extractos herbarios antes de estudiarlos, a fin de que nuestros resultados sean estandarizados. A medida que mejoran las prácticas de manufactura en los siguientes años, más productores de suplementos dietéticos estarán usando esta clase de métodos. Verifique los suplementos particulares que usted esté tomando para ver qué métodos utilizó el fabricante, a fin de garantizar su calidad. Esta información debe estar disponible en su sitio de Internet o alguna línea telefónica.

El Grupo Central de Vitaminas y Minerales

Éstos son mis cuatro suplementos básicos de vitaminas para complementar los llamados cuatro grupos alimenticios básicos. Recuerde, usted está basando su dieta en alimentos más píldoras, no alimentos *versus* píldoras. Los alimentos proporcionan mucha fibra y familias de compuestos llamados "fitoquímicos" en las frutas, vegetales y granos. Algunos suplementos más nuevos están ofreciendo extractos concentrados de estos fitoquímicos que no se encuentran en las multivitaminas tradicionales. Sin embargo, usted también debe consumir una dieta sana de coloridas frutas y verduras, ya que las vitaminas no son licencia para llevar una dieta mala.

Éstas son las dosis diarias recomendadas para algunas de las vitaminas y minerales más importantes. Yo le recomiendo tomar todos los días una píldora *multivitamina/multimineral* que se apegue a esta lista:

Carotenoides naturales de una fuente de algas como D. Salina	5000 UI por día
Luteína de la caléndula	250 mcg
Licopeno del tomate	300 mcg
Vitamina C	60 mg
Vitamina D	400 UI
Vitamina E (alfa tocoferol)	30 UI
Tiamina	1.5 mg
Riboflavina	1.7 mg
Niacina	20 mg
Vitamina B6	1 mg
Vitamina B12	6 mcg
Biotina	100 mcg
Ácido pantoténico	10 mg
Calcio	167 mg
Hierro	10 mg
Yodo	150 mcg
Magnesio	100 mg
Cinc	15 mg
Cobre	2 mg

Selenio	20 mcg
Manganeso	2 mg
Cromo	120 mcg
Potasio	80 mg
Vanadio	10 mcg
Estaño	10 mcg
Sílice	2 mg

Éste es el contenido ideal de una multivitamina general; para suplementos de vitaminas más optimizados, vea el Paso 7.

Más allá de la multivitamina/multimineral diario, existen pruebas de que las vitaminas y minerales en lo individual pueden beneficiar a la salud. A continuación algunas sugerencias de suplementos adicionales de vitaminas particulares:

VITAMINA E

400 UI al día. Una multivitamina/multimineral estándar contiene solamente el RDA de 15 a 30 UI de vitamina E. Esto es apenas suficiente para evitar una deficiencia, pero insuficiente para que usted pueda obtener sus beneficios antioxidantes. Se ha demostrado que entre 200 y 800 UI de vitamina E ofrecen el mayor beneficio para prevenir enfermedades del corazón, así como para la función inmunológica de la gente mayor.

VITAMINA C

500 mg al día. Usted puede prevenir el escorbuto con tan sólo 20 mg al día, pero la RDA incrementó a 60 mg al día, en parte para reconocer los beneficios de la vitamina C como antioxidante. Si usted come suficientes frutas y verduras, obtendrá una buena cantidad de vitamina C. Tan solo un pu-

ñado de fresas o una naranja cumplirán con su RDA. El cuerpo puede almacenar unos 1,500 mg en total, y usted pierde como 45 mg diariamente en su orina.

El hígado purga la vitamina C rápidamente del cuerpo, la cual se excreta en la orina. A dosis superiores a los 250 mg por día se comienza a detectar oxalato (un subproducto de la vitamina C) en la orina. Las dosis más comunes fluctúan entre los 250 mg y 1000 mg por día de vitamina C adicional a la que se obtiene de la fruta y verdura. En dosis superiores a los 1,500 mg por día, algunas personas desarrollan cálculos renales del oxalato que se excreta con la orina. En general, yo recomiendo que si usted opta por tomar un suplemento de vitamina C por separado, se limite a 500 mg por día.

CALCIO

De 1,000 a 1,500 mg al día. El hombre antiguo consumía unos 1,600 mg por día de alimentos vegetales, asía que evolucionamos para absorber tan sólo una fracción del calcio que ingerimos a diario. A medida que envejecemos disminuye nuestra capacidad para absorber el calcio, por la menor secreción de ácidos en el recubrimiento del estómago. También es buena idea tomar calcio en forma de carbonato de calcio con la comida, aunque también es deseable tomar citrato de calcio, ya que esta forma no requiere ácido estomacal y se absorbe más fácilmente que el carbonato de calcio (50 por ciento *versus* 30 por ciento.)

SELENIO

Entre 50 y 200 mcg por día en forma de selenometionina. El selenio es un mineral esencial para el funcionamiento de una enzima llamada "glutationa perioxidasa" que protege nuestro ADN contra los daños oxidantes. En un estudio, un grupo de pacientes recibió suplementos de selenio a 200 mcg por día. Los investigadores observaron una reducción en la incidencia de cáncer de la próstata y de seno. Como el estudio se diseñó para probar los efectos del selenio en el cáncer de la piel, se están realizando estudios adicionales para confirmar estos resultados.

CÁPSULAS DE EXTRACTO DE TÉ VERDE

Entre 250 mg y 500 mg, que contienen de 100 a 160 mg de EGCG (epigalocatequingalato). El té verde contiene químicos llamados "polifenoles" que son antioxidantes muy poderosos. (Y el EGCG está considerado como uno de los polifenoles más activos). En algunos experimentos que estudiaron su capacidad para proteger el ADN de la oxidación, el té verde resultó ser un antioxidante 2,500 veces más potente que el beta caroteno.

Al parecer, los polifenoles realzan la actividad del sistema nervioso al nivel de la célula adiposa, haciéndola liberar más grasa. Como la cafeína ocurre en forma natural en el extracto de té verde, se ha dificultado separar en humanos los efectos del té verde de los de la cafeína. Sin embargo, un estudio reciente de Abdul Dullo y su grupo administró cápsulas de extracto de té verde a varios sujetos. Estas cápsulas contenían té verde que tenía en forma natural 150 mg de cafeína y 375 mg de polifenoles catequinos. Lo sujetos pasaron tres períodos de 24 horas en una cámara de energía, durante los que recibieron el extracto de té verde arriba mencionado, 150 mg de cafeína sola o un placebo. La cantidad de energía quemada cada día por los sujetos resultó entre 4 y 5 por ciento más alta entre quienes recibieron té verde en comparación con los que tomaron el placebo, y 3.2 por ciento más alta que cuando se administró solamente la misma dosis de cafeína. Además aumentó la quema de grasa. El efecto neto atribuible al té verde podría estimarse en aproximadamente 80 calorías por día.

Las cápsulas de extracto de té verde que concentran los polifenoles de 4 a 6 tazas de té verde en una sola cápsula reduciendo su contenido de cafeína, representan una alternativa práctica a tener que beber entre 4 y 6 tazas de té verde al día. Las investigaciones están revelando otros beneficios potenciales del té verde. En algunos, el té verde evita que las células tumorales desarrollen nuevos vasos sanguíneos. Muchas compañías farmacéuticas están desarrollando costosos agentes llamados "inhibidores de la angiogénesis" con este propósito. Cuando se administran a un paciente con cáncer, tienen que tomarse de por vida. Un producto natural menos costoso, como el té verde, obviamente resultaría más deseable para el público que uno costoso, si se comprueba que tiene los mismos beneficios.

Pese a que tanto el té verde como el negro contienen cafeína natural y que ambos pueden descafeinarse, existen algunas diferencias entre los polifenoles que se hallan en cada uno. El té verde se elabora calentando o sometiendo las hojas de té a vapor justo después de que se cosechan. Si se dejan secar sin calentamiento o vapor, las hijas de té verde se vuelven cafés y las catequinas que contienen se enlazan químicamente en las hojas que se van secando para formar químicos más grandes llamados "teaflavinas." Al aplicar vapor a las hojas se desactiva la proteína normal en las células de las hojas de té, la cual actúa descomponiendo las catequinas a medida que se secan. En vista de la naturaleza del té verde, no es soprendente que los niveles de catequinas varíen enormemente entre las distintas marcas de té verde y negro. El tiempo y la temperatura a las que prepare su té también afectará los niveles de catequinas. Así que recomiendo beber té verde o negro si lo disfruta, pero también tomar una cápsula a fin de obtener sus beneficios a la salud.

ÁCIDO ALFA LIPOICO

Entre 20 y 50 mg al día. Se ha demostrado que este antioxidante—en combinación con la N-acetilcarnitina (otro antioxidante)—retardó el envejecimiento en ratas de laboratorio durante las investigaciones realizadas en la Universidad de California en Berkely. Como solamente puede encontrase en diminutas cantidades en los alimentos, tiene sentido tomar ácido alfalipóico en suplementos. Para los diabéticos se ha encontrado que entre 300 y 600 mg al día resultan benéficos en el tratamiento de los síntomas nerviosos que frecuentemente se asocian con esa enfermedad.

UBIQUINONA (COENZIMA Q_{10})

30 mg por día. Esta enzima parece desempeñar un papel especial en las células musculares, incluyendo las del corazón. Se concentra en las partículas que llevan colesterol LDL en la sangre y lo protege contra la oxidación. Esta acción ayuda a prevenir la inflamación en las paredes vasculares, la cual promueve la arteriosclerosis.

PYCNOGENOL

100 mg por día. Éste es el extracto de la corteza de un pino francés. Sus componentes principales son compuestos fenólicos, incluyendo catequinas similares a las que se encuentran en el té verde, así como flavonoides condensados, incluyendo antocianidinas y proantociandinas. Estos agentes antiinflamatorios actúan como antioxidantes poderosos y reducen la tendencia a la coagulación excesiva de la sangre que suele ocurrir en personas con sobrepeso.

LOS SUPLEMENTOS FITOQUÍMICOS

Varios suplementos han tratado de incorporar a la salud los beneficios que se están descubriendo en los fitoquímicos de las frutas y verduras.

El primero de estos suplementos afirmaba contener químicos de varios vegetales deshidratados. No todos eran creíbles ya que afirmaban haber comprimido toda la sección de frutas y verduras del supermercado en una sola cápsula o píldora. Si se trata de combinar todos los fitoquímicos más comunes en una sola tableta, no se pueden obtener las cantidades suficientes de estas sustancias como para tener un impacto en la salud.

Algunas cápsulas multivitamínicas conocidas agregan pequeñas cantidades de fitoquímicos como el licopeno o luteína. Si bien resulta excelente que tengan la capacidad para incrementar la conciencia pública de estos fitoquímicos, las cantidades que contienen no pueden sustituir porciones únicas de los vegetales correspondientes.

Es posible concentrar aceite de tomate en una cápsula, de modo que la combinación de fitoquímicos que se encuentran en él puedan suplementarse con una cápsula. Al combinar esta cápsula con otra que contenga los principales fitoquímicos de cada uno de los siete grupos de color, es posible armar un paquete fitonutriente de siete tabletas, una por cada grupo de color, que entregarían una cantidad de fitoquímicos cercana a las porciones individuales que se encuentran en cada uno de los siete colores de la salud. Esta clase de paquete de siete tabletas sería un suplemento valioso de no poder obtener su siete porciones a diario. Además, los estudios han demostrado que el nivel de compuestos activos de las frutas y verduras varía dependiendo de dónde y cómo se cultivan y cosechan. Los estudios han comprobado amplias variaciones de tienda a tienda y de región a región en cuanto al contenido de isotiocianato en muestras de brócoli de las secciones de frutas y verduras de las tiendas. Esta clase de suplemento también conduciría a nuevas investigaciones sobre los beneficios a la salud de las frutas y verduras, y bien podría constituirse en la nueva vitamina del siglo veintiuno.

Suplementos Dietéticos y Hierbas
para Perder Peso

Algunos productos herbarios para perder y mantener el peso resultan útiles sólo cuando se combinan con cambios sanos en la dieta y el estilo de vida. La seguridad y eficacia de algunos de los productos herbarios disponibles para bajar de peso siguen representando problemas importantes. En 2003, la FDA emitió por fin buenas prácticas de manufactura provisionales, a más de diez años de la promulgación de leyes que obligaban a esta acción. Los fabricantes responsables están buscando cumplir con estas regulaciones.

En vista de estas consideraciones, es vital que los pacientes que planeen usar suplementos escojan los productos de fabricantes confiables, lean cuidadosamente las etiquetas, sigan las instrucciones sobre la dosis correcta y aprendan cuáles productos son eficaces. El consejo y supervisión de un médico de cabecera bien informado puede minimizar el riesgo de efectos colaterales adversos y optimizar las posibilidades de un beneficio. A fin de vigilar la seguridad en forma retroactiva, la FDA depende de los informes médicos sobre efectos adversos como parte de un programa llamado MEDWATCH, que originalmente se diseñó para la vigilancia poscomercialización de medicamentos de receta médica. Lamentablemente, este método tiene desventajas significativas porque resulta difícil confirmar una relación entre el uso de un suplemento dietético botánico en particular y un efecto colateral notificado, sobre todo cuando dicho efecto colateral es una enfermedad como las del corazón, que son más comunes en los individuos obesos, independientemente de que estén o no tomando un suplemento dietético.

LA CAFEÍNA

Usted tal vez no piense en su taza de café matutina como una hierba para bajar de peso, pero la cafeína puede acelerar el pulso y el metabolismo. Muchos de nosotros tomamos una taza de café por la mañana junto con nuestro desayuno alto en proteína y eso no tiene nada de malo. Sin embargo, quiero examinar aquí el uso de la cafeína en suplementos dietéticos como píldoras o té, esto es, en una aplicación que trasciende la simple taza de café por la mañana.

Un estudio comprobó que una dosis oral de cafeína de 250 mg incrementó la liberación de grasa de las células adiposas medida por los niveles de ácidos grasos libres en la sangre en humanos obesos y delgados, en comparación con un placebo de agua. Aumenta el consumo de oxígeno en sujetos normales a quienes se les administra cafeína oral, en comparación con un control de glucosa. El consumo de oxígeno, que constituye una medida del total de calorías quemadas, y la descomposición de la grasa también aumentaron después de administrar unos 280 mg de cafeína proveniente de un café en comparación con el control descafeinado, tanto después del ayuno como después de una comida mixta.

La cafeína causa una mayor producción de calor, que se libera por medio de un incremento en la temperatura de la piel, una reacción familiar para cualquiera que haya tomado varias taza de café en una sola sentada. Cuando se administra una dosis determinada de 150 mg de cafeína a personas diferentes, varía el incremento observado en su quema de calorías. La cantidad que aumenta puede emplearse para predecir cuánto peso perderá cada individuo cuando siga una dieta y programa de ejercicio. Así, la cafeína puede usarse para identificar a los individuos con un "buen metabolismo." Asimismo, las dosis mayores de cafeína causan aumentos proporcionales de querna de calorías en el mismo individuo. En resumen, existen pruebas científicas para apoyar el uso de la cafeína para bajar de peso.

Varios estudios han analizado qué tan seguro es el uso de la cafeína. La asociación positiva entre un alto consumo de café y el colesterol identificada por unos estudios se explica por factores distintos a la cafeína del café, ya que el consumo de cafeína en forma de té o soda no tiene ningún efecto sobre el colesterol. Una prueba clínica con 288 sujetos sanos evaluó los efectos sobre la presión sanguínea de una sola dosis de 200 mg de cafeína, comparada con un placebo. La presión sanguínea se mide con dos números (por ejemplo 120/80). El primero es la presión sistólica (la presión promedio más alta a la que quedan expuestas sus arterias por el bombeo del corazón), y el segundo es la presión diastólica (la marea baja después de que se relaja el corazón), medidas como presiones de milímetros de mercurio (abreviado, mm Hb). La cafeína impartió una elevación de 2.2 mm Hg en la presión diastólica, lo que se consideró clínicamente insignificante. No hubo cambios en el pulso ni en la presión sistólica. De manera similar, los efectos negativos en pérdida ósea en mujeres por beber más de dos tazas de café al día están asociados a factores distintos a la cafeína del café. Así que yo recomendaría no más de dos tazas de café al día, independientemente de que esté descafeinado o no, y tomar cafeína en forma de suplementos o tés a los que se ha adicionado cafeína para ayudar a perder peso. La FDA aprueba la venta de cafeína sin receta para que la gente mayor de doce años la emplee como estimulante en dosis de hasta 200 mg cada 3 horas (1,600 mg/d), así como ingrediente en medicamentos contra el dolor, lo que recalca su seguridad.

LA CAPSAICINA DEL CHILE

Se ha demostrado que la capsaicina de los chiles y pimientos morrones rojos estimula la descomposición de las grasas y la generación de calor. Si usted alguna vez ha comido un chile habanero muy picante, esto no lo sorprenderá. El picante de los compuestos de los chiles se clasifica (al igual que el calentador de agua de su casa) por unidades productoras de calor llamadas unidades Scoville o, por su siglas en inglés, S.U. La gente reacciona de maneras diversas al mismo nivel de S.U., dependiendo de la frecuencia con la que han comido chile antes. Si están acostumbrados al chile, sus cuerpos liberan endorfina, la hormona del placer, cuando los comen. Se desconoce el mecanismo exacto de este efecto. También hay informes de pérdida de peso modesta en las personas que consumen chile en forma regular. Así que si usted tiene un suplemento que contenga chile, deberá usarlo para ayudarle a perder peso adicional, cuando y en caso de llegar a enfrentar alguna dificultad para hacerlo. También puede agregar estas especias a sus alimentos sanos para recibir algunos de sus beneficios.

ÁCIDO LINOLEICO CONJUGADO

Se ha demostrado que el ácido linoleico conjugado, o CLA por sus siglas en inglés, disminuye el colesterol e inhibe las enfermedades del corazón y el cáncer en animales. Se encuentran rastros de él en el queso y en la leche. Asimismo, cuando se administran aceites vegetales adicionales a las vacas, aumenta la cantidad de CLA en su leche. El CLA también puede elaborarse mediante una sencilla reacción química de laboratorio. El CLA sintético es una combinación de dos formas químicas distintas de este compuesto. Se piensa que una, la llamada forma 9-11, es responsable de la actividad anticancerígena en los estudios con animales comentados anteriormente. La otra, la forma 10–12, se considera responsable por la pérdida de adiposidad. Si toda esta química no tiene mucho sentido para usted, no se preocupe. Usted sólo necesita saber que el CLA es un compuesto que todavía está siendo estudiando por sus efectos en el cáncer y las enfermedades del corazón.

En algunos estudios diseñados para explorar los efectos del CLA en la pérdida de peso, los ratones a los que se alimentó con una dieta complementada con 0.5 por ciento por peso de CLA a calorías constantes desarrollaron 60 por ciento menos adiposidad que los animales a los que se administró una dieta controlada. Esta disminución en adiposidad con mayor probabilidad se debe a la combinación de un depósito menor de grasa, una mayor liberación de grasa de las células adiposas y a una mayor descomposición de la grasa en el cuerpo. Sin embargo, los estudios hechos con humanos para tratar la obesidad sugieren que el CLA podría no funcionar en humanos. Se requiere de mayor investigación para demostrar la seguridad y los efectos de este suplemento. En este momento y en vista de las pruebas que se tienen, yo no recomendaría el CLA para bajar de peso.

CARCINIA CAMBOGIA (ÁCIDO HIDROXICÍTRICO)

La garcinia cambogia es una fruta pequeña, dulce y púrpura, conocida comúnmente como el tamarindo de Malabar. La cáscara de la fruta contiene ácido hidroxicítrico (HCA, por sus siglas en inglés), que es similar al ácido cítrico de los frutos cítricos. Se incorporan pedazos delgados de la cáscara deshidratada a currys o se usa para sustituir el limón en el arte culinario de la India, Laos, Malasia y Borneo para que los alimentos parezcan saciar más.

El ácido hidroxicítrico funciona inhibiendo la lipogénesis (el proceso mediante el cual el cuerpo convierte los carbohidratos en grasa) al inhibir temporalmente la enzima que convierte el exceso de glucosa en grasa.

Un estudio reciente publicado en el *International Journal of Obesity* midió una disminución en el consumo de antojos entre comidas administrando a veinticuatro sujetos sanos con sobrepeso, ya fueran 8 onzas de jugo de tomate o unas 8 onzas de jugo de tomate con 300 mg de HCA una hora después del almuerzo y la cena, y una vez dos horas después de la cena, tres veces al día durante seis semanas. Después de dos semanas, los resultados demostraron una reducción significativa en el consumo de calorías en 24 horas (15 a 30 por ciento) en comparación con el placebo, con saciedad sostenida, debida principalmente a la disminución significativa (aproximadamente 41 por ciento) del consumo de bocados entre comidas. Tomar un suplemento de garcinia cambogia en la forma correcta es algo que yo recomendaría para no comer demasiado entre comidas.

Lucha Contra la Celulitis

Las mujeres que tratan de reducir la celulitis tienen una meta cosmética en mente y puede o no interesarles perder grasa y peso. La causa de los hoyuelos que se ven con la celulitis es un mayor desarrollo de los límites fibrosos del tejido adiposo bajo la piel en la parte posterior del muslo. La celulitis generalmente se desarrolla con el aumento de peso durante el embarazo a cualquier edad, pero puede ocurrir en mujeres con menor adiposidad corporal de poco más de veinte años.

La meta cosmética de reducir y dar tersura a la adiposidad en el muslo puede perseguirse con una crema de aplicación local o con liposucción. En todos los casos, las mujeres deben tratar de usar las cremas antes de siquiera considerar una cirugía. Ésta es un último recurso y debe realizarse cuando los hábitos de dieta y ejercicio están bajo excelente control, o usted se arriesgará a desbaratar su costosa cirugía al recuperar la grasa con una dieta desequilibrada.

La aplicación localizada en células adiposas de sustancias que estimulan la liberación de grasa tiene el potencial de reducir el tamaño de las células tratadas. El beneficio potencial de este conocimiento científico quedó demostrado en un estudio con mujeres en el que se probaron varios agentes que liberan grasa de la células adiposas en el laboratorio. Se dejó un muslo como control y en el otro se aplicaron inyecciones de isoproterenol (un estimulante de los receptores beta), ungüento de forskolina (un estimulante directo de adenilita ciclasa), ungüento de yohimbna (un inhibidor de los receptores alfa–2), y aminofilina (un inhibidor de fosfodiesterasa y el receptor de adenosina). El muslo tratado demostró mayor pérdida de tamaño que el de control. Los tratamientos se administraron una vez al día, cinco días a la semana durante un mes. Estos resultados de inyecciones llevaron a otros estudios que examinaron la aplicación de cremas, un método más práctico para eliminar la celulitis. En un estudio de seis semanas con un ungüento de aminofilina al 10 por ciento en veintitrés sujetos; un estudio de cinco semanas con una crema de aminofilina al 2 por ciento en once sujetos; y un estudio de cinco semanas con una crema de aminofilina al 0.5 por ciento en doce sujetos, ninguna de estas cremas resultaron más efectivas que la aminofilina al 0.5 por ciento, que demostró una diferencia superior a los 3 cm entre los muslos tratados y los no tratados. Sin embargo, tras un estudio de doce semanas en que se empleó un diseño similar, no se pudieron reproducir estos resultados para la crema con aminofilina.

Se ha comercializado un producto oral que contiene gingko biloba, trébol dulce, alga marina, aceite de semilla de uva, lecitina y aceite de prímula para el tratamiento de la celulitis. En una prueba de dos meses con control de placebo, este producto no ofreció reducción alguna en peso corporal, contenido de grasa, circunferencia de muslo, circunferencia de cadera o la apariencia rugosa de la grasa.

Debido al gran interés por estas cremas, se han comercializado algunos productos no efectivos. En un caso famoso, el gobierno incluso retiró uno de ellos del mercado porque se determinó que la crema no era efectiva. Ésta es un área todavía en investigación y estas cremas deben considerarse métodos cosméticos que eliminan una pequeña cantidad de grasa. El mejor consejo es hacer lo más que pueda con los Pasos 1 al 6, incluyendo aceptar la silueta de su cuerpo una vez que haya hecho todo lo que pueda para mejorarla.

RESUMEN DE LA EFICACIA Y SEGURIDAD DE LOS MÉTODOS PARA PERDER PESO

Método	¿Funciona?	¿Seguridad comprobada?
Cafeína	Buena—prueba clínica	Buena
Catequinas del té verde	Buena–estudio metabólico	Excelente
Capsaicina	Buena—prueba clínica	Excelente
Ácido linoleico conjugado	Débil—prueba clínica	Cuestionable
Garcinia cambogia	Pobre—prueba clínica	Excelente
Picolinato de cromo	No efectivo	Buena
Betahidroximetilbutirato	No efectivo para perder peso	Bueno
Reducción localizada de grasa	Sólo cosmético	Excelente

Usted tiene derecho a optar por tomar los suplementos en la lista, siempre y cuando no los retire la FDA del mercado por cuestiones de seguridad, como ocurrió con la fenilpropalonamina, que era el ingrediente activo en los productos de mostrador para adelgazar Dexatrim, Accutrim y otros similares. Su derecho de elegir un suplemento está garantizado por ley por medio del Dietary Supplement Health Education Act (Ley para la Educación en Salud de los Suplementos Dietéticos) aprobada por el Congreso de los Estados Unidos en 1994. Hay algunos miembros del Congreso que quieren cambiar la ley o eliminarla por completo, lo que, desde mi punto de vista sería una tragedia. Sería como tapar el pozo con todo y niño, y eliminaría la oportunidad científica necesaria para desarrollar el potencial pleno de los suplementos herbarios de dieta para la salud pública.

Le sugiero convertirse en un cliente lo más informado posible. El National Center for Complementary and Alternative Medicine (Centro Nacional de Medicina Complementaria y Alternativa) tiene un sitio de Internet (www.nccam.org), al igual que el Centro para Nutrición Humana de UCLA (uclanutrition.org). Visite estos sitios para obtener mayor información y los últimos avances en la investigación de suplementos dietéticos herbarios.

Los Principios de Hacer Dieta y la Forma de su Cuerpo

En este capítulo, hablaré de las leyes inmutables que determinan la manera en que su cuerpo controla su forma y su adiposidad. La naturaleza ha implementado sistemas muy reales para evitar que perezcamos de hambre, y no sé de ningún animal que haya evolucionado para comer lo que quiera y que aun así pierda peso. Nuestros genes están programados para responder a las cosas que enfrentamos todos los días. Muchos de nuestros genes están ocupados combatiendo los efectos dañinos del oxígeno que respiramos. Estas defensas antioxidantes son parte importante de nuestra lucha contra las enfermedades. Tener sobrepeso y una silueta de manzana impone estrés adicional a este sistema de defensa, porque las células adiposas elaboran hormonas llamadas "citoquinas" que estimulan la inflamación y producción de radicales libres de oxígeno en el cuerpo. Así que cuando usted come de más y sube de peso, está haciendo algo que la naturaleza no estaba preparada para enfrentar.

Todos tenemos amistades que parecen poder comer lo que quieran sin subir de peso. Esto es una ilusión. Tal vez no suban de peso tan fácilmente como usted, pero a la larga subirán de peso si comen demasiado y no hacen ejercicio suficiente. Un estudio realizado hace varios años con prisioneros en Vermont demostró que los delgados no subían exactamente tanto como uno esperaría cuando se les sobrealimentaba. Por cada 3,500 calorías adicionales por semana que comían, debieron haber subido 1 libra. No obstante, se observó que apenas subieron 60 por ciento del peso esperado. La capacidad para quemar algunas calorías cuando hay sobrealimentación fue descubierta a principios del siglo veinte por unos científicos alemanes, quienes la llamaron *Luxuskonsumption*. Si bien esta palabra parece algo que debería lucir en la parte de atrás de un auto deportivo alemán, muchos otros científicos alrededor del mundo han confirmado su existencia. Lamentablemente se trata de un mecanismo relativamente débil cuando enfrenta gran cantidad de alimentos llenos de grasa y azúcares en combinación con la inactividad física tan común en nuestra cultura.

En este libro yo le he pedido hacer algunas cosas no naturales. Le he pedido comer de manera saludable y hacer ejercicio. Esto no es un gran argumento de ventas cuando se le compara con las muchas afirmaciones que se escuchan a diario sobre formas mágicas de bajar de peso. Si alguna de ellas fuera cierta, yo la habría incluido en mi libro. He estado trabajando con este tema durante más de veinticinco años y les aseguro que no hay nada allá fuera que pueda cumplir algunas de las extravagantes promesas que se llegan a escuchar.

Así que aquí lo tiene: las dietas funcionan según ciertos principios inherentes a las leyes de la naturaleza. Si usted ya sabe todo con toda libertad sáltese las páginas. Por otro lado, si usted ha estado viendo mucha programación pagada en televisión por cable (conocida como "publirreportajes" o "infomerciales"), a usted se le habrá prometido que estos principios no cuentan. Se le habrá dicho que usted puede comer lo que quiera y aun así bajar de peso. Le habrán prometido suplementos que le ayudarán a bajar de peso mientras duerme, sin importar la dieta que esté siguiendo. Le habrán prometido ejercicios sin esfuerzo. Todo lo que usted tiene que hacer es sentarse en su pijama y colocarse un dispositivo en su cuerpo para conseguir un estómago "de lavadero" y muslos esbeltos y contorneados. Pero hay algo que usted debe hacer primero: llamar a un número 800 y perder peso en el único lugar que realmente cuenta para toda esa gente: ¡su bolso o cartera! Bien, pues aquí tiene un repaso rápido de lo que realmente está ocurriendo en su cuerpo y en su mente.

Principio 1: Energía que Entra-Energía que Sale + Energía Acumulada

Si usted consume menos calorías de las que su cuerpo necesita, éste quemará algo de sus reservas de proteína, grasa y carbohidratos a fin de obtener la energía que necesita. Cuando su cuerpo recibe unas 500 calorías menos por día de las que necesita, ya sea porque come menos o quema más, usted bajará 1 libra de peso por semana. Hay diferencias pequeñas, pero significativas en la eficiencia con la que su cuerpo quemará o depositará grasa, carbohidratos y proteína. Estas pequeñas diferencias podrían explicar por qué aumentar el consumo de proteína como porcentaje total de calorías puede evitar que se recupere el peso perdido.

Sin embargo, para determinar su índice proyectado de pérdida de peso en una dieta, es simplemente una cuestión de medir el número de calorías que entran frente al número de calorías que salen. Coma menos calorías de las que quema y bajará de peso. Coma mas de las que necesita y subirá de peso. Los sustitutos de alimento como el Batido del Poder funcionan al hacerle saber exactamente cuántas calorías ha comido. Esto le ayuda a organizar sus comidas, de manera que tenga mejor idea de cuántas calorías está consumiendo al día.

Principio 2: No Todas las Dietas Fueron Creadas Igual

Las dietas varían enormemente, desde las que sugieren que usted podría perder peso efectivamente con sólo comer veinticinco piezas menos de chocolate o caminar 2,000 pasos más al día, hasta las que restringen todo el azúcar y los carbohidratos o todas las grasas. Sin embargo, para ser segura, una dieta debe brindar la proteína que usted necesita. Si se mata de hambre o no consume proteína suficiente, su cuerpo la tomará de sus órganos y tejidos vitales, incluyendo su músculo cardiaco. En una de las drásticas dietas de hambre de la década de 1970, unas ochenta mujeres perdieron tanta proteína en sus músculos cardiacos que sufrieron complicaciones, incluyendo arritmias, ataques al corazón y la muerte. Sin algo de educación, es fácil bajar de peso de una manera malsana.

Sin embargo, algunas personas tratarán de asustarle haciéndole creer que una dieta con alto contenido de proteína no es segura. Esto tampoco es cierto. En la década de los ochenta una teoría llamada la "Hipótesis Brenner" afirmaba que un consumo alto de proteína llevaba a fallas renales. Nunca se comprobó esta teoría, y las proteínas vegetales como la de soya no tienen efectos perniciosos sobre la función renal. En teoría, las proteínas animales pueden tener algún efecto negativo en la función renal. Sin embargo, la mayoría de las autoridades consideran que todos los tipos de proteína son seguros en consumos de hasta unos 2 gramos por libra de masa corporal magra. La *Dieta L.A. Shape* recomienda 1 gramo por libra de masa corporal magra; así que está dentro del rango seguro. Cuando Zone recomendó una dieta que contenía 30 por ciento de proteína (aproximadamente 1 gramo por libra de masa corporal magra), la American Dietetic Association la atacó argumentando que era demasiada proteína. Esta asociación promovía una dieta con 15 por ciento de proteína. Cuando yo asistí a la escuela de medicina hace treinta años, los cereales y los granos se consideraban el principal producto dietético básico, así que la cantidad recomendada de proteína era 15 por ciento (ver Apéndice, La ciencia de los cereales y batidos, así como otras mencionadas en este capítulo.)

La popularidad de Zone llevó al resurgimiento de las dietas enfocadas en proteína, y finalmente a la nueva dieta Atkins con su alto contenido de proteína y afabilidad hacia la grasa.

Desde la década de los setenta, la historia de los libros de dieta es la de gente buscando algún truco mágico que les ayudará a bajar de peso haciendo sólo pequeños cambios en su dieta usual. Veamos algunas de estas dietas que han aparecido a lo largo de los años. En 1972, la primera versión de la dieta Atkins identificó a los carbohidratos como el problema principal y propuso una dieta alta en proteína y alta en grasa. En 1980, la dieta Beverly Hills se basó en un alto consumo de costosas frutas y verduras en el marco de una dieta baja en grasa. En 1989, después de que el informe del Cirujano General se concentrara casi totalmente en limitar la grasa de la dieta como la causa tanto de la obesidad como del alto contenido de grasa en la dieta, se publicó *The Pritikin Weight Loss Breakthrough Diet*, con lo que se aseguró la posición de la dieta muy baja en grasa como el método sano.

En 1995, Zone respaldó el consumo de 30 por ciento de proteína y 30 por ciento de grasa, en comparación con el 10 a 15 por ciento de grasa recomendado por Pritikin y otros gurús de la poca grasa. Esto hacía que la comida supiera mejor. A esto siguió *Protein Power, Sugar Busters* (El poder de la proteína, los atrapadores de azúcar) y el retorno de la dieta Atkins, con su alto contenido de grasa y proteína. *Eat Right for Your Type* (Coma bien según su tipo) se basó en la falsa premisa de que los tipos de sangre determinan la mejor dieta para usted en lo personal. *The South Beach Diet* básicamente asume la posición de que no es baja en carbohidratos ni baja en grasa, sino que aprueba las grasas buenas y los carbohidratos buenos. El pan, la pasta, las papas, los productos horneados y las frutas se restringen durante catorce días, pero se dice que usted puede volver a incorporarlos en su dieta una vez que baje de peso. Nuevamente, el mensaje es que usted puede lograrlo en forma sencilla. 'Dr. Phil' asume una perspectiva distinta. Su dieta es la anticuada y balanceada dieta que recomendó la USDA hace décadas, combinada con una fuerte dosis de psicología, que es lo que él mejor sabe hacer.

Ninguna de estas dietas le harán daño si las sigue unos cuantos días o semanas, pero desperdician la oportunidad de bajar de peso exitosa y permanentemente que ofrece la Dieta L.A. Shape. Es más, ese constante estar y no estar a dieta preocupa a un gran porcentaje de la población y consume mucho tiempo, dinero y esfuerzo sin producir mucha felicidad. ¿Por qué todas estas dietas funcionan un tiempo y luego fracasan?

Principio 3: Usted Está Bien Adaptado para la Inanición

Es natural que su cuerpo luche por mantener su peso cuando usted consume menos calorías de las que necesita. La hambruna y la inanición siempre han formado parte de la existencia humana. En tiempos antiguos no podíamos contar con encontrar alimento justo después de una gran comilona, así que nuestros organismos evolucionaron para retener la energía y almacenar calorías adicionales como grasa. Lo que ha cambiado en los últimos 50,000 años—y sobre todo en los últimos años—es que en lugar de comer 2 tazas de hojas en la forma de una ensalada de espinaca con 80 calorías, optamos por un envase de 8 onzas de mini galletas, o una bolsita de *chips* de maíz y consumimos entre 400 y 600 calorías prácticamente en un

instante. También caminamos menos y nos movemos menos y nos preocupamos más y comemos cuando tenemos estrés. Nuestros genes no tienen la oportunidad de ponerse al día, ya que evolucionan a una velocidad
de 0.5 por ciento por millón de años de evolución.

Principio 4: Todas las Dietas Funcionan para Algunas Personas

Como usted aprenderá si pasa algún tiempo frente a la cafetera en cualquier oficina estadounidense, muchas personas bajan de peso cada año
con la última dieta de moda, y luego lo recuperan. Inevitablemente, dicen
que un cambio sencillo les funcionó. La verdad es que si no hacen cambios
importantes en sus estilos de vida, estas personas a dieta recuperarán el
peso perdido y aumentarán unas libras más cada año. Hoy, uno de cada
dos estadounidenses tiene sobrepeso y todos los días las cinturas se ensan-
chan. Usted puede unirse a este gran grupo de gente a dieta que se engaña
a sí misma pensando que el próximo remedio rápido le funcionará, o
puede pensar en un cambio en serio. Si usted cambia su dieta temporalmente consumiendo menos azúcar, más grasa, o simplemente menos comida, a la larga regresará a comer en forma "normal." Si cualquiera de
estas llamadas "dietas revolucionarias" funcionaran de manera perma-
nente, no necesitaríamos la siguiente entrega de dietas a la moda. Sin embargo, al igual que los peces en el acuario, usted eventualmente beberá el
agua. Una vez que vuelva al típico modo de alimentación estadounidense
de grasa y azúcar ocultas carente de fruta y verdura, usted recuperará el
peso. La manera de perder peso para siempre consiste en cambiar su dieta
y estilo de vida permanentemente, enfrentando lo que desde un principio
lo trajo hasta aquí.

Principio 5: La Pura Verdad sobre la Proteína, los Carbohidratos y las Grasas

Usted podrá engañarse a sí mismo pensando que todo lo que necesita saber es si un alimento es una proteína, un carbohidrato o una grasa. Los alimentos entrañan mucho más que estas simples categorías. Hoy los fabricantes de alimentos pueden darles el perfil que quieran manipulando a la madre naturaleza. Dos alimentos pueden contener proporciones similares de calorías, ya sea que contengan o no vitaminas, minerales, fibra y sustancias especiales llamadas "fitoquímicos" que son necesarios para su buena salud. Simplemente ver el contenido de proteína, carbohidratos o grasa en un alimento le dirá muy poco sobre sus beneficios para la salud. Es muy barato reforzar los alimentos con vitaminas y no compensa los miles de fitoquímicos que se encuentran en las frutas, vegetales y granos enteros que faltan en muchos de los alimentos procesados. La mayoría de las veces los alimentos procesados contienen azúcar y grasa adicional para realzar el sabor en forma económica. De hecho, por medio de hábiles preparaciones químicas, los alimentos se pueden manipular para que tengan casi cualquier sabor que usted pueda imaginarse. La insatisfacción con este estado de cosas ha llevado a una revolución de alimentos, con secciones de alimentos naturales en los mercados y mercados especializados en la comercialización de productos más sanos.

La ciencia de la Silueta: la Grasa en la "Pancita"

Muchas personas creen que ser obseso significa estar muy gordo. Por definición, la obesidad significa tener suficiente grasa en exceso como para que los doctores estén de acuerdo en que representa un riesgo a su salud. La verdad es que uno de cada dos estadounidenses tiene sobrepeso o está obeso, y quienes tienen sobrepeso suelen volverse obesos con el tiempo. El cuerpo es más que un recipiente que crece o se encoge. Comprenda su cuerpo y su funcionamiento y usted podrá dominar su metabolismo de una vez por todas. En primer lugar, la silueta es más importante que el peso. En toda Asia, que ha contribuido significativamente a incrementar la cantidad de gente obesa y con sobrepeso en el mundo, el riesgo de enfermedades asociadas a la obesidad como las enfermedades del corazón aumenta a una tasa muy inferior a la de los estadounidenses. El Índice de Masa Corporal, o IMC, del estadounidense, se ha determinado en 25 para el que tiene sobrepeso y 30 para el obeso. En Asia, las cifras que dan este mismo riesgo incremental son de 23 para el que tiene sobrepeso y 27, para el obeso. Esto significa que los asiáticos no están subiendo de peso uniformemente ni lucen como el típico "saco de papas" estadounidense, sino que están aumentando en un lugar donde se eleva el riesgo de desarrollar una enfermedad del corazón. Ese lugar es la "pancita" o, como le llamamos nosotros, la silueta de manzana. Así que usted puede tener un peso normal, pero demasiada adiposidad en el lugar equivocado.

¿Alguna vez se ha preguntado por qué toda la grasa adicional se va directamente a su cintura? Las células adiposas abdominales se relacionan con los glóbulos blancos, las mismas células que lo protegen contra las infecciones. El motivo fundamental por el que las personas mueren de inanición es una simple infección, así que hemos desarrollado este tejido especial que al mismo tiempo guarda grasa y combate las infecciones. Se trata de una gran adaptación para un mundo en el que escasean las calorías y abundan las infecciones. Pero combatir el aumento y no la pérdida de peso es la batalla que la mayoría de nosotros enfrentamos a lo largo de nuestras vida. Estas células adiposas exageran algo bueno al seguir produciendo hormonas y proteínas especiales llamadas "citoquinas" para almacenar grasa en forma efectiva, mantener elevada su glucosa entre comidas y estimular la inflamación. La inflamación puede ayudar a combatir la infección y esto es algo bueno si usted está desnutrido. Por otro lado, si tiene sobrepeso, puede ser mala. Sabemos que la inflamación es un denominador común para las peores enfermedades crónicas que enfrentamos en la actualidad, incluyendo las enfermedades del corazón y muchas formas comunes de cáncer. Y las células adiposas especiales en el abdomen también provocan un aumento en el nivel de proteína C–reactiva en la sangre, la cual constituye un factor de riesgo independiente para las enfermedades del corazón.

La adiposidad en el abdomen se comporta en forma distinta a la de las caderas o muslos, y responde expandiéndose a las hormonas del estrés como el cortisol. Así que la prescripción para aumentar la grasa en su abdomen es simplemente comer más, hacer menos ejercicio y vivir con estrés. Mi meta en este libro ha sido enseñarle cómo deshacerse de este daño y emprender el rumbo hacia una silueta corporal más sana.

Tan Sólo el Principio

Éste no es el final de la Dieta L.A. Shape, sino el principio. Ahora que usted sabe cómo mejorar la calidad de su vida por medio de este programa para comer mejor, hacer ejercicio y reducir el estrés, ¿qué puede hacer para detener la creciente oleada de obesidad y sus enfermedades asociadas, incluyendo las enfermedades del corazón y las formas comunes de cáncer?

Hable con un amigo sobre lo que ha leído en este libro. En todos mis programas de investigación he encontrado que la mejor forma de reclutar a nuevos voluntarios para un estudio de pérdida de peso ha sido por medio de la recomendación de primera mano. Le gana incluso a la televisión como forma de reclutar estudios de investigación. Existe una red humana ahora amplificada a través de la tecnología del Internet, de modo que hoy es más fácil que nunca alcanzar a decenas de millones de personas.

Este libro es apenas el comienzo de un movimiento mundial para mejorar nuestros cuerpos controlando lo que comemos y cómo hacemos ejercicio, asegurándonos de que los alimentos que nos venden y que los ambientes en nuestras escuelas y empleos no solamente hagan posible, sino fácil, el comer sanamente y hacer ejercicio.

Mi meta es tener un mundo en el que todos amen su cuerpo y obtengan la proteína que necesitan cada día para controlar el hambre y evitar comer los alimentos equivocados. Quiero un mundo en el que, en lugar de enfrentar pasabocas llenos de grasa y azúcares, se tuviera que *trabajar* para poder comer de más. Quiero un mundo en el que sea más difícil ser sedentario que activo. Quiero un mundo en el que todos tengan como prioridad consumir las sustancias saludables que se hallan en las frutas y verduras. Llegado el día, será más fácil que nunca tener una silueta atractiva y estar protegido contra las enfermedades cardiacas y el cáncer.

Pero todo esto comienza con usted. Las mujeres especialmente sufren por no poder lograr la silueta que les gustaría en un país donde nunca se puede ser demasiado delgado ni demasiado rico. Los hombres en gran medida ignoran la expansión de sus cinturas hasta que el dolor en la espalda baja o la rodilla o incluso una enfermedad seria los hace despertar. Aun entonces muchos hombres niegan sus enfermedades y les toca a sus esposas tratar de cuidar de su salud y nutrición.

Las enfermedades crónicas serias, como las del corazón y el cáncer no se desarrollan de un día para otro. Generalmente tardan décadas. Este libro trata de prevención: cambiar su salud y calidad de vida hoy para poder vivir más y mejor.

Apéndice

La Ciencia de Sustituir Alimentos

Río para mis adentros cuando leo el título de este apéndice, porque "sustituir comidas" es el término que la comunidad científica dio a las dietas que rechazaron como modas hace apenas veinte años. A mediados de los años setenta se estaban usando las dietas líquidas de todo tipo—algunas seguras otras no—. Hay dos motivos por los que estas dietas no funcionaban. Primero, cuando usted está bebiendo algo no piensa que está comiendo, así quede satisfecho. Usted sigue adelante con su día sin engullir hamburguesas y papas fritas como almuerzo o un pastel danés y café como desayuno. Segundo, estamos bien adaptados para la inanición, así que aún cuando casi no coma nada podrá seguir controlando su hambre física a medida que su cuerpo se adapte a comer menos. El comediante Dick Gregory era famoso por sus ayunos de jugos de frutas que utilizaba como protestas políticas. Podía sobrevivir durante meses con estos ayunos.

Hace unos años, un grupo de estudiantes de UCLA acampó frente al edificio administrativo declarando que iban a ayunar y matarse a sí mismos en una semana si no conseguían lo que querían. Tomarían sólo líquidos hasta que UCLA accediera a establecer un nuevo departamento académico. Me llamó el vice rector de UCLA y me preguntó si podían llevar a cabo su amenaza. De casualidad yo me encontraba escribiendo un capítulo para un texto precisamente sobre ese tema. Le dije que tomando líquidos apropiados, vitaminas y minerales ellos podrían sobrevivir unos seis meses. Esto avanzó las negociaciones y la disputa se resolvió en breve.

Esta forma de ayuno se ha empleado a menudo durante el último siglo como tratamiento para bajar de peso. El fallecido Dr. Ernst Drenick, especialista en obesidad de UCLA, apareció en los años sesenta en un artículo de la revista *Life* sobre el hambre como tratamiento para la obesidad severa. El único problema es que se perdía músculo a razón de 1 libra por cada 4 libras de peso que se bajaba con este método.

El ayuno modificado con proteína, también conocido como dieta de muy bajas calorías, fue desarrollado clínicamente por el Dr. Victor Vertes en la Clínica Cleveland a finales de los años setenta. En este método, validado por estudios científicos del Dr. George Blackburn y el Dr. Vernon Young en MIT, la idea era que se podía ingerir suficiente proteína para restaurar la que se estaba perdiendo. Funcionó hasta cierto punto y resultó seguro siempre y cuando la gente consumiera proteína de alta calidad y se sometiera a un examen de sangre cada semana. El contenido calórico de esta dieta era extremadamente reducido, en el rango de las 375 a 400 calorías por día.

Satisfacer el hambre física hasta cierto punto con una comida líquida constituyó la base de la dieta Opti–Fast, proporcionada a través de hospitales a finales de los años setenta. En 1977, mi querido colega y amigo, el fallecido Dr. Morton H. Maxwell, trajo esta dieta a Los Ángeles a la Risk Factor Obesity Clinic, que sigue operando bajo mi dirección en UCLA. Esta clínica recoge datos sobre todos los pacientes inscritos e incluye a un equipo multidisciplinario de psicólogos, fisiólogos del ejercicio, enfermeros y dietistas que se reúnen cada semana. El apoyo emocional que brinda este centro se ha traducido en resultados milagrosos. Algunos pacientes han perdido grandes cantidades de peso en forma segura y han logrado mantener esta pérdida durante años.

A finales de los años setenta, la dieta Cambridge de muy pocas calorías se vendió puerta a puerta a la gente sin vigilancia médica. Provocó unas ochenta muertes en todo el país, en su mayoría mujeres que tenían que perder menos de 40 libras. Estas mujeres perdieron proteína muscular en sus corazones porque tenían pequeñas reservas de proteína. Los pacientes tremendamente obesos tuvieron mejor suerte porque pudieron tomar de sus enormes reservas de proteína. Como el corazón es tanto músculo como generador eléctrico que regula su propio latido, la pérdida muscular en estas mujeres resultó en ataques al corazón fatales, ya que sus corazones dejaron de latir. Esta mala publicidad causó que muchos doctores evitaran tener que ver con estas dietas, y dejaron a especialistas como el Dr. Maxwell, quien desarrolló centros como el de UCLA, seguir adelante discretamente salvando miles de vidas a lo largo de los años.

En los años setenta y ochenta, las investigaciones indagaron la forma en que funcionaban estas dietas desde la perspectiva nutricional, y dichos estudios finalmente llevaron al desarrollo de sustitutos de comida de mostrador altos en carbohidratos–bajos en grasa–bajos en proteína. Esto se convirtió en un negocio enorme. Típicamente, estos sustitutos de comida contenían entre 6 y 8 gramos de proteína, unos 40 gramos de azúcar, sabores artificiales, vitaminas y minerales. No sabían muy bien, pero funcionaban. En 1988, Oprah Winfrey siguió la dieta Opti–Fast en un hospital del área de Chicago y bajó 65 libras. En 1989, Tommy Lasorda, el entrenador de los Dodgers de Los Ángeles, siguió un plan comercial de sustitución de comidas que llegó a anunciar por televisión: "¡Si yo puedo hacerlo, usted puede hacerlo!". Perdió 50 libras y ese año más de treinta millones de estadounidenses probaron los sustitutos de alimentos.

Más o menos en esa época, yo comencé mis investigaciones con sustitutos de alimentos. Había visto los resultados en mi clínica, pero a finales de los años ochenta comencé a documentar sus efectos en la presión, colesterol y glucosa en el caso de los diabéticos. Los resultados fueron sorprendentes: puede reducir o eliminar muchos medicamentos costosos. En 1994, supervisé un estudio de más de 300 pacientes en seis centros médicos de los Estados Unidos. Se les pagaban $25 a la semana y se les daba una lata de sustituto de alimento en polvo cada semana. Mezclaban el polvo con leche y bebían un batido dos veces al día para perder peso, y comían una cena razonable que les proporcionaba unas 1,200 calorías al día. Nuevamente, los resultados fueron asombrosos. Los hombres bajaron en promedio 24 libras en doce semanas. Las mujeres bajaron 12 libras en doce semanas, pero luego de veinticuatro semanas, tanto hombres como mujeres habían perdido en promedio 17 libras. En 1994 publiqué estos resultados en un documento titulado "Evaluación clínica de un régimen de intervención mínima de sustitución de alimentos para perder peso," en el *Journal of the American College of Nutrition*.

A finales de los años noventa, se realizó una serie de estudios que demostraron el impacto de los sustitutos de alimentos en la presión sanguínea, el colesterol, triglicéridos, glucosa y desórdenes del sueño. Nuestra propia unidad en UCLA realizó estudios clave demostrando que los sustitutos de comida eran seguros y efectivos cuando se usaban para la diabetes de tipo 2 con obesidad (lo que yo llamo *diabesidad*). En estos estudios, la pérdida de peso con sustitutos de alimentos llevó a una reducción o eliminación de medicamentos costosos empleados para tratar la glucosa elevada en estos pacientes diabéticos después de una pérdida de peso relativamente modesta de aproximadamente 5 por ciento del peso corporal. Esta cantidad de pérdida de peso en un estudio llamado el Programa de Prevención de la Diabetes previno 58 por ciento de casos nuevos de diabetes a lo largo de cinco años en personas con glucosa elevada (pero que aún no habían desarrollado diabetes), y resultó mejor para prevenir la enfermedad que el método con medicamentos.

No obstante, el estudio más impresionante fue realizado por el Dr. Herwig Ditschuneit en la Universidad de Ulm, en Alemania. En la mayoría de los estudios estadounidenses perdemos entre 20 y 40 por ciento de los participantes en nuestros estudios de investigación al cabo de un año. Esto no se debe a que les perdamos la pista. Los estudios han revelado que los voluntarios para estudios sobre control de peso siempre están buscando el remedio mágico y suelen abandonarlos a mitad de camino. En vista de la estricta vigilancia de los Comités de Protección a los Sujetos Humanos en UCLA y otros lugares, ya no es posible proporcionar incentivos monetarios fuertes ligados de alguna manera a una participación continua en la investigación. Esto ahora se considera falto de ética, ya que se contempla como obligar al paciente a participar en el estudio. Sí tenemos que pagar el estacionamiento y dar a los pacientes una compensación monetaria que no esté ligada en forma alguna a asistir a las sesiones del estudio. De modo que podemos repartir regalitos como podómetros y darles boletos para el teatro y lotería, pero eso es todo.

Traigo esto a colación, porque el Dr. Ditschuneit mantuvo a 75 por ciento de sus pacientes en el estudio durante cuatro años y comprobó que los sustitutos de alimentos no solamente eran efectivos para bajar de peso, sino también para mantenerlo. Él no podía dejar a los pacientes con sus dos sustitutos de alimento al día durante cuatro años, así que el estudio siguió un diseño interesante. Durante las primeras doce semanas, a los voluntarios se les asignó aleatoriamente que probaran reducir sus alimentos favoritos para lograr una meta de 1,200 calorías al día, o seguir un plan con sustitutos de alimentos con ese mismo número de calorías, que significaba beber dos sustitutos de alimento al día y comer una cena saludable. Al final de las doce semanas, el grupo que trató de reducir sus alimentos favoritos perdió en promedio 1 o 2 libras, pero el grupo con el sustituto de alimento perdió 14 libras. Para entonces, se les dijo a ambos grupos que tomaran un sustituto de alimento al día. Al cabo de cuatro años, el grupo que consumió los dos sustitutos de comida al día durante doce semanas y uno al día durante cuatro años, perdió 10 por ciento de su peso corporal. El grupo que inició con el sustituto de alimento luego de doce semanas a razón de uno por día durante cuatro años, perdió 5 por ciento. También hubo cambios significativos en algunos de los factores de riesgo para las enfermedades asociadas a la obesidad como los niveles de glucosa e insulina. Los mayores cambios ocurrieron en el grupo que perdió 10 por ciento de su peso corporal en comparación con el grupo que bajó 5 por ciento. Un experto en estadística de UCLA analizó la información, y los resultados se publicaron en el *American Journal of Clinical Nutrition*.

Como consecuencia de todas estas investigaciones, los sustitutos de alimentos ahora constituyen un tratamiento aceptado para perder peso. Los Institutos Nacionales de la Salud están patrocinando una prueba multimillonaria sobre los efectos de la pérdida de peso en las enfermedades del corazón en pacientes con diabetes de tipo 2 a lo largo de cinco años. Con base en algunas de nuestras investigaciones en UCLA y las de otros, han elegido incluir los sustitutos de alimentos como una opción de intervención en una parte del estudio.

Sin embargo, no todos los sustitutos de comidas son iguales. Unos

La Ciencia de Sustituir Alimentos

saben mejor que otros. Los primeros sustitutos de alimentos contenían mucha azúcar y muy poca proteína para optimizar el sabor. Desde que se pusieron de moda las dietas altas en proteína, algunos productos contienen más proteína y menos azúcar, pero mucha más grasa. Cuando usted envasa un sustituto de alimento, hay un límite en la cantidad de proteína que puede incorporar al líquido sin que se asiente. Una de las estrategias para incluir más proteína consiste en agregar más grasa. Sin embargo, si su sustituto de alimento tiene más de 5 gramos de grasa, de acuerdo con las reglas de la FDA, usted ya no tiene derecho a hacer afirmaciones sobre la salud. Algunas bebidas altas en proteína contienen 10 gramos de grasa que representan 90 calorías de grasa en una bebida alta en proteína de 270 calorías. Yo he diseñado el Batido del Poder para que contenga proteína de soya de alta calidad y poca grasa y derive su sabor de los azúcares de fruta fresca o congelada en combinación con una cantidad moderada de carbohidratos. Es imposible tener cero carbohidratos en un batido, aunque se ven por ahí unos sustitutos que dicen "cero carbohidratos de impacto." Aunque los carbohidratos tienen menos efectos de corto plazo en la glucosa de la sangre por su forma química, pero igual siguen siendo carbohidratos. Como ya se mencionó en el paso 2, es importante saber que no todos los carbohidratos son malos. Usted puede examinar la información sobre índice glicémico, carga glicémica y calorías para escoger intelligentemente un sustituto de comida saludable. Su sustituto de comida también debe contener vitaminas y minerales o venderse con un suplemento que le provea las vitaminas y minerales que necesita.

He mostrado las pruebas de que los sustitutos de alimentos les funcionan a centenares de doctores y dietistas alrededor del país a través de la North American Association for the Study of Obesity (NAASO; Asociación Norteamericana para el Estudio de la Obesidad) y los Centers for Obesity Research and Education (CORE; Centros para la Investigación y Educación sobre la Obesidad). NAASO es la principal sociedad científica sobre la obesidad en el país y tiene 1,500 miembros que asisten a una junta anual nacional e internacional. CORE es un grupo selecto de ocho programas de investigación y capacitación en obesidad ubicados en los centros de excelencia de universidades en todo el país. Hay centros CORE en la Universidad de Colorado, UCLA, Escuela de Medicina Harvard, Universidad de Columbia, Northwestern University, la Clínica Mayo, la Universidad de Minnesota y El Centro de Investigación Biomédica Pennington en la Universidad Estatal de Louisiana. Yo soy el director del programa CORE en UCLA, con la ayuda de Susan Bowerman, quien me ayudó a escribir este libro. La misión de CORE consiste en enseñarles a doctores y dietistas que brindan atención médica primaria cómo tratar la obesidad en el marco del consultorio médico. Encontramos que la mitad de los pacientes que se atendían en las clínicas médicas de UCLA eran obesos, y que la mitad accedería a seguir un programa con sustitutos de alimento para perder peso bajo la guía de su médico. Lamentablemente, mientras viajé por el país con mis colegas tratando de convencer a los doctores de aceptar este reto, descubrí que tan solo una minoría estaban dispuestos a hacerlo. El control de peso no entra dentro del modelo de consulta médica estándar en este país, y la mayoría de los médicos simplemente no tenían interés. Estaban entrenados para prescribir medicamentos únicamente para las condiciones que podían mejorar perdiendo peso. Así que he decidido llevar estas investigaciones acerca de sustitutos de alimentos directamente hasta usted, e iniciar un movimiento entre la gente común para usar lo que he comprobado científicamente y he experimentado en lo personal.

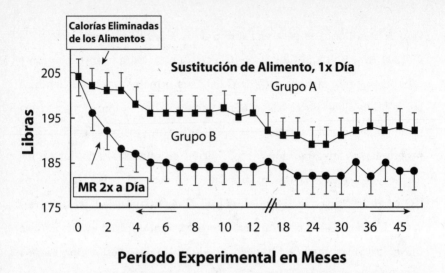

Período Experimental en Meses

Pérdida de peso a lo largo de cuatro años usando un sustituto de comida dos veces al día durante doce semanas (triángulos) comparada con reducción de los alimentos favoritos (cuadrados). Ambos grupos usaron un sustituto de alimento por día (peso corporal en círculos) hasta el final de cuatro años de estudio. El peso en libras del eje vertical está trazado contra el tiempo en meses en el eje horizontal. Esta figura está adaptada de Flechtner-Mors, M., Ditschuneit, H.H., Johnson, T.D., Suchard, M.A. Adler, G. "Metabolic and weight loss effects of long-term dietary intervention in obese patients: four-year results." *Obes Res.* 2000 Ago:8(5): 399–402

Referencias

1. Ashley, J.M., St. Jeor, S.T., Perumean-Chaney, S., Schrage, J., Bovee, V. "Meal replacements in weight intervention." *Obes Res.* 2001 Nov;9 (Suppl 4):312S–320S.

2. Bowerman, S., Bellman, M., Saltsman, P., Garvey, D., Pimstone, K., Skootsky, S., Wang, H.J., Elashoff, R., Heber, D. "Implementation of a primary care physician network obesity management program." *Obes Res.* 2001 Nov;9 (Suppl 4):321S–325S.

3. Flechtner-Mors, M., Ditschuneit, H.H., Johnson, T.D., Suchard, M.A., Adler, G. "Metabolic and weight loss effects of long-term dietary intervention in obese patients: four-year results." *Obes Res.* 2000 Aug;8(5):399–402.

4. Heber, D., Ashley, J.M., Wang, H.J., and Elashoff, R.M. "Clinical evaluation of a minimal intervention meal replacement regimen for weight reduction." *J. Am. Coll. Nutr.* 1994 13:608–14.

5. Hensrud, D.D. "Dietary treatment and long-term weight loss and maintenance in type 2 diabetes." *Obes Res.* 2001 Nov;9 (Suppl 4):348S–353S.

6. Heymsfield, S.B., van Mierlo, C.A., van der Knaap, H.C., Heo, M., Frier, H.I. "Weight management using a meal replacement strategy: meta and pooling analysis from six studies." *Int J Obes Relat Metab Disord.* 2003 May;27(5):537–49.

7. Yip, I., Go, V.L., DeShields, S., Saltsman, P., Bellman, M., Thames, G., Murray, S., Wang, H.J., Elashoff, R., Heber, D. "Liquid meal replacements and glycemic control in obese type 2 diabetes patients." *Obes Res.* 2001 Nov;9 (Suppl 4):341S–347S.

La Ciencia de la Proteína

Este apéndice es para quienes desean aprender más sobre la ciencia detrás de su receta personalizada de proteína. ¿Cómo llegamos al 29 por ciento de su consumo calórico diario, y qué prueba que la proteína hace una diferencia?

Hay dos clases de hambre: la psicológica, que ningún alimento puede satisfacer, y la física, para la que existen señales biológicas de diversos tipos de alimentos que se han estudiado científicamente. Para cada conducta humana, incluyendo el comer, hay un componente tanto mental como físico. Su mente siempre es capaz de vencer las señales que su cerebro recibe de su cuerpo. No obstante, si comprende los siguientes mecanismos que hacen que la proteína trabaje para ayudarle a controlar sus antojos, su confianza en al ciencia detrás de la Dieta L.A. Shape podrá ayudarle a perder peso con mas eficacia.

La Proteína Es lo que Más Satisface

Sobrevivir la inanición es simplemente demasiado importante como para que nuestros cuerpos dependan de tan sólo un mecanismo o trayectoria de señales. Nuestras mejores estimaciones indican que por lo menos entre treinta y cuarenta sistemas interactúan a fin de evitar la inanición, y cuando uno está bloqueado, el otro toma su lugar. En consecuencia, estoy convencido de que nunca habrá una píldora mágica que usted pueda poner a su porción de papas a la francesa para perder peso.

Sin embargo, tomar la cantidad de proteína recomendada en la Dieta L.A. Shape podrá servir este propósito porque envía una señal más fuerte para satisfacer su hambre que un carbohidrato o una grasa durante unas horas, un día y durante meses. La proteína también puede desarrollar masa corporal magra, lo que aumenta la cantidad de calorías que se queman al día. La proteína no se convierte en grasa con la misma eficiencia que un carbohidrato, así que cuando usted trata de conservar su peso es más difícil subirlo si come más proteína. Se produce una pequeña cantidad de calor (se llama termogénesis inducida por la dieta) mientras usted digiere sus alimentos, la cual se prolonga un tiempo corto después. Nuevamente, la proteína produce más calor que la misma cantidad de carbohidratos o grasa. Este calor es energía del alimento que usted come y que no se acumula como adiposidad.

Las Señales de los Aminoácidos y las Hormonas

Después de una comida, los aminoácidos—los componentes de la proteína—se absorben en la corriente sanguínea. Algunos atraviesan la barrera sangre–cerebro, donde emiten señales en los centros cerebrales que controlan el hambre. En teoría, varios de los aminoácidos, incluyendo el triptofano, la fenilalanina y la tirosina afectan los mecanismos que controlan el hambre. No se sabe exactamente cómo funciona este sistema. Algunos científicos creen que ciertos aminoácidos entran al cerebro para reducir el hambre, mientras que otros avanzan la teoría de que unas cadenas pequeñas de aminoácidos sobreviven la digestión y son absorbidas por el torrente sanguíneo para viajar al cerebro y ayudar a controlar el hambre. El control del hambre es un asunto complejo, y el consumo de proteína probablemente sea sólo un factor (si bien uno muy importante) para controlarla.

Durante períodos cortos después de comer, algunas proteínas sacian mejor el hambre que otras. A éstas se les llama proteínas "rápidas," porque liberan sus aminoácidos al torrente sanguíneo con mayor rapidez que otras, llamadas "proteínas lentas." Las proteínas animales también producen un poco más de calor que las de vegetales. A la larga, estas pequeñas diferencias pierden importancia. La proteína es efectiva para reducir el consumo de alimentos bajo condiciones de acceso libre a la comida, independientemente de que se trate de una proteína animal o vegetal.

Unos investigadores en los Países Bajos (M.S. Westerterp–Plantenga y colegas) determinaron la forma en que la proteína afectaba las percepciones del hambre y el metabolismo corporal en una cámara de cuerpo entero bajo condiciones controladas durante más de veinticuatro horas. Los sujetos voluntarios vivieron en un cuarto cerrado de unos 4 por 8 pies. Se analizaron el oxígeno y dióxido de carbono de todo el aire. Asimismo, se midieron cuidadosamente todos los alimentos que entraron y todos los desechos que salieron. En este estudio se alimentó a los voluntarios con el número exacto de calorías que quemaban y se les asignó un protocolo de ejercicio y actividades prescritas, que era el mismo cada día. Comían precisamente las mismas cantidades de alimentos similares, a horas idénticas en esta situación totalmente controlada. Las dos dietas fueron una alta en proteína y una alta en carbohidratos (porcentaje de energía: 30/60/10 proteína/carbohidratos/grasa), y una dieta alta en grasa (porcentaje de energía: 10/30/60 proteína/carbohidratos/grasa). A lo largo del día, entre comidas, los sujetos manifestaron sentirse significativamente más satisfechos y saciados con la dieta alta en proteína/alta en carbohidratos que con la dieta alta en grasa. Asimismo, su hambre, apetito, deseo de comer y cantidad estimada de consumo fueron significativamente menores. Hubo menos hambre tanto durante, como después, de las comidas altas en proteína. También se observó mayor termogénesis inducida por la dieta, o producción de calor, en la dieta alta en proteína. La cantidad de calor producido se relacionó directamente con el grado de saciedad o falta de hambre en la dieta alta en proteína.

Otro equipo de investigadores (A.R. Skov y colegas) compararon una dieta alta en proteína con una de control para evaluar la pérdida de peso a lo largo de 27 semanas. Se permitió comer tanto como quisieran de una de dos dietas a dos grupos de veinticinco voluntarios moderadamente obesos. Las dos dietas eran 25 por ciento proteína, 45 por ciento carbohidratos y 30 por ciento grasa, frente a 12 por ciento proteína, 58 por ciento carbohidratos y 30 por ciento grasa. Se descubrió que la pérdida de peso (8.9 frente a 5.1 kilogramos) y la pérdida de grasa (7.6 frente a 4.3 kilogramos) resultaron significativamente más altos en el grupo con mayor proteína, debido a una reducción de aproximadamente 16 por ciento en el consumo calórico diario. Así que con acceso libre a los alimentos, una dieta con más proteína satisface más que una con menos, y se reduce el consumo total de calorías, lo que lleva a una mejor pérdida de peso.

En pruebas con ratas también se demostró que para reducir el apetito la proteína es más poderosa que los carbohidratos, y entre más proteína se daba a las ratas dentro de cierto rango, más se reducía su consumo general de alimentos. La proteína saciaba más a los animales cuando la proporción se ubicaba entre 35 y 50 por ciento de las calorías totales en sus dietas que cuando dicha proporción era menor y la de los carbohidratos, mayor. Sin embargo, era necesario dejar pasar cuando menos un día antes de que se observara una disminución significativa en el consumo de calorías después de la carga de proteína. Por lo tanto, de algún modo los animales tuvieron que experimentar durante cierto tiempo los efectos biológicos de mayor proteína sobre su centro de control de hambre antes de que redujeran su consumo de alimentos. Los autores concluyeron que a mayor proporción de proteína en el alimento, mayor el efecto de saciedad.

Otro grupo (B.J. Brehm y colegas) estudió durante seis meses los efectos de una dieta con muy pocos carbohidratos, y otra con poca grasa y restricción de calorías sobre el peso corporal y factores de riesgo de enfermedades del corazón en mujeres sanas. El grupo con la dieta de muy pocos carbohidratos perdió más peso (8.5 frente a 3.9 kilogramos) así como más adiposidad (4.8 frente a 2.0 kilogramos) que el grupo con la dieta de poca grasa. Mientras que este estudio recalcó que el grupo con mayor pérdida de peso estaba consumiendo una dieta con pocos carbohidratos, en realidad estaba comiendo significativamente más proteína que cuando inició con la dieta (28 por ciento frente a 16 por ciento). Por otro lado, el grupo con la dieta de poca grasa–muchos carbohidratos sólo aumentó su consumo de proteína de 15 a 18 por ciento de calorías totales. De modo que los resultados podrían deberse a los altos niveles de proteína en la dieta más que en lo que los investigadores recalcaron como una comprobación de la dieta baja en grasa (en realidad una dieta alta en carbohidratos y baja en proteína) en contraste con una dieta muy baja en carbohidratos (en realidad una dieta más alta en grasa y más alta en proteína). Además, el grupo que comió más proteína, al que los investigadores llamaron el de muy pocos carbohidratos, en realidad conservó una masa corporal magra superior mientras bajó de peso, y un porcentaje mayor del peso perdido fue de exceso de adiposidad. Así que más proteína podría ayudarle a conservar el músculo y perder la grasa.

Estos estudios sugieren que la pérdida de peso corporal con una dieta alta en proteína es superior bajo condiciones libres de vida, en las que el voluntario puede comer tanto como quiera de la dieta de prueba, porque se comió menos. En un examen que se hizo en el 2002 de diversos estudios sobre dietas altas en proteína se utilizó una técnica llamada meta–análisis (J. Eisentein y colegas). El meta–análisis compara diversos estudios, luego combina información similar de dichos estudios a fin de examinar una pregunta científica. La ventaja es que al agrupar todos los datos que se pueda, se obtiene un argumento más convincente y un panorama de lo que puede comprobarse en promedio. La debilidad del método es que los estudios llegan a tener muchas diferencias en su diseño y esto limita la posibilidad de incorporar esta información al banco de datos para análisis. Con objeto de superar este problema, el autor del meta–análisis establece reglas acerca de qué estudios se considerarán para el banco. Este meta–análisis de varios estudios en particular concluyó que en promedio las dietas altas en proteína estaban asociadas a una disminución del 9 por ciento en el consumo total de calorías. El efecto de la proteína en el consumo general de calorías y la regulación del peso corporal, en comparación con el de la grasa y los carbohidratos, todavía requiere de más estudios. Pero hay muchas pruebas de que la proteína funciona, y de que su cuerpo sentirá la diferencia cuando usted la consuma más. La proteína actúa sobre los mecanismos que señalan hambre al cerebro, causa mayor generación de calor y quema de calorías después de consumirla, además de que contribuye a desarrollar masa muscular magra. Por todos estos motivos he recomendado que aproximadamente 29 por ciento de su consumo total de calorías sea de proteína.

Referencias

1. Bensaid, A., Tome, D., Gietzen, D., et al. "Protein is more potent than carbohydrate for reducing appetite in rats." *Physiol Behav.* 2002; 75:577–82.

2. Bensaid, A., Tome, D., L'Heureux-Bourdon, D., et al. "A high-protein diet enhances satiety without conditioned taste aversion in the rat." *Physiol Behav.* 2003; 78:311–20.

3. Brehm, B.J., Seeley, R.J., Daniels, S.R., et al. "A randomized trial comparing a very low carbohydrate diet and a calorie-restricted low fat diet on body weight and cardiovascular risk factors in healthy women." *JCEM.* 2003; 88:1617–23.

4. Billeaud, C., Guillet, J., Sandler, B. "Gastric emptying in infants with or without gastro-oesophageal reflux according to the type of milk." *Eur J Clin Nutr.* 1990; 4:577–83.

5. Boirie, Y., Dangin, M., Gachon, P., et al. "Slow and fast dietary proteins differently modulate postprandial protein accretion." *Proc Nat Acad Sci U S A.* 1997; 94:14930–35.

6. Dulloo, A.G., Jacquet, J. "Low-protein overfeeding: a tool to unmask susceptibility to obesity in humans." *Int J Obes Relat Metab Disord.* 1999; 23:1118–21.

7. Dumesnil, J.G., Turgeon, J., Tremblay, A., et al. "Effect of a low-glycemic index—low-fat—high protein diet on the atherogenic metabolic risk profile of abdominally obese men." *Br J Nutr.* 2001; 86:557–68.

8. Eisenstein, J., Roberts, S.B., Dallal, G., Saltzman, E. "High-protein weight-loss diets: are they safe and do they work? A review of experimental and epidemiologic data." *Nutr Rev.* 2002; 60:189–200.

9. Hall, W.L., Millward, D.J., Long, S.J., Morgan, L.M. "Casein and whey exert different effects on plasma amino acid profiles, gastrointestinal hormone secretion and appetite." *Br J Nutr.* 2003; 89:239–48.

10. Jean, C., Fromentin, G., Tome, D., Larue-Achagiotis, C. "Wistar rats allowed to self-select macronutrients from weaning to maturity choose a high-protein, high-lipid diet." *Physiol Behav.* 2002; 76:65–73.

11. Jean, C., Rome, S., Mathe, Y., et al. "Metabolic evidence for adaptation to a high protein diet in rats." *J Nutr.* 2001; 131:91–98.

12. Latner, J.D., Schwartz, M. "The effects of a high-carbohydrate, high protein or balanced lunch upon later food intake and hunger ratings." *Appetite.* 1999; 33:119–28.

13. Laymen, D.K., Boileau, R.A., Erickson, D.J., et al. "A reduced ratio of dietary carbohydrate to protein improves body-composition and blood lipid profiles during weight loss in adult women." *J Nutr.* 2003; 133:411–17.

14. Lejeune, M.P.G.M., Kovacs, E.M.R., Westerterp-Plantenga, M.S. "Additional protein intake limits weight regain after weight loss in humans [abstract]." *Int J Obes Relat Metab Disord.* 2003; 27:S25.

15. Mikkelsen, P.B., Toubro, S., Astrup, A. "Effect of fat-reduced diets on 24 h energy expenditure: comparisons between animal protein, vegetable protein, and carbohydrate." *Am J Clin Nutr.* 2000; 72:1135–41.

16. Pullar, J.D., Webster, A.J.F. "The energy cost of fat and protein disposition in the rat." *Br J Nutr.* 1977; 37:355–63.

17. Raben, A., Agerholm-Larsen, L., Flint, A., et al. "Meals with similar energy densities but rich in protein, fat, carbohydrate, or alcohol have different effects on energy expenditure and substrate metabolism but not on appetite and energy intake." *Am J Clin Nutr.* 2003; 77:91–100.

18. Skov, A.R., Toubro, S., Ronn, B., et al. "Randomized trial on protein vs. carbohydrate in ad libitum fat reduced diet for the treatment of obesity." *Int J Obes Relat Metab Disord.* 1999; 23:528–36.

19. Stock, M.J. "Gluttony and thermogenesis revisited." *Int J Obes Relat Metab Disord.* 1999; 23:1105–17.

20. Westerterp-Plantenga, M.S., Lejeune, M.P.G.M., Nijs, I., et al. "High protein intake sustains weight maintenance after body weight loss in humans [abstract]." *Int J Obes Relat Metab Disord.* 2003; 27:S127.

21. Westerterp-Plantenga, M.S., Rolland, V., Wilson, S.A.J., Westerterp, K.R. "Satiety related to 24 h diet-induced thermogenesis during high protein/carbohydrate vs. high fat diets measured in a respiration chamber." *Eur J Clin Nutr.* 1999; 53:495–502.

22. Westerterp-Plantenga, M.S., Westerterp, K.R., Rubbens, M., et al. "Appetite at 'high altitude,' operation Everest-Comex: a simulated ascent of Mt. Everest." *J Appl Physiol.* 1999; 87:391–99.

La Ciencia de la Silueta y la Adiposidad

Su cuerpo realmente asume la forma de varios órganos vitales como su corazón, hígado, riñón o piel. Estos órganos contienen nervios, vasos y células adiposas y secretan hormonas y proteínas que afectan el balance de energía, depósito de grasa y el metabolismo. La función de los órganos adiposos depende de dónde se localizan en su cuerpo. Cada uno de los órganos adiposos en el cuerpo inferior (para las mujeres) y cuerpo superior (tanto para hombres y mujeres) tienen funciones especiales con respecto a la absorción y liberación de ácidos grasos, así como en cuanto a las hormonas que secretan y a las que responden. En los años noventa se encontró que las células adiposas secretan una pequeña hormona llamada "leptina" que se enlaza con los receptores del cerebro para reducir el consumo de alimentos y aumentar la actividad física. Hay pruebas crecientes de que la leptina proviene de la adiposidad del cuerpo inferior y superior, en tanto que otra proteína producida por las células adiposas, la adiponectina, proviene en gran medida de la adiposidad abdominal y afecta la coagulación de la sangre, que es parte del sistema inmunológico. De este modo, la ciencia de la silueta y la ciencia de cómo se comunica su adiposidad con otros órganos y el cerebro están todas conectadas. Trataré de resumir este campo de grandes cambios, pero usted tendrá que mantenerse al tanto por su cuenta, ya que la ciencia avanza rápidamente.

La Adiposidad Femenina

La adiposidad en las caderas y muslos femeninos abastece la energía que necesitan las madres para dar leche a sus bebés recién nacidos. Esta grasa responde a las hormonas femeninas, y en cada ciclo menstrual—justo después de la ovulación—el nivel en la sangre de la progesterona, la hormona femenina, aumenta 1,000 veces. Cuando las mujeres creen que están subiendo un poco de peso además de la inflamación que sienten, están en lo cierto. El cuerpo se está preparando para el embarazo desarrollando órganos adiposos en caderas y muslos. Y si la mujer se embaraza, crecerán mucho más por las grandes cantidades de estrógeno y progesterona producidos por la placenta. Debe almacenarse una cantidad considerable de calorías, ya que la producción de leche materna normalmente requiere unas 500 calorías al día.

El principal factor responsable de la obesidad femenina es el aumento de peso después del embarazo. Típicamente, las mujeres suben entre 30 y 40 libras durante el embarazo. Si no amamantan ni hacen dieta o ejercicio en los seis meses después de dar a luz, generalmente no pierden el peso aumentado mientras están en cinta. El siguiente embarazo comienza con un peso mayor, se sube más de peso con éste y así sucesivamente. Entender cómo se acumula esta grasa puede ayudar a las mujeres jóvenes a perder peso después de dar a luz y prevenir la obesidad.

Así como las mujeres nacen con cuerpos de distintas formas, nacen con órganos adiposos de cadera y muslos de distintos tamaños. Esta clase de adiposidad no tiene nada de malo, salvo que nuestra sociedad moderna la ha etiquetado así. Históricamente, las mujeres con adiposidad en el cuerpo inferior siempre estuvieron en demanda, y esto reflejaba lo biológicamente deseable. Hoy hay una desconexión entre la genética femenina y lo que mucha gente considera atractivo. Sin embargo, también hay una corriente inversa. Jennifer López ha sacado una línea de lencería "en tallas grandes," y las mujeres y los hombres afroamericanos definitivamente han defendido la belleza de las mujeres más grandes. Uno de mis mensajes clave es que debe existir mayor tolerancia en nuestra sociedad para las distintas siluetas que existen.

Esta grasa suele ser más resistente a la dieta y el ejercicio, y muchas mujeres se matan de hambre para deshacerse de ella. En aras de tener muslos más delgados, muchas hasta pierden una cantidad malsana de grasa en sus caras y pechos. Es importante estar consciente de su peso meta y silueta apropiados si usted tiene más adiposidad en cadera y muslos que en el cuerpo superior.

Adiposidad Abdominal

La adiposidad en medio del cuerpo rodea los intestinos y tiene propiedades especiales tanto por las sustancias que libera al torrente sanguíneo, como por las hormonas a las que responde. Tanto los hombres como las mujeres pueden acumular grasa abdominal. Hay mujeres que tienen adiposidad principalmente en el cuerpo superior y nunca acumulan mucha en el cuerpo inferior. Asimismo, hay mujeres que acumulan adiposidad tanto en el cuerpo superior como en el inferior.

Las mujeres con adiposidad en el cuerpo superior tiene niveles superiores de hormonas masculinas que las que tienen grasa en el cuerpo inferior. Tienen tres veces más probabilidades de desarrollar cáncer de seno y unas nueve veces más probabilidades de contraer diabetes que las mujeres con adiposidad principalmente en el cuerpo inferior.

La grasa en el cuerpo superior está diseñada para permitirle sobrevivir la inanición. Secreta varias sustancias llamadas "citocinas" que combaten las infecciones. De hecho, esta protección contra las infecciones es una función clave de la adiposidad en el cuerpo superior, la cual forma parte de la adaptación humana a la inanición. Una de las causas principales de muerte por inanición son las infecciones y su adiposidad en el cuerpo superior lo protege contra esta complicación de la desnutrición.

Esta adiposidad también responde a la hormona del estrés, cortisol, que proviene de la glándula suprarrenal. (En los pilotos de helicóptero del ejército, se ha demostrado que el nivel de cortisol en la sangre aumenta por diez en tiempos de guerra.) En una enfermedad llamada el "síndrome de Cushing" hay una sobreproducción de cortisol en las glándulas suprarrenales, lo que resulta en un incremento de este órgano adiposo en medio del cuerpo. Hay una enzima, Il betahidroxisteroide deshidrogenasa, que puede convertir la cortisona en cortisol. Las ratas genéticamente alteradas para producir más de esta enzima acumulan grasa únicamente en el abdomen y no en otros órganos adiposos.

La adiposidad abdominal es más fácil de perder con la dieta que la del cuerpo inferior. A menudo es la primera grasa en desaparecer en quienes tienen tanto en el cuerpo superior como el inferior. Sin embargo, es fácil recuperar este peso rápidamente en situaciones de estrés. Recientemente vi a dos pacientes en el mismo día que subieron 13 libras en un mes debido al estrés y que no pudieron mantenerse a dieta. La gente con el llamado "síndrome del rebote" frecuentemente tiene adiposidad en el cuerpo superior.

Los Centros Cerebrales y la Adiposidad

Las células adiposas elaboran la leptina, una hormona cuyo nombre proviene de un término griego que significa adelgazar. Se descubrió por primera vez en una línea mutante de ratones obesos que elaboraban una versión defectuosa de esta hormona. Estos ratones desarrollaron un 60 por ciento de su peso corporal como tejido adiposo. Cuando se fusionó la circulación de ratones normales con la de estos ratones obesos, se corrigió la anormalidad y los ratones perdieron peso.

La leptina se detecta en una parte del cerebro llamada el "núcleo arqueado" del hipotálamo, donde constituye una de las muchas señales al cerebro. Es extremadamente rara la deficiencia de leptina, pero existe una aldea en Turquía donde una familia la tuvo. Mi colega, el Dr. Julio Licinio de UCLA, recientemente trató a esta familia con leptina y ellos perdieron una enorme cantidad de peso, pasando de una obesidad masiva a una talla normal. La leptina también tiene otros efectos. Reduce el consumo de alimentos y aumenta la actividad física. También inhibe la formación de nuevos vasos sanguíneos, y esta es otra manera en que podría evitar el desarrollo de nuevo tejido adiposo en un ratón genéticamente obeso.

La insulina, la hormona de alimentación producida por el páncreas, sube después de comer. Guarda las grasas en las células adiposas y los aminoácidos en los músculos. Asimismo, guarda algunos azúcares como almidones en el hígado y los músculos. Tanto la insulina como la leptina se elevan en respuesta a nutrientes como la glucosa y los aminoácidos. Durante los últimos treinta años, el Dr. Daniel Porte, quien se encuentra ahora en la Universidad de California en San Diego, ha defendido la teoría de que la obesidad se debe a la falta de una acción normal de la insulina en el cerebro. Él ha demostrado en estudios con primates que los niveles elevados de insulina en la sangre están asociados a una menor acción de la misma en el cerebro.

Los niveles de leptina cambian en sentido contrario ante otro péptido, el neuropéptido Y o NPY. Cuando decrece la leptina, el NPY se eleva en el cerebro. El NPY tiene el efecto contrario al de la leptina, y aumenta el consumo de alimentos. Así el cuerpo integra hormonas que funcionan en ambos sentidos, y yo creo que apenas hemos arañado la superficie de este sistema de control que mantiene el peso corporal, el consumo de alimentos y la actividad física en el cerebro. Recientemente se descubrió otra hormona en el cerebro que reduce el consumo de alimentos. Se le llamó "orexina."

Además de las hormonas elaboradas por las células adiposas y las que se encuentran en el cerebro, hay una hormona, llamada en inglés "gherlin," que elaboran las células del estómago. Este nombre extraño proviene de su capacidad para liberar la hormona del crecimiento (gh) de la glándula pituitaria. Los niveles de gherlin en la sangre se elevan entre comidas, estimulando el apetito. Las personas obesas experimentan elevaciones mayores de gherlin entre comidas. Las personas obesas a quienes se les hace cerclaje en el estómago experimentan una disminución de apetito después de sus intervenciones y sus niveles de gherlin caen por debajo de concentraciones detectables.

Siguiendo por el sistema gastrointestinal, en el intestino delgado se hallan los péptidos tipo glucagón (por sus siglas en inglés, GLPs) liberados por el intestino y que afectan el consumo alimenticio. La colecistocinina es una hormona que recibe su nombre por su capacidad para contraer la vesícula biliar, lo cual ocurre generalmente después de una comida con mucha grasa. Se cree que una forma de esta hormona también se transporta al cerebro para controlar el consumo de alimentos. Como si esto no fuera suficiente, el tejido adiposo elabora otras hormonas incluyendo la omentina, vasofatina y resistina que afectan la descomposición de los nutrientes en el organismo. Algunas de las hormonas elaboradas en la adiposidad abdominal no se secretan a la corriente sanguínea, sino que trabajan dentro del órgano adiposo mismo para regular su actividad y lo que secreta al torrente sanguíneo que afecte el consumo de alimentos, el metabolismo y la actividad física. En resumen, conservar el peso corporal ante la inanición constituye una función corporal muy básica e importante que mantienen grupos traslapados de hormonas producidas en todo el cuerpo. Sin embargo, los órganos adiposos tienen mucho que ver con transmitir a su cerebro su estado de nutrición.

Los Genes y la Obesidad

La obesidad es el resultado de una interacción entre los genes y el ambiente. Actualmente hay unos diecisiete genes distintos que sabemos pueden ser responsables de la obesidad. No obstante, el número total de personas con estas enfermedades genéticas es tan sólo de 5 por ciento de todos los casos de obesidad. Algunos de estos desórdenes resultan fascinantes e involucran varios problemas en la función mental, reproducción, visión y apariencia facial. Sin embargo, la mayoría de la población obesa simplemente está bien adaptada a la inanición. Hasta el momento, las investigaciones sobre genes en cuanto a obesidad familiar han arrojado unas setenta asociaciones con partes del genoma humano. Estos estudios se concretan a trazar partes del material genético donde podrían existir genes importantes, y estas muchas asociaciones simplemente señalan nuevamente los mecanismos del cuerpo para regular el consumo de alimentos y el peso. Sin embargo, es poco probable que alguno de estos métodos de búsqueda llegue a descubrir algún blanco único que sea responsable de un porcentaje significativo de casos de obesidad. Más bien, la mayoría de los expertos sugieren que cualquier defecto aislado podría aportar un 2 por ciento de la tendencia a subir de peso. De algún modo, los efectos acumulados de muchos genes son los que terminan por inclinar la balanza hacia la ganancia de peso.

Por otro lado, el estilo de vida sedentario de los tiempos actuales en combinación con la dieta alta en grasa, alta en azúcar y alta en harinas termina por desenmascarar los genes de la obesidad. La creencia general es que la gente muy obesa, con más de 100 libras de sobrepeso o con un IMC superior a 40 tiene la mayor programación genética para la obesidad. En los últimos diez años, la tasa general de obesidad (IMC >40) se ha duplicado en este país, y la cantidad de personas con obesidad severa (IMC >40) se ha cuadruplicado. Esto según un estudio reciente de Rand.

Sin embargo, más allá de la obesidad en general, su silueta es genética. Los gemelos idénticos que se crían separados no solamente tienen pesos corporales similares, sino que las fotografías de su distribución adiposa muestran acumulaciones de grasa casi idénticas. Así que la forma de su cuerpo se determina genéticamente, pero puede alterarse con cambios en la dieta y el estilo de vida.

En Resumidas Cuentas

El mensaje clave aquí es que su silueta refleja su patrón particular de depósitos adiposos. Éstos pueden alterarse con cambios en la dieta y el estilo de vida, como ya se ha mencionado en otras partes de este libro. Sin embargo, hay suficientes controles complejos en la adiposidad corporal, así como una comunicación entre el tejido adiposo y cerebro como para hacer imposible engañar a la madre naturaleza más allá de cierto punto. Seleccionar una silueta y un peso meta realistas resulta esencial para tener éxito con éste o cualquier otro programa.

Referencias

1. Asakawa, A., Inui, A., Yuzuriha, H., Ueno, N., Katsuura, G., Fujimiya, M., Fujino, M.A., Niijima, A., Meguid, M.M., Kasuga, M. "Characterization of the effects of pancreatic polypeptide in the regulation of energy balance." *Gastroenterology*. 2003 May; 124(5):1325–36.

2. Bombard, Y. "Do these genes make me look fat? Obesity and melanocortin-4 receptor gene deficiencies." *Clin Genet*. 2003 Nov;64(5):380–81.

3. Challis, B.G., Pinnock, S.B., Coll, A.P., Carter, R.N., Dickson, S.L., O'Rahilly, S. "Acute effects of PYY(3–36) on food intake and hypothalamic neuropeptide expression in the mouse." *Biochem Biophys Res Commun*. 2003 Nov; 28;311(4):915–19.

4. Herzog, H. "Neuropeptide Y and energy homeostasis: insights from Y receptor knockout models." *Eur J Pharmacol*. 2003 Nov; 7;480(1–3): 21–9.

5. Nagasawa, A., Fukui, K., Kojima, M., Kishida, K., Maeda, N., Nagaretani, H., Hibuse, T., Nishizawa, H., Kihara, S., Waki, M., Takamatsu, K., Funahashi, T., Matsuzawa, Y. "Divergent effects of soy protein diet on the expression of adipocytokines." *Biochem Biophys Res Commun*. 2003 Nov; 28;311(4):909–14.

6. Ouchi, N., Kihara, S., Funahashi, T., Matsuzawa, Y., Walsh, K. "Obesity, adiponectin and vascular inflammatory disease." *Curr Opin Lipidol*. 2003 Dec;14(6):561–66.

7. Paoloni-Giacobino, A., Grimble, R., Pichard, C. "Genomic interactions with disease and nutrition." *Clin Nutr*. 2003 Dec;22(6):507–14.

8. Perusse, L., Bouchard, C. "Genetics of obesity and metabolic complications in the Quebec Family Study." *Med Sci* (Paris). 2003 Oct;19(10):937–42.

9. Silha J.V., Krsek, M., Skrha, J.V., Sucharda, P., Nyomba, B.L., Murphy, L.J. "Plasma resistin, adiponectin and leptin levels in lean and obese subjects: correlations with insulin resistance." *Eur J Endocrinol*. 2003 Oct;149(4):331–35.

10. Staiger, H., Tschritter, O., Machann, J., Thamer, C., Fritsche, A., Maerker, E., Schick, F., Haring, H.U., Stumvoll, M. "Relationship of serum adiponectin and leptin concentrations with body fat distribution in humans." *Obes Res*. 2003 Mar;11(3):368–72.

La Ciencia del Análisis de la Bioimpedancia

La obesidad se define como un exceso de grasa corporal, e idealmente esta cantidad de grasa corporal se medirá de manera científica. Esto puede lograrse con varios métodos, pero ninguno de ellos es exacto. El análisis de la bioimpedancia constituye el método más práctico para analizar la composición corporal. Ofrece la información más útil y científicamente válida acerca de la masa corporal magra y la cantidad de calorías que usted quema cada día. El porcentaje de grasa corporal obtenido con este método es un estimado. Sólo le proporcionará un rango de grasas corporales saludables en relación con el rango de su silueta corporal personal. A usted quizá no le interese el porcentaje de grasa corporal, pero sí la talla de su ropa o cintura. Finalmente, tendrá que mirarse al espejo para saber si está satisfecho o si está siendo realista basándose en los rangos de peso y grasa corporal que debe tener para seguir gozando de salud.

El porcentaje de grasa corporal muestra lo que puede ser su silueta ideal, dentro de un rango saludable de adiposidad (alrededor de 22 a 28 por ciento para las mujeres y de 15 a 20 por ciento para los hombres). Los atletas tienen porcentajes más bajos de grasa corporal porque tienen mucha mayor masa muscular que el promedio de la gente. Por ejemplo, Magic Johnson, el famoso basquetbolista de los Lakers, escribió en *Los Angeles Times* que con 14 por ciento de grasa corporal se sentía demasiado pesado para

jugar bien. Dejó de comer nachos con queso después de cada juego y su adiposidad corporal disminuyó a 4 por ciento. Él se sintió mejor y su desempeño mejoró. Su única preocupación era que hubiera algún consejo consultivo de los nachos que pudiera estar disgustado con él.

En esta sección comento los diversos métodos para medir la composición corporal y por qué pienso que el análisis de impedancia bioeléctrica es la mejor y más práctica manera de conocer mejor su silueta.

Pesarse Debajo del Agua

Dado que la grasa flota en el agua, el peso de su cuerpo es menor debajo del agua que en la tierra. Si sumerjo un asiento tipo columpio en el agua y lo sujeto a una báscula desde lo alto, puedo pesarlo tanto debajo del agua como en la tierra, y calcular su porcentaje de grasa corporal. El único problema es que el aire adentro de sus pulmones también le hará flotar, así que antes de sumergirse tendría que pedirle que exhale todo el aire de sus pulmones. Esto es poco natural e incómodo, ya que en general la gente siempre toma aire antes de sumergirse en el agua. Y aun cuando tratara de exhalar todo el aire, siempre quedaría algo dentro de sus pulmones. A esto se le llama "volumen residual." Así que si quiero hacer funcionar este método en forma científica, también tendré que medir cuánto aire hay dentro de sus pulmones pidiéndole inhalar gas nitrógeno, que ayidaría a determinar el volumen de aire adentro de sus pulmones.

Este método no resulta práctico porque debo pedirle que se ponga un traje de baño y tengo que encontrar una piscina. Una vez sumados todos los errores potenciales que pudiera haber en las diversas mediciones, resulta que este método no es tan bueno como se piensa; así que para mí no vale la pena. Uno de los motivos por los que agrada tanto pesar debajo del agua es que muchos departamentos de educación física y cinesiología universitarios han invertido en tanques de agua para dedicarlos a este método y usarlos en sus trabajos de investigación.

Otra versión para pesar debajo del agua se hace en tierra usando algo que se llama "Bod Pod," una cámara corporal que fue desarrollada con fondos federales en la Universidad de California en Davis. Se trata de una cámara de plástico en forma de huevo cuyo cascarón transparente frontal se abre para que usted pueda sentarse adentro. Una vez cerrada la puerta se registra la cantidad de aire desplazada por su cuerpo y su peso sobre el asiento. Para aquellos que recuerden sus clases de química en la preparatoria, todo lo que se necesita para calcular la densidad de un objeto es conocer su volumen y peso. Suena bien, pero este método requiere que usted se ponga un traje de baño, puesto que la ropa pesada desplazará el aire como lo haría su cuerpo y restaría exactitud a la medición. Mis pacientes no se ponen un traje de baño en una clínica. Les cuesta demasiado trabajo acudir a una primera consulta con un doctor que no conocen como para que, además, tengan que pasar por un episodio embarazoso delante del personal. De hecho, muchos de mis pacientes no se meten a nadar hasta no sentirse satisfechos con su figura. Ponerse traje de baño cuando están gordos definitivamente les resultaría emocionalmente traumático.

La Dilución de Tritio y el Potasio
Total del Cuerpo

Estos métodos emplean radiación para determinar el porcentaje de grasa corporal y se usan estrictamente para fines de investigación, ya que la administración rutinaria de sustancias radioactivas es inaceptable.

El tritio es una forma radioactiva de hidrógeno que se puede encontrar en forma natural en el agua. Se produce industrialmente para la investigación médica, concentrando grandes volúmenes de agua. Mi primer trabajo como estudiante de segundo grado en la Universidad de California en Los Ángeles (UCLA) fue con el Premio Nobel Dr. Willard F. Libby, quien descubrió la datación por radiocarbón. Mi labor consistía en operar un enorme enfriador con una batería adentro que evaporaba lentamente el agua. Yo era el encargado de evaporar grandes volúmenes de agua para producir tritio. El agua tiene dos átomos de hidrógeno y uno de oxígeno (H_2O), pero en el tritio, los átomos de hidrógeno son radioactivos. Si pesara una jeringa llena de esta agua radioactiva y la inyectara en su torrente sanguíneo, podría tomar muestras de sangre durante las siguientes horas, y la radioactividad disminuiría dependiendo de la cantidad de agua en su cuerpo, que para todos los fines e intenciones no es radioactiva.

Imagínese verter tinta en su propia piscina y en una piscina más pequeña en la casa de su vecino. Si vertiera la misma cantidad de tinta y después tomara una muestra del agua, la de la piscina más grande tendría menos color de la tinta. Una vez que conozco la cantidad de agua en su cuerpo, puedo restarla de su peso corporal y obtener un estimado de la cantidad de grasa en su cuerpo.

El método del potasio total del cuerpo sólo está disponible en pocos lugares del mundo (uno de ellos es UCLA). En este método, la persona se sienta en un columpio de piel con un gran cristal colocado a unos pies por encima de su estómago. Usted permanece sentado durante 45 minutos y la radiación natural proveniente del potasio en su cuerpo se mide en el cristal. A medida que el potasio libera su radioactividad natural, el cristal absorbe la energía y genera una señal eléctrica que se registra en una máquina. Entre mayor sea su masa muscular, mayor será la cantidad de potasio en su cuerpo que liberará radioactividad en su forma natural. Este método requiere que usted permanezca encerrado en una cámara fabricada con el acero de los barcos de guerra anteriores a la Segunda Guerra Mundial, porque una vez que se iniciaron las pruebas atómicas después de la contienda, el ambiente se contaminó con potasio radioactivo a niveles tan altos que un acero más nuevo interfería con la capacidad de la máquina para detectar el potasio radioactivo en su cuerpo. En la cámara hay una cámara de televisión para que un investigador pueda observarle en caso de que usted sienta claustrofobia y desee salir antes de que se cumplan los 45 minutos.

Una vez que sé la cantidad de potasio en su cuerpo, puedo calcular su masa corporal magra, porque las células musculares y las de los órganos, como el hígado, están cargadas de potasio. Si usted se visualiza sentado en un columpio de piel con el cristal tratando de atrapar la radioactividad emanada de sus músculos, entenderá la limitante clave de este planteamiento. La grasa reduce la capacidad de la radioactividad para escapar del cuerpo y ser detectada por el cristal. Por lo tanto, las personas con más adiposidad abdominal no tendrán lecturas tan precisas de su masa corporal magra. Aun cuando la adiposidad en los muslos interfiere menos con la radiación que la de las caderas y los muslos, sigue habiendo una diferencia en la eficacia de la máquina con diferentes personas.

Absorsiometría Dual de Energía de Rayos X (DEXA: Dual Energy X-Ray Absorptiometry)

El método DEXA utiliza los rayos X para estimar la grasa corporal y masa magra. La máquina DEXA se diseñó originalmente para medir la densidad ósea, pero su computadora puede estimar la grasa corporal y la masa magra aprovechando las diversas capacidades de los músculos y la adiposidad de bloquear los rayos X y dar una imagen de su silueta con los músculos y adiposidad que contiene. Luego, una computadora puede calcular las cantidades de grasa en diferentes regiones del cuerpo. Contamos con una de esas máquinas en el Centro para la Nutrición Humana de UCLA y hemos comparado sus resultados contra los de la impedancia bioeléctrica. DEXA proporciona una respuesta útil una vez que se ajustan los números para los estudios de la investigación. Las principales desventajas de utilizar este método para la prevención y tratamiento de la obesidad son el costo de la máquina DEXA, los 15 minutos que toma la prueba (más que lo que requiere un análisis de impedancia bioeléctrica) y la exposición a la radiación, equivalente a la de una radiografía del abdomen.

El Análisis de Impedancia Bioeléctrica

Este método depende del hecho de que 70 por ciento del tejido magro está compuesto por agua, un conductor de electricidad, en tanto que la adiposidad es un aislante que no contiene agua y es mala conductora de electricidad. Este método se puede realizar de varias maneras, pero sólo una es válida en términos científicos.

En el método correcto, el investigador utiliza cuatro electrodos que son los mismos parches o cojinetes adheribles de 1 pulgada que utilizan los doctores para hacer electrocardiogramas. Se coloca un electrodo negro y otro rojo sobre una de sus manos y también en el pie del mismo lado de esa mano. Se pasa una corriente alterna eléctrica muy pequeña (tan pequeña que no se siente) a través de su cuerpo. La corriente fluye de una pinza roja a la otra y de una pinza negra a la otra. El medidor dentro de la máquina mide una propiedad eléctrica llamada "impedancia," que es la dificultad con la que viaja la corriente eléctrica entre los electrodos. La máquina conoce la distancia entre los electrodos basándose en su estatura.

Una vez adheridos los electrodos correctamente, esta medición sólo tarda uno o dos minutos. La máquina que yo utilizo muestra el porcentaje de su adiposidad corporal, masa magra corporal, y un estimado de las calorías quemadas por día. Oprimo otro botón y me muestra su peso meta basándose en el porcentaje deseable de grasa corporal. He usado esta máquina en miles de pacientes, y el modelo que tengo puede calibrarse periódicamente, por lo que sé que me da lecturas correctas.

Dado que la máquina mide las propiedades eléctricas del agua en su cuerpo, se puede confundir si usted toma demasiada agua antes de hacerse la medición, o si tiene algún padecimiento que le haga retener agua porque medirá el agua como masa corporal magra. También es necesario limpiar la piel de su mano y pie con cuidado para que ninguna loción, sudor o impureza interfieran con el flujo de la electricidad a su piel. Además, los electrodos se deben colocar siguiendo el siguiente diagrama; si se colocan demasiado cerca el uno del otro la medición podría resultar equivocada.

Aunque parezca una tarea laboriosa, no lo es tanto como lo son muchos métodos, y éste es el único que uso. Las tiendas por departamentos venden máquinas que le piden pararse sobre unos electrodos de metal. Estas máquinas normalmente cuestan menos de $100, pero pasan una corriente eléctrica que sube por sus pantorrillas sólo hasta las rodillas. Esta

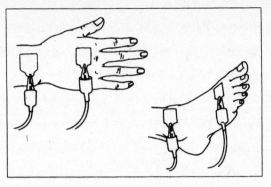

Las pinzas rojas de los cojinetes deben estar cerca de la articulación de la muñeca y el tobillo.

Las pinzas negras de los cojinetes colocados sobre la mano y el pie.

Fijación correcta de los electrodos para el análisis de impedancia bioeléctrica.

medición no es precisa a no ser que usted tenga una constitución corporal promedio. Otro tipo de máquina tiene unos mangos de metal que la persona debe sostener con las manos y la corriente eléctrica sólo sube por los brazos. Esta máquina cuesta alrededor de $50 y no ofrece una medición precisa de la grasa corporal por el mismo motivo que no funciona pararse sobre el medidor de la otra máquina. Recientemente vi en una tienda la máquina más ridícula para medir grasa: costaba $15. Había que colocar los dedos pulgares sobre una maquinita.

¿Y cómo pueden afirmar que todos estos dispositivos funcionan? Utilizan una fórmula matemática basada en la estatura y el peso, que es la base del Índice de Masa Corporal (IMC) para estimar la adiposidad corporal. (En la página 277 se muestra la fórmula). El problema es que la fórmula sirve para estudiar la composición promedio del cuerpo, pero no su silueta personal. Así que de vez en cuando estos pequeños dispositivos sí llegan a dar en el blanco.

Cuando estaba demostrando el método de la impedancia bioeléctrica en una exhibición de salud hubo una persona que la objetó. Notó que si usaba el dispositivo de los dedos pulgares podía obtener casi las mismas mediciones que las obtenidas con el analizador que yo estaba usando. Simplemente, circulé su dispositivo de los dedos pulgares por toda la sala y resultó bastante obvio que para las personas que no tenían una silueta promedio, estas otras máquinas no concordaban con el analizador de bioimpedancia de cuatro electrodos que yo he estado usando y he estudiado en miles de pacientes durante los últimos veinte años.

El Uso del Índice de Masa Corporal (IMC) para Estimar la Grasa Corporal

Dos científicos británicos, Garrow y Webster, realizaron un estudio para medir la grasa corporal, estatura y peso de un gran número de personas que se sometieron a la investigación, y en 1985 escribieron un documento que estableció el Índice de Masa Corporal como la estatura dividida entre el peso al cuadrado. Esta fórmula es aproximada, pero funciona cuando se promedia entre una gran cantidad de personas, porque la mayoría de las personas corpulentas en los Estados Unidos tienen en promedio demasiada adiposidad corporal. Sin embargo, el documento reconoció que la fórmula no es apropiada para los atletas o la gente de edad, cuya masa corporal magra no es la promedio. Si se basaran en sus IMC, todos los futbolistas en las líneas de ataque y de defensa de su equipo universitario favorito serían clasificados como obesos. Sin embargo, su peso se debe mayormente a su musculatura adicional, y no a la adiposidad. Los ancianos usualmente tienen un desgaste muscular, por lo que su peso incluye más grasa.

En UCLA encontré que cuando usaba la impedancia bioeléctrica, bastantes hombres y mujeres tenían más músculo de lo que en promedio se esperaría. En la máquina sus pesos meta eran 20 o 30 libras superiores a lo que podría pronosticarse para una persona promedio. Medí entonces la grasa corporal de las mujeres que se veían delgadas y saludables, y encontré que estos porcentajes eran sorprendentemente altos.

En veintiocho mujeres, entre las edades de veinticuatro y cuarenta y nueve años que habían ido a consulta a nuestra clínica de alto riesgo de cáncer de seno, encontré que la adiposidad corporal promedio era de 35 por ciento, aun cuando el Índice de Masa Corporal era tan sólo de 23 por ciento. Sus IMCs oscilaban entre 17 y 28, así que de acuerdo con las normas del IMC ninguna de estas mujeres era obesa (un IMC superior a 30 se considera obeso), pero su porcentaje de grasa corporal oscilaba entre 25 y 45 por ciento.

Después, en mi clínica de pérdida de peso, medí a 306 pacientes y comparé la cantidad de grasa corporal y masa magra estimada a partir de su Índice de Masa Corporal obtenido del cálculo usando la estatura y el peso, contra lo que en realidad se midió usando la máquina de bioimpedancia con sus ecuaciones matemáticas internas y la información de la medición eléctrica. En realidad existen ecuaciones para estimar la masa adiposa promedio usando sólo la estatura en centímetros y el IMC. Si desea probar estas ecuaciones con su calculadora, aquí están:

Para las mujeres: grasa en kilogramos = (0.713 IMC − 9.74) Ht^2
Para los hombres: grasa en kilogramos = (0.715 IMC − 12.1) Ht^2

Asegúrese de convertir la estatura a centímetros. Para obtener los centímetros multiplique la estatura en pulgadas por 2.54. Después multiplique la respuesta por sí misma para obtener la estatura al cuadrado (Ht^2).

Al usar estos estimados y realizar ciertos análisis estadísticos encontré que se podía dividir a los pacientes en tres grupos de tamaños aproximadamente iguales.

- Acuñé el término "obesidad sarcopénica" para describir la condición del grupo que aparentemente era delgado, pero en realidad tenía exceso de grasa (como las mujeres de la clínica de cáncer de seno). La sarcopenia significa pérdida de músculo; este término se había aplicado a la gente mayor, pero no a las personas obesas.

- Utilicé el término "obesidad proporcional" para describir al grupo cuya adiposidad corporal se había previsto perfectamente, porque sus cuerpos tenían una figura promedio.

- El tercer grupo tenía mayor desarrollo muscular u obesidad hipermuscular.

Las matemáticas demostraron que estos grupos eran verdaderamente diferentes y presenté estos hallazgos en una reunión que tuvo lugar en los Institutos Nacionales de Salud sobre los Métodos de Composición Corporal (National Institutes of Health on Methods of Body Composition). En 1996 publiqué un trabajo con el título, "Clinical detection of sarcopenic obesity by bioelectrical impedance analysis" (Detección clínica de la obesidad sarcopénica mediante el análisis de impedancia bioeléctrica) en *American Journal of Clinical Nutrition*. Al final de este Apéndice, hago referencia a ese trabajo para que usted pueda consultarlo y revisar las pruebas científicas sobre las cuales basé en este libro el uso del análisis de la impedancia bioélectrica para predecir la masa corporal magra, los requerimientos de energía y proteína en la dieta.

Fortalezas y Limitaciones del Análisis de Impedancia Bioeléctrica

Algunos científicos dicen que este método no les dice nada más de lo que obtienen a partir de la estatura y el peso. Eso es cierto cuando se promedian grandes números de personas. Sin embargo, para una sola persona que no está en la media (y quizás usted no se encuentre en la media), encuentro que esta máquina es muy útil ya que asesoro a los pacientes usando los conceptos en este libro. No repito este método una y otra vez cada semana. En realidad, usted puede experimentar un ligero aumento en el porcentaje de grasa corporal al inicio de la dieta, cuando haya perdido el peso inicial de agua, pero antes ya habrá perdido mucha grasa. Más bien lo uso al principio para determinar el peso meta y en algún otro momento de logro para ver su avance hacia su peso meta. En nuestra Risk Factor Obesity Clinic en UCLA, medimos a los pacientes cada doce semanas. En un grupo de varios cientos de pacientes con obesidad severa en UCLA, quienes perdieron alrededor de 102 libras después de haberse practicado la cirugía del *bypass* gástrico en Y de Roux para la obesidad, mis colegas y yo pudimos predecir el peso final después de un año con una sola medición antes de la cirugía.

En varias charlas ante grupos pequeños he llevado el analizador de impedancia bioeléctrica y es asombroso ver cómo reacciona la gente ante su información personal. Esta es la verdadera fortaleza de la máquina. Conocer sus niveles de colesterol, presión sanguínea, y grasa corporal realmente puede hacer una diferencia para usted en lo personal, especialmente cuando se usan estos datos para crear su dieta personalizada en función de proteínas y calorías.

Referencias

1. Drenick, E.J., Blahd, W.J., Singer, F.R., Lederer, M. "Body potassium content in obese subjects and potassium depletion during prolonged fasting." *Am J Clin Nutr.* 1966;18:278–85.

2. Garrow, J.S., Webster, J. "Quetelet's Index as a measure of fatness." *Int J Obes Relat Metab Disord.* 1985;9:147–55.

3. Heber, D., Ingles, S., Ashley, J.M., Maxwell, M.H., Lyons, R.F., and Elashoff, R.M. "Clinical detection of sarcopenic obesity by bioelectrical impedance analysis." *Am J Clin Nutr.* 1996;64:472S–477S.

4. Lukaski, H.C., Bolonchuk, W.W., Hall,C.B., Sider, W.A. "Validation of a tetrapolar bioelectrical impedance method to assess human body composition." *J Appl Physiol.* 1986;60:1327–32.

La Ciencia de las Grasas Buenas y Malas

Con frecuencia me preguntan cuáles son las mejores grasas para comer. Durante muchos años, a usted se le ha dicho que todas las grasas son malas. Ahora está escuchando acerca de las grasas buenas y malas, y que debe sustituir las grasas malas por las saludables. Todo esto me parece maravilloso, pero ¿cuáles grasas y cuánto debe consumir? Yo creo que en su alimentación usted debe usar apenas las grasas y aceites suficientes para obtener sabores agradables, lo cual se puede lograr con un total de 20 por ciento de calorías provenientes de las grasas. Sin embargo, una vez que empieza a escurrir el aceite del plato significa que usted está consumiendo demasiada, independientemente de qué tan "buena" sea. Todas las grasas contienen más de 120 calorías por cucharada y esto se acumula rápidamente cuando usted está intentando perder peso.

Las Diferentes Grasas y Ácidos Grasos

Los diferentes tipos de grasas y aceites de la siguiente lista se llaman "saturados," "monoinsaturados" y "poliinsaturados," con base en el tipo

TABLA COMPARATIVA DE GRASAS Y ACEITES DIETÉTICOS

Grasa dietética	Grasa saturada	Ácido linoleico	Ácido alfa-linolénico	Grasa monoinsaturada
aceita de oliva	14%	8%	1%	77%
aceite de aguacate	15%	11%	1%	62%
aceite de maíz	13%	61%	1%	25%
aceite de soya	15%	54%	7%	24%
aceite de cacahuate	18%	34%	0%	48%
aceite de cártamo	9%	78%	Rastros	13%
aceite de girasol	11%	69%	0%	20%
aceite de palma	51%	10%	0%	39%
manteca de cerdo	41%	11%	1%	47%
cebo de res	52%	3%	1%	44%
grasa de la leche	66%	2%	2%	30%
aceite de coco	92%	2%	0%	6%

Referencia: Agricultural Handbook No. 8-4 y el Servicio Informativo de Nutrición Humana del Departamento de Agricultura de los Estados Unidos (USDA), 1979, y la información nutrimental en las etiquetas del sitio de Internet de la Comisión del Aguacate de California (California Avocado Commission, 2003.)

ácido graso predominante, que es el elemento básico de la grasa o aceite en particular.

De hecho, la mayor parte de las grasas contenidas en su alimentación y en su cuerpo se componen de triglicéridos. Los triglicéridos se componen de tres ácidos grasos enlazados por un azúcar llamado "glicerol," compuesto a su vez de tres átomos de carbono a los que se enlazan los ácidos grasos. Los ácidos grasos mismos son cadenas largas de átomos de carbono enlazados por dos tipos de enlaces principales: el sencillo y el doble.

La Ciencia de las Grasas Buenas y Malas

El enlace doble está compuesto de nubes de electrones, para flexibilizar los enlaces entre los carbonos. Por lo tanto, las grasas saturadas son rígidas y tienden a solidificarse a temperatura ambiente, puesto que los átomos de carbono tienen menos flexibilidad para moverse que los carbonos conectados por un enlace doble o nube de electrones. Tanto las grasas poliinsaturadas como las monoinsaturadas son aceites líquidos a temperatura ambiente porque están compuestas de cadenas de carbono flexibles con 18 a 22 carbonos. Estas cadenas de átomos de carbonos se doblan fácilmente de uno a tres lugares donde ocurren nubes de electrones de enlace doble.

¿Por Qué es Importante la Saturación?

Estas características físicas de flexibilidad o rigidez se traducen en muchas propiedades distintas en las diferentes grasas. Las grasas sólidas suelen guardar el sabor y el calor mejor y, en general, se pueden calentar a temperaturas más altas. Ésta última característica es por lo que en la década de los cincuenta se usó manteca para freír las papas francesas originales de la comida rápida en McDonald's. Más adelante, la empresa cambió al aceite de soya hidrogenado, que al principio es poliinsaturado, pero luego los enlaces dobles cambian a enlaces sencillos mediante una reacción química con el hidrógeno. Estas grasas químicamente alteradas se llaman "transgrasas" porque al ser químicamente alteradas, aun cuando siguen teniendo un enlace doble, su configuración no es natural, de modo que dicho enlace actúa como sencillo en una grasa saturada.

El acuerdo general es que las grasas saturadas y las transgrasas tienden a elevar los niveles de colesterol, y los niveles altos de colesterol representan un factor de alto riesgo para las enfermedades cardiovasculares. En estudios poblacionales de las décadas de los sesenta y setenta, se relacionaron los niveles de colesterol en la sangre con la cantidad de grasa saturada en la dieta. Al igual que en todos los estudios de población, parte de este efecto es químico y otra parte se debe a las grasas saturadas de las carnes, lo cual denota un patrón alimenticio y de estilo de vida asociado a otros factores de riesgo, como la obesidad que también aumenta el riesgo de enfermedades cardiovasculares.

Lea las etiquetas de los alimentos procesados, y verá que muchos de ellos contienen 50 por ciento de calorías provenientes de las grasas, con frecuencia hidrogenadas. Las grasas hidrogenadas actúan como la manteca o el aceite de palma (ambos, grasas saturadas) para conservar el sabor y calor en los alimentos. Muchos alimentos horneados requieren este tipo de grasa para hornearse correctamente o para conservar la consistencia del betún. Por ello, las pastas, pasteles y *muffins* aparecen en mi lista de alimentos detonantes. Algunas compañías han eliminado las transgrasas de los pasabocas como las papas fritas y las frituras de maíz cuando ello no afecta el sabor.

El gobierno ha cambiado la etiqueta nutrimental oficial para que incluya las transgrasas. Esto se debe en gran medida a los esfuerzos del Dr. Walter Willet de la Escuela Harvard de Salud Pública, quien realizó estudios en poblaciones grandes que demostraron la relación entre las transgrasas y las enfermedades cardiovasculares. Estos estudios no probaban que las transgrasas fueran las causantes de las enfermedades cardiovasculares, pero por lo menos eran indicadoras de una dieta compuesta por demasiados alimentos procesados y muy pocas frutas y vegetales.

La Química de las Grasas Poliinsaturadas

Las grasas poliinsaturadas también son buenas y malas, dependiendo de donde ocurren los enlaces dobles. Las grasas omega 6 son más inflamatorias, y algunos les llaman "grasas malas." En las grasas omega 6, el primer enlace doble ocurre a 6 carbonos de un extremo de la cadena. El ácido graso más común en el aceite de maíz es el ácido linoleico, que tiene 18 carbonos de largo y dos enlaces dobles; el primero, a 6 carbonos de un extremo de la larga cadena de carbonos. Las grasas omega 3 del aceite de pescado y de los vegetales se llaman "grasas buenas" porque son antiinflamatorias y contrarrestan los efectos de las grasas omega 6 dentro de las células. El ácido linoleico es la grasa omega 6 que necesitamos consumir en pocas cantidades como grasa esencial (nuestro cuerpo no la produce), mientras que otro ácido graso de 18 carbonos, el ácido linolénico, es el ácido graso omega 3 esencial. El ácido linolénico tiene tres enlaces, y el primero se encuentra a 3 carbonos de un extremo. Dado que los dos nombres suenan tan similares—linoleico (omega–6) y linolénico (omega–3)—los científicos usan un sistema de números: 18:2 n–6 y 18:3 n–3, respectivamente. La notación significa 18 carbonos, con dos o tres enlaces dobles, y el n–6 o n–3 significa que el primer enlace doble se encuentra a 6 o 3 carbonos de un extremo de este ácido graso de 18 carbonos.

Requerimientos de Ácidos Grasos en la Dieta

Los ácidos linoleico y linolénico son elementos esenciales en la dieta. Es necesario obtener alrededor del 5 por ciento del total de calorías de estos ácidos grasos que se encuentran en los vegetales. Las dietas antiguas eran tan ricas en vegetales que a medida que pasó el tiempo, nuestros cuerpos dejaron de producir estos ácidos grasos, al igual que nuestro abandono de la maquinaria genética para producir la vitamina C.

Usted no debe preocuparse por no obtener suficientes ácidos grasos en su dieta, ya que los vegetales contienen alrededor de 10 por ciento de grasa, y una proporción de tres a uno, aproximadamente, de ácidos linoleico y linolénico. Nuestras dietas modernas utilizan muchos aceites procesados, y los fabricantes de aceite han arrancado la mayor parte de los ácidos grasos omega 3 naturales en los aceites vegetales para poder aclarar estos últimos y aumentar su vida de anaquel en la tienda. Como resultado, nuestra dieta moderna tiene una proporción de ácidos grasos omega 6 a omega 3 entre 10 a 1 y 30 a 1, dependiendo de su dieta. Las proporciones incluyen tanto ácidos linoleicos como linolénicos, así como otros ácidos grasos omega 6 y omega 3 comunes que no he abordado, incluyendo el ácido eicosapentanoico (20:5 n–3) y el ácido docosahexanoico (22:6 n–3) de los aceites de pescado omega 3. Estos son los ácidos grasos más famosos de esta clase. Si desea conocer más acerca de los ácidos grasos más comunes en el ser humano puede consultar un libro de texto de bioquímica. Mi laboratorio mide más de veinte ácidos grasos comunes en la sangre, muchos de los cuales son afectados por nuestra dieta, mientras que otros son producidos por nuestro cuerpo. Tendemos a producir grasas saturadas similares a las que encontramos en el bistec. Yo acostumbraba mostrar un cartón en donde habían dos tiburones nadando alrededor de un ser humano con una leyenda que dice: "Ignorémoslo, tiene niveles muy altos de grasa saturada."

Las Proporciones y la Inflamación

Las células en todo nuestro cuerpo detectan la proporción de omega 6 a omega 3. Las enzimas llamadas "enzimas ciclooxigenasas" convierten estos

La Ciencia de las Grasas Buenas y Malas

ácidos grasos en señales llamadas "eicosanoides." Estos eicosanoides son pequeñas moléculas que pueden causar o inhibir las señales de inflamación en las células. La misma enzima puede emitir tanto las señales proinflamatorias como las antiinflamatorias a partir de los ácidos grasos omega 6 u omega 3, respectivamente. Las investigaciones muestran que la proporción de omega 6 a omega 3 es una determinante de cuánta inflamación existe en todo nuestro cuerpo. La inflamación se está reconociendo como un mecanismo común causante de enfermedades a la raíz de los males cardiovasculares, el asma y muchas formas comunes de cáncer. Cuando estos ácidos grasos ocurren en las plantas, se consumen junto con la vitamina E y otros antioxidantes que ocurren naturalemente en los vegetales, incluyendo muchos de los coloridos pigmentos de los que escribí en mi libro anterior, *What Color is Your Diet?* (*¿De qué color es su dieta?*). Sin embargo, cuando se añaden estas grasas a la harina blanca, almidón, azúcar y los colorantes artificiales, se presenta todo su efecto inflamatorio.

La Confusión de Atkins

El efecto de elevación de colesterol generado por las grasas saturadas de las carnes y quesos se ha conocido por décadas, pero ahora la dieta de Atkins afirma que reduce el colesterol. De hecho, éste fue el mensaje principal derivado de los recientes estudios de la dieta de Atkins. Lo que no le dicen a usted es que la pérdida de peso por lo general redundará en la disminución de colesterol en los grupos susceptibles de personas. Muchas personas con adiposidad abdominal y antecedentes familiares de diabetes producirán más triglicéridos debido a los efectos de la elevación de insulina cuando hay sobrepeso, que aquellas personas con grasa corporal más baja. El triglicérido se transporta en una partícula llamada una "lipoproteína de muy baja densidad," con una composición de 80 por ciento de triglicéridos y 20 por ciento de colesterol. Cuando estas personas bajan de peso, decrecen sus niveles de insulina al igual que sus niveles de triglicéridos y colesterol. Asimismo, casi todas las personas que reducen su consumo total de calorías y bajan de peso, las calorías fabrican el tipo de grasa que están consumiendo y los niveles de colesterol pueden caer. Hay algunas personas con colesterol alto o bajo que son resistentes a que la dieta cambie sus niveles de colesterol, pero en promedio, en grandes grupos de personas la pérdida de peso causa una reducción en los niveles de colesterol. Se pueden apreciar las diferencias entre los distintos tipos de grasas sólo cuando se mantiene constante el total de calorías en la dieta. Así se explica por qué durante décadas se asoció la grasa saturada a niveles más altos de colesterol cuando se estudiaba en personas hospitalizadas que consumían dietas controladas, cuando por otro lado, llevaba a niveles más bajos de colesterol en algunas personas que hacín dieta por su cuenta reduciendo las calorías y consumiendo al tiempo las grasas saturadas de carnes y quesos.

El Cáncer y las Grasas Poliinsaturadas

En estudios realizados con animales, el ácido linoleico, que se halla en el aceite de maíz y otras grasas vegetales, hace que los tumores crezcan y se extiendan. Es probable que esto ocurra por dos motivos. El primero es que el ácido linoleico puede iniciar en las células una reacción en cadena de formación de radicales de oxígeno, la cual puede dañar el ADN, fomentando así el cáncer. El segundo es que las células convierten el ácido linoleico en eicosanoides que pueden estimular la inflamación y contribuir a causar cáncer al dañar el ADN. La proporción de omega 6 a omega 3 es la que determina estas señales celulares. Comer muchas frutas y vegetales equilibrará estos ácidos grasos entre sí. Sin embargo, una dieta a la que se le añade muchos ácidos grasos omega 6 poliinsaturados provenientes de los aceites vegetales ocultos en los alimentos procesados es un factor entre muchos otros que podría estar contribuyendo al aumento de las formas comunes de cáncer visibles, cuando una población empieza a consumir una dieta rica en alimentos procesados, ya sea porque se mudan a los Estados Unidos o porque les exportamos nuestros alimentos y estilo de vida.

La Mejor Grasa en Cantidades Moderadas

Las noticias acerca de las grasas dietéticas pueden parecer bastante alarmantes, pero existe una clase de grasas neutrales para el colesterol y que no fomentan el cáncer: las grasas monoinsaturadas del aceite de oliva y los aguacates. Aun así, usted debe consumir estas grasas con moderación, porque hasta la mejor de ellas contiene más de 120 calorías por cucharada. Cuando veo a alguien mojando el pan en aceite de oliva, me preocupa que suba de peso. Sólo 3 cucharadas de aceite de oliva contienen cerca de 400 calorías, una tercera parte de lo que necesitan algunas mujeres para todo el día.

No obstante, existen varios estudios en los que el consumo de aceite de oliva en la dieta mediterránea está asociado a los riesgos mejorados de enfermedades cardiovasculares y cáncer. El aceite de aguacate contiene las mismas grasas monoinsaturadas saludables que el aceite de oliva. Es más probable que usted obtenga las grasas monoinsaturadas de los aguacates mismos que de su aceite, que por su alto costo sólo se usa en platos especiales. El número de calorías por cada bocado de aguacate equivale al de una pechuga de pollo, y aquél se puede incluir como buena fuente de grasas saludables en su dieta sin generar un aumento de peso.

¿Fue Entonces una Mentira Gorda?

Entonces, durante todos estos años, ¿nos estuvieron mintiendo los científicos en nutrición con eso de que la grasa hace engordar? Por supuesto que no. Las grasas han sido un factor principal en la obesidad de este país; la cuestión es que simplemente no eran las únicas culpables. Ahora sabemos que el tipo de carbohidratos que usted consume también es importante. La pasta, los frijoles, el arroz y las papas también pueden hacernos engordar, como se mencionó en la sección acerca del índice glicémico, la carga glicémica y las calorías en el Paso 2. Al escoger las grasas para nuestra dieta, las calorías siguen contando. Yo trato de cuidar mi consumo de grasas usando un aceite de oliva en aerosol para cocinar, o de 1 a 2 cucharadas de aceite para el sofrito oriental de vegetales. Por lo general no añado aceite de oliva a mis ensaladas. Usted puede optar por consumir estas grasas, pero trate de quemar todas las que consuma haciendo ejercicio.

Referencias

1. Erkkila, A.T., Lehto, S., Pyorala, K., Uusitupa, M.I. "n-3 Fatty acids and 5-y risks of death and cardiovascular disease events in patients with coronary artery disease." *Am J Clin Nutr.* 2003 Jul;78(1):65–71.

2. Food and Drug Administration, HHS. "Food labeling: trans fatty acids in nutrition labeling, nutrient content claims, and health claims. Final rule." *Federal Register.* 2003 Jul;11;68(133):41433–1506.

3. Hu, F. "The Mediterranean diet and mortality—olive oil and beyond." *N Engl J Med.* 2003 Jun; 26;348(26):2595–96.

4. Hu, F.B., Willett, W.C. "Optimal diets for prevention of coronary heart disease." *JAMA.* 2002 Nov; 27;288(20):2569–78.

5. Simopoulos, A.P. "Omega-3 fatty acids in inflammation and autoimmune diseases." *J Am Coll Nutr.* 2002 Dec;21(6):495–505.

La Ciencia de Cereales y Batidos

Muchos estadounidenses han llegado a contemplar el tazón de cereal con leche, rebanadas de plátano y un vaso de jugo de naranja como el mejor desayuno. Créalo o no, este desayuno contiene de 325 a 500 calorís y solamente 10 gramos de proteína:

1 onza de cereal de salvado = 75 calorías

1 onza de cereal de salvado con pasitas = 190 calorías

Leche descremada = 90 calorías

Leche baja en grasas = 120 calorías

Leche entera = 150 calorías

1 plátano mediano = 100 calorías

8 onzas de jugo de naranja = 160 calorías

La poca proteína le puede hacer sentir hambre a media mañana. Y lo peor es que las calorías menciónadas son para 1 onza de cereal, y la mayoría de las personas come más del doble de la porción. Recordará las pequeñas cajas con variedad de cereales. Esos paquetes contienen una porción de 1 onza. ¿En qué se parece eso a lo que usted se sirve de una caja de cereal?

El principio de alta proteína (vea en el Apéndice, La Ciencia de la Proteína) y la necesidad en este programa de controlar sus calorías en una o dos comidas al día, hacen del Batido del Poder su mejor opción. No solamente obtendrá el triple de proteína, sino también 5 gramos de fibra llenadora con la mayoría de las frutas, y aun así terminará ingiriendo menos de 300 calorías con cada batido. La ciencia muestra que este hábito le ayudará a mantener su peso bajo control.

Los cereales mejor vendidos en los Estados Unidos contienen entre 1 y 6 gramos de proteína (ver la tabla en la página 295). Cierto, un vaso lleno de leche le aportaría otros 10 gramos, pero ¿qué tal si solamente está salpicando su cereal con poca leche para que siga crujiente? Podría estar obteniendo solamente una sexta parte de la proteína que le da el Batido del Poder.

¿Todavía puede comer sus cereales favoritos como parte de un desayuno alto en proteínas? Si añade 10 gramos de proteína de una proteína en polvo (una con 5 gramos de proteína por cucharada) puede hacer un cereal más alto en proteínas sin afectar mucho su sabor, sobre todo si le añade fruta. Entre todos los cereales, creo que la avena tiene la mejor reputación como cereal saludable, aunque algunos defenderían las hojuelas de salvado, salvado con pasitas o un cereal fortificado con vitaminas. Baso mi evaluación de percepciones del consumidor en la tremenda publicidad que se le da al aspecto de corazón sano en el mercadeo de la avena. Sin embargo, yo fortificaría la avena con proteína para hacerla una mejor opción de desayuno ocasional.

Comer avena es un buen hábito si toma en cuenta las alternativas. En un restaurante, cuando pide la tortilla de tres huevos con queso, con frecuencia obtiene una tortilla de cinco huevos. No le dicen acerca de los huevos adicionales porque quieren un cliente satisfecho que coma grandes porciones, y los huevos adicionales resultan más baratos que perder un cliente. Alguien más puede pedir *hotcakes* o *waffles* belgas, que aportan grasas y carbohidratos con poca proteína. Usted puede ahorrarse 500 calorías si pide avena natural en lugar de una pesada tortilla o una gran pila de *hotcakes*. Espolvoree un poco de azúcar morena o unas cuantas pasitas, póngale plátano u otra fruta y vierta un chorrito de leche descremada. Obtendrá la maravillosa sensación de que está haciendo algo saludable, ya que se ha comprobado que la avena reduce el colesterol.

Es un hecho que importa el tipo de avena que elija. La avena deseable está hecha con hojuelas naturales enrolladas, que son 100 por ciento de grano entero y una buena fuente de fibra soluble, del tipo que reduce el colesterol y que lo mantendrá saciado. Desafortunadamente, muchas personas eligen la avena instantánea, que generalmente está cargada de azúcar y sabores artificiales y, en algunos casos, se le añade grasa. Los paquetes pequeños designados como una porción son tan pequeños que muchos comen dos. Por otro lado, si usted puede sobrevivir el hambre y apegarse a una sola porción, podrá perder peso utilizándola como una especie de sustituto de alimento. Yo no lo recomiendo, ya que la mayoría de la gente siente hambre a media mañana. Quiero que usted pierda peso sin el hambre que siempre acompaña a otras dietas.

En su casa puede hacer un tazón de avena fortificada con proteína como una alternativa ocasional a su batido matutino. Sin embargo, sí contiene 300 calorías y 48 gramos de carbohidratos, así que la clave es la moderación. Dado el bajo contenido de proteínas de todas las avenas, le recomiendo también acompañarla con un vaso de 12 onzas de leche.

AVENA FORTIFICADA CON PROTEÍNAS

1 PORCIÓN

1 taza de leche descremada o leche de soya natural

Pizca de sal

$^1/_3$ taza avena de rápida cocción (1 minuto, no instantánea)

2 cucharadas de proteína de soya en polvo con sabor a vainilla

Unas cuantas pizcas de canela

$^1/_2$ taza de rebanadas de manzana, zarzamora o morera, fresca o congelada, descongelada, o

$^1/_2$ plátano rebanado

1. Sirva la leche o leche de soya en una sartén mediana, agregue la sal y coloque a fuego medio alto. Caliente la leche (no deje que hierva) y añada la avena. Baje el fuego y cocine la avena, revolviendo hasta que espese.

2. Sin dejar de mover, añada la proteína en polvo, la canela y la fruta, y revuelva 1 o 2 minutos o hasta que esté bien caliente. Si queda demasiado espesa, añada un poco más de leche descremada o leche de soya.

Análisis nutrimental por porción (con leche descremada y bayas)
Calorías: 300; proteína: 23 gramos; grasa: 5 gramos; carbohidratos: 48 gramos; fibra: 10 gramos

Esta receta mejora un buen cereal de fibra integral al elevar el contenido de proteína a 23 gramos y aprovecha los aspectos saludables de la avena, incluyendo su excelente fibra. Se trata de una elección mucho mejor que varios de los cereales más vendidos en los Estados Unidos, los cuales aparecen en la tabla de la siguiente sección.

Conclusión Sobre los Cereales Frente al Batido del Poder

Si va a elegir un cereal y le va a agregar proteína, es importante que cuide la cantidad total de carbohidratos y calorías. Algunos cereales contienen de 24 a 28 gramos de carbohidratos, de los cuales 11 o 12 gramos son azúcar. Para empeorar las cosas, algunos tienen solamente 1 o 2 gramos de fibra, así que deberá añadir un suplemento de fibra o alguna fruta para sentirse satisfecho. Asimismo, la cantidad de calorías varía tremendamente, desde 75 calorías en algunos cereales de salvado hasta 190 calorías en el popular Raisin Bran, que con dos cucharadas de proteína en polvo (40 calorías) y un vaso de leche (90 calorías) suma 320 calorías. Con el cereal de salvado (75 calorías) usted puede bajar el total de calorías del desayuno hasta 215; agregue medio plátano de 50 calorías y tendrá un total de 265 calorías. Como puede ver, esto se complica, y realmente puede desequilibrarlo todo con una doble porción de cereal, como la que come tanta gente.

Mi propia solución durante los últimos dos años ha sido alejarme automáticamente del cereal durante el desayuno. En ocasiones preparo mi cereal fortificado con proteínas, pero con mayor frecuencia, cuando busco un descanso del Batido del Poder, como claras de huevo revueltas con verduras salteadas o una taza de queso *cottage* descremado. Sin embargo, la conclusión sigue siendo que para controlar su peso de por vida, para mejores resultados, incluya el Batido del Poder en su rutina diaria de desayuno.

Información Nutrimental del Cereal

La información en la siguiente tabla coincide con lo que encontrará en las etiquetas de información nutrimental de cada cereal. Conviértase en lector de etiquetas y tome buenas decisiones cuando no tome su Batido del Poder.

Alimento	Tamaño de porción	Calorías	Proteína (gramos)	Carbohidratos (gramos)	Azúcar (gramos)	Fibra (gramos)
Cereales de mayor venta						
Frosted Flakes	3/4 taza	120	1	28	12	1
Honey Nut Cheerios	1 taza	120	3	24	11	2
Frosted Mini-Wheats	18 mini biscuits	150	4	36	9	4
Raisin Bran	1 taza	190	6	45	19	7
Lucky Charms	1 taza	120	2	25	13	1
Corn Flakes	1 taza	100	2	24	2	1
Cinnamon Toast Crunch	3/4 taza	130	1	24	10	1
Rice Krispies	1 taza	100	2	23	2	0
Cereales altos en fibra y/o más altos en proteína						
Nutlettes (Dixie Foods, 1-800-BEEFNOT)	1/2 taza	140	25	15	4	9
Kashi GOLEAN	3/4 taza	120	8	28	7	10
All Bran c/fibra extra	3/4 taza	75	5	30	0	18
Multi-Bran Chex	1 taza	200	4	49	12	7
All Bran	1/2 taza	80	4	23	6	10
Avena (rápida)	1/3 taza	100	3	19	1	3
Avena instantánea natural	1 sobre	100	4	19	0	3
Shredded Wheat bocados	3/4 taza	115	4	26	2	4
Kashi Good Friends	3/4 taza	90	3	24	6	8
Kellogg Bran Buds	1/3 taza	70	2	24	8	13

La Ciencia de Cereales y Batidos

La Ciencia del Ejercicio
y el Desarrollo Muscular

¿**Alguna vez ha pensado** de dónde obtienen sus músculos la energía para trabajar, o cuál es la mejor manera de fortalecer los músculos? En este apéndice hablo acerca de cómo trabajan los músculos y cómo se relacionan con su dieta y régimen de ejercicio. Hay mucha información aquí, así que si le parece abrumadora, déjela y regrese a medida que haga más ejercicio para aprender más sobre su cuerpo. También puede utilizar esta información para ver si las cosas que le dicen acerca del ejercicio o de los suplementos para fortalecer los músculos tienen sentido.

Los Alimentos Se Convierten en Combustible para sus Músculos

Como sabe, los alimentos contienen proteínas, carbohidratos y grasas. El cuerpo humano convierte estos elementos en energía para reacciones químicas, y los almacena a través de una compleja red interconectada de reacciones químicas o senderos metabólicos. Esta red cuidadosamente orquestada, establecida por sus genes hace millones de años, está diseñada para proporcionar la energía necesaria para el ejercicio. La red responde instantáneamente a su estado de nutrición al monitorear sus reservas de energía. Su cuerpo almacena más de 160,000 calorías de grasa, pero solamente 1,200 calorías de carbohidratos como almidones (glicógenos) en los músculos y en el hígado. Los aminoácidos de proteína se pueden utilizar para restaurar carbohidratos, pero durante el ejercicio una persona bien alimentada utiliza la grasa o los carbohidratos como su principal combustible. Normalmente, la proteína no se utiliza como combustible porque el cuerpo la mantiene en reserva para la condición de emergencia de inanición. Si usted no ingiere alimentos, el tiempo que sobreviva dependerá de cuánta masa corporal magra tenga en sus músculos y en órganos como el hígado. Las proteínas juegan un papel tan importante en mantener su salud, que en el caso de inanición o de enfermedades como el cáncer o el SIDA que provocan que el cuerpo utilice sus tejidos como combustible, es posible predecir la hora de la muerte con la coincidencia de la pérdida del 50 por ciento de la proteína del cuerpo.

A bajos niveles de ejercicio prolongado, la mayor parte de nuestra energía proviene de la grasa mientras que las necesidas menores de energía provienen de los carbohidratos. Los carbohidratos entran más en escena durante los ejercicios de mayor intensidad y corta duración. La proteína desempeña sólo un papel menor a niveles muy altos de utilización de energía, pero su consumo adecuado es crucial para mantener la masa corporal magra de su organismo y permitirle rendir al máximo. El grado exacto al que los carbohidratos o la grasa actúan como fuente de energía primaria o secundaria, y la eficacia con la que se emplea la energía dependen de lo que usted comió antes de iniciar el ejercicio, así como de la intensidad y duración del mismo. Los individuos menos entrenados utilizan los carbohidratos antes y agotan su energía antes. Los músculos del atleta entrenado están adaptados al uso eficiente de la grasa y hacen que las reservas relativamente escasas de carbohidratos (1,200 calorías contra 160,000 calorías) duren más.

Dentro de la Célula Muscular: ATP y Fosfato de Creatina

A fin de comprender cómo obtiene el músculo su energía, usted necesita conocer algunos hechos básicos acerca del metabolismo en la célula del músculo. En todas las células del cuerpo, incluyendo las de los músculos, su cuerpo extrae la energía de los alimentos al convertir la energía química almacenada dentro de los enlaces químicos que mantienen juntos a los carbohidratos, las proteínas y las grasas. La energía química almacenada en estos enlaces se libera en forma controlada para uso del cuerpo a través del metabolismo. El metabolismo es la colección de procesos realizados por proteínas especiales llamadas "enzimas" que descomponen las proteínas, los carbohidratos y las grasas en pequeños químicos. Durante este proceso, la energía se almacena en enlaces químicos de alta energía de alimentos, y luego se retira y transfiere de manera altamente controlada a una sustancia especial, ATP (trifosfato de adenosina), de modo que la energía pueda utilizarse finalmente para energizar células vivas y crear sustancias complejas como las enzimas y las grasas para uso en la célula. La adenosina en este compuesto químico es la misma que se encuentra en el material genético, pero en el ATP su función principal consiste en servir como ancla entre dos y tres átomos de fosfato. Si hay dos fosfatos, el compuesto químico se denomina "ADP" (difosfato de adenosina). Para muchos de los procesos que requieren energía en el cuerpo, como elaborar grasas de ácidos grasos o proteínas de aminoácidos, la energía del tercer fosfato se libera convirtiendo el ATP en ADP. Esta energía química queda entonces disponible para los procesos corporales que la requieren, y se suministra de manera controlada en el sitio en donde ocurre la reacción con requerimiento de energía, a fin de que el desperdicio de energía o generación de calor sean mínimos. En las células, la proporción de ATP a ADP indica el estado energético de la célula, en forma muy similar a como usted comprobaría la carga remanente en la batería alcalina de su linterna. Cuando el ADP se acumula por el uso en reacciones que requieren energía, el estado energético de la célula disminuye, al igual que la linterna baja la intensidad de luz con una batería descargada. Muchas reacciones productoras de energía en el cuerpo monitorean la proporción ATP a ADP, y regulan si se está produciendo energía para reabastecer el ATP consumido en diferentes procesos. Cuando el ADP se acumula en el músculo, se activa una enzima que descompone la fosfocreatina (PCr) a fin de restaurar los niveles de ATP (PCr + ADP → ATP + Cr). La creatina liberada por esta reacción se convierte en creatinina y se excreta en la orina. La fosfocreatina tiene esta función especializada en el músculo para permitirle restaurar los niveles de ATP más rápidamente de lo que es posible en otras células.

Las reservas de PCr en el músculo son extremadamente limitadas, y sólo pueden soportar niveles de ATP en el músculo durante cerca de 10 segundos, en caso de no haber otras fuentes de éste. Ya a que el ATP se suministra de otras fuentes, la PCr termina sirviendo como una fuente de energía principal únicamente en el primer minuto de ejercicio extenuante. La PCr tiene la gran ventaja de estar localizada en el músculo, de manera que puede restaurar y mantener rápidamente los niveles de ATP durante ejercicios rápidos e intensos, como carreras cortas, salto, levantamiento de pesas y lanzamientos.

Metabolismo Aeróbico y Anabólico

Las reacciones químicas del cuerpo que elaboran el ATP de los alimentos se clasifican en anaeróbicas (sin oxígeno) y aeróbicas (con oxígeno). El metabolismo aeróbico es el medio más eficiente para extraer energía de los alimentos. Emplea el oxígeno dentro de estructuras especializadas denominadas "mitocondrias" para generar 42 moléculas ATP de una molécula de glucosa de 6 carbonos. En el metabolismo anaeróbico, la glucosa se descompone sin utilizar oxígeno. Éste es un sendero sencillo pero ineficaz que solamente puede extraer unas 6 moléculas ATP de la descomposición de glucosa a lactato. Si bien puede haber metabolismo anaeróbico bajo condiciones muy adversas sin disponibilidad de oxígeno, como en el caso de un músculo fatigado, es una segunda opción en el humano (aunque constituye la única alternativa para la bacteria primitiva, que carece de un mecanismo para el metabolismo aeróbico).

A nivel de ejercicio bajo a moderado, el cuerpo utiliza principalmente el metabolismo aeróbico, y sólo cambia a anaeróbico cuando está exhausto o enfrenta altas cargas musculares repentinas, como el levantamiento de pesas de competencia. Al utilizar oxígeno bajo la mayoría de las condiciones de ejercicio, la eficiencia en la producción celular de energía de combustibles derivados de alimentos se incrementa mucho en comparación con lo que sería en el metabolismo anaeróbico.

En el metabolismo aeróbico se realizan todos los mismos pasos utilizados en el metabolismo anaeróbico, pero con una diferencia principal: un químico clave producido de la glucosa llamado "piruvato" no se convierte en ácido láctico—como sucedería en el metabolismo anaeróbico—sino que ingresa a una trayectoria bioquímica, el Ciclo Krebs (llamado así por el ganador del Premio Nobel, Dr. Hans Krebs). El Ciclo Krebs utiliza múltiples químicos y oxígeno para amplificar la energía a medida que se descompone completamente el piruvato en dióxido de carbono y agua. En el proceso se generan 36 moléculas ATP adicionales, que se suman a las 6 producidas en la primera parte de la reacción, para un total de 42 moléculas ATP de una molécula de glucosa de 6 carbonos.

Usted puede entender entonces, porqué la reputación de las mitocondrias como las fábricas de energía de nuestras células, y las células musculares son particularmente ricas en mitocondrias que proporcionan el ATP necesario para el ejercicio. Las mitocondrias tienen sus propias paredes celulares y su propio ADN. Se piensa que originalmente fueron alguna forma de vida bacteriana que adoptaron las células más complejas para llevar a cabo la importante función de producir energía de los alimentos y del oxígeno, y de liberar agua y dióxido de carbono. Las reacciones en las mitocondrias se denominan "fosforilación oxidativa" y resultan en una máxima extracción de energía de cada molécula de glucosa.

Si hay mucho oxígeno disponible y la intensidad del ejercicio es de baja a moderada, entonces el piruvato de la glucosa se convierte en dióxido de carbono y agua en la mitocondria. Se pueden producir aproximadamente 42 equivalentes de ATP de una sola molécula de glucosa, en comparación con solamente 6 ATP con metabolismo anaeróbico. El metabolismo aeróbico abastece de energía más lentamente que el metabolismo anaeróbico, pero se puede sostener por períodos más largos: hasta de 5 horas. La principal ventaja de la trayectoria anaeróbica menos eficaz es que proporciona ATP en el músculo con mayor rapidez, utilizando glicógeno del músculo local. Fuera de la PCr, ésta representa la manera más rápida de reabastecer los niveles de ATP en el músculo. Por eso, las células musculares utilizan el metabolismo anaeróbico de glucosa en el levantamiento de pesas de competencia, que requiere mucha energía con gran rapidez.

La descomposición anaeróbica de la glucosa proporciona la mayor parte de la energía durante ejercicio intenso de corto plazo, de 30 segundos a 2 minutos. La desventaja del metabolismo anaeróbico es que no puede sostenerse durante períodos largos, ya que la acumulación de ácido láctico en el músculo disminuye el pH e inactiva enzimas clave en el sendero de la glicolisis, lo que conduce a la fatiga. El hígado puede absorber el ácido láctico liberado del músculo y convertirlo nuevamente en glucosa (el Ciclo Cori), o lo puede utilizar directamente como combustible el corazón o los músculos óseos activos, lejos del músculo en contracción activa.

Las Reservas de Glicógeno Muscular y el Ejercicio

El glicógeno muscular es el combustible de carbohidratos preferido para eventos que duran menos que 2 horas, tanto para el metabolismo aeróbico como el anaeróbico. El agotamiento de glicógeno muscular provoca fatiga y se asocia a una acumulación de lactato muscular. La producción de lactato se incrementa continuamente, pero los fisiólogos han definido un punto en que la respiración cambia como resultado de un desequilibrio entre base y ácido, denominado el "umbral anaeróbico." Tanto la nutrición como la condición del atleta determinarán cuánto trabajo se puede desarrollar en un ejercicio específico antes de que se declare la fatiga.

Esto se puede medir directa o indirectamente. Una medición indirecta utiliza una caminadora o escalera para ejercicio y toma el pulso del sujeto de acuerdo con los protocolos estándar. El atleta con mejor condición puede producir la misma cantidad de trabajo a una tasa de pulso más baja. Esta determinación indirecta asume que la tasa del pulso es proporcional al consumo de oxígeno. Por otro lado, el consumo de oxígeno se puede medir directamente durante el ejercicio. Generalmente se utiliza una caminadora motorizada hasta que ocurra la fatiga. La cantidad máxima de oxígeno consumido justo antes del agotamiento se denomina "VO_2max"; esto es, la máxima cantidad de oxígeno que su cuerpo es capaz de consumir.

La intensidad del ejercicio se puede expresar como porcentaje de VO_2max. Cada individuo tiene un VO_2max personal, que depende de su nivel de condición y de cuánta masa corporal magra tenga. Un atleta entrenado con grandes músculos tendrá un VO_2max mucho mayor que un trabajador sedentario que no está en condiciones. Los ejercicios de baja intensidad, como caminar rápido, utilizan entre 30 y 50 por ciento de VO_2max. El trotar (*jogging*) puede exigir de 50 a 80 por ciento, dependiendo de la intensidad, y las carreras cortas pueden requerir de 85 a 150 por ciento de VO_2max (con un 50 por ciento adicional proveniente de la producción de energía anaeróbica de corto plazo). Es por ello que la persona sedentaria se queda sin aliento a un nivel inferior de trabajo externo que un atleta en buenas condiciones.

Es posible acumular reservas de glicógeno antes del ejercicio para mejorar el rendimiento. En ejercicios que duran más de 20 a 30 minutos, la glucosa en la sangre asume importancia como combustible para ahorrar la descomposición del glicógeno muscular. Tanto el entrenamiento aeróbico como el de resistencia conducen a mayores reservas de glicógeno, de triglicéridos, de enzimas oxidativas y de un mayor número y tamaño de mitocondria.

Cómo se Adapta el Músculo al Ejercicio

A medida que usted desarrolle condición para niveles de ejercicio cada vez mayores, sus células musculares crecerán más y desarrollarán la maquinaria química para elevar la producción de energía. El entrenamiento incrementa tanto las enzimas que llevan a cabo las reacciones químicas en la oxidación de la glucosa en el Ciclo Krebs, como la enzima lipoproteína lipasa necesaria para convertir los triglicéridos en ácidos grasos. Este efecto es específico al músculo y al tipo de fibra muscular que se esté utilizando para el ejercicio.

Los tipos de fibra muscular se clasifican de acuerdo con tres características: (1) la velocidad a la que se pueden contraer (rápida o lentamente); (2) su contenido de glicógeno y las enzimas necesarias para producir energía a través del metabolismo anaeróbico; y (3) su contenido de mitocondria con enzimas oxidativas para realizar el metabolismo aeróbico.

Las fibras musculares de espasmo lento se encuentran en músculos más grandes que mantienen la postura y permanecen contraídos durante períodos largos. Son de color rojo porque contienen altas concentraciones de la proteína portadora de oxígeno, denominada "mioglobina." Contienen la maquinaria química para llevar a cabo el metabolismo aeróbico lentamente. Esto les permite sostener su posición durante mucho tiempo. Las fibras musculares de espasmo rápido pueden contener mucho glicógeno para el metabolismo anaeróbico, lo que las hace blancas (en la literatura científica se denominan fibras de espasmo rápido tipo IIb). Otro tipo de fibra de espasmo rápido (tipo IIa) combina una alta velocidad con el metabolismo anaeróbico necesario para descomponer el glicógeno para arranques cortos de energía y capacidad aeróbica, así como enzimas oxidativas en las mitocondrias para actividad sostenida.

Las investigaciones han mostrado que con el entrenamiento es posible convertir las fibras tipo IIb en fibras de espasmo rápido tipo IIa, y que para una actividad determinada, a mayor cantidad fibras de espasmo rápido tipo IIa, menor la fatiga durante el ejercicio prolongado de ese grupo de músculos. En ejercicios prolongados de 60 a 75 por ciento de VO_2max, las fibras tipo I (rojas, espasmo lento) y tipo IIa (rojas, espasmo rápido) se reclutan durante las primeras etapas del ejercicio, pero al incrementarse la intensidad, hace falta reclutar las fibras tipo IIb (blancas, espasmo rápido) a fin de mantener la misma intensidad. Luego empieza a entrar la fatiga cuando las fibras tipo IIb comienzan a liberar ácido láctico, el producto del metabolismo anaeróbico del glicógeno almacenado. Esto es lo que los corredores de profundidad llaman "chocar contra la pared," ya que el ácido láctico causa dolor y fatiga en los músculos. A medida que caen los niveles de glicógeno en las fibras musculares rojas, éstas dependerán más de sus reservas de grasa. Como la grasa es menos eficiente que los carbohidratos, disminuirá la intensidad del ejercicio y su ritmo bajará.

La Grasa como Combustible de Ejercicio Inicial y Sostenido

Al otro extremo del espectro, durante el ejercicio ligero, como una caminata a paso ligero, los músculos queman grasa como combustible debido a que el ATP abastecido por la grasa resulta adecuado para mantener la intensidad. Los ácidos grasos están a la mano en los depósitos de grasa, y la tasa de descomposición de ésta es tres veces la de la liberación de ácidos grasos en reposo, de manera que a niveles bajos de ejercicio los ácidos grasos se pueden abastecer rápidamente a una tasa mayor. Así que, aunque no es muy útil para el ejercicio intenso de corto plazo, la grasa representa una gran ventaja para el ejercicio prolongado, sobre todo a una intensidad de baja a moderada.

La ventaja de la grasa como combustible es que proporciona amplias reservas de calorías en forma portátil. Como la grasa no está hidratada, pesa mucho menos por unidad caloría que las proteínas o los carbohidratos (9 cal/g de grasa frente a 4 cal/g de carbohidratos o proteína). Cuando se compara la cantidad de ATP producida por átomo de carbono, la grasa es también mucho más eficiente. Una molécula de glucosa de 6 carbonos produce de 36 a 38 ATP en promedio, brindando una tasa de 6 ATP/carbono, mientras que un ácido graso de 18 carbonos produce 147 ATP, y una tasa de 8.2 ATP/carbono. Sin embargo, los carbohidratos son más eficientes que la grasa cuando se considera la cantidad de ATP producida por unidad de oxígeno consumido. Se requieren seis moléculas de oxígeno para metabolizar glucosa de 6 carbonos, produciendo 36 ATP (razón— 6 ATP/molécula de oxígeno), mientras que se requieren 26 moléculas de oxígeno para producir 147 ATP de un ácido graso de 18 carbonos (5–7 ATP/molécula de oxígeno). Por lo tanto, para un atleta de rendimiento resulta importante mantener la ventaja de eficiencia que ofrecen los carbohidratos, siempre y cuando haya glicógeno disponible en los músculos. Bajo condiciones de ejercicio usuales, la proteína proporciona únicamente cerca del 6 por ciento de las necesidades de energía. Durante el ejercicio de resistencia de alta intensidad la producción de glucosa a partir de aminoácidos llega a ser significativa: hasta cerca de 10 o 15 por ciento de las necesidades totales de energía. El único alimento que entrega energía para el ejercicio de ritmo rápido y corto plazo son los carbohidratos, mientras que el ejercicio aeróbico lento y constante utiliza los tres combustibles principales (pero fundamentalmente grasa y carbohidratos).

¿Cuánto Ejercicio es Suficiente?

La aplicación práctica de la información anterior cae dentro de dos categorías: la primera, la prescripción de cantidades adecuadas de ejercicio para optimizar el rendimiento, y la segunda, lo que se sabe acerca de desarrollar músculo con mayor eficacia.

La Prescripción del Ejercicio

Los componentes del buen estado físico son flexibilidad, fuerza, resistencia y condición o resistencia cardiovascular.

La flexibilidad es la habilidad de flexionarse sin lastimarse, la cual depende de la elasticidad de los músculos, tendones, ligamentos y articulaciones. El estiramiento durante por lo menos 10 segundos con tensión gradual mejorará la flexibilidad.

- La fuerza es la habilidad de trabajar contra la resistencia. Se puede incrementar la fuerza de grupos musculares específicos con entrenamiento cuidadoso de resistencia pesada.

- La resistencia es la habilidad de sostener el esfuerzo durante un tiempo. Los ejercicios de alta repetición, como lagartijas, levantamientos y sentadillas incrementan la resistencia.

- La condición o resistencia cardiovascular es la capacidad del corazón, los pulmones y los vasos sanguíneos de sostener esfuerzo durante un período.

Una receta o prescripción básica de ejercicio comprende una sesión de estiramiento y un calentamiento de 10 minutos a baja intensidad para incrementar el torrente sanguíneo y minimizar el riesgo de una lesión. A esto sigue el ejercicio para aumentar la fuerza, resistencia y flexibilidad muscular. Estos ejercicios deben realizarse a una intensidad tal que aumente la frecuencia cardiaca hasta una zona de entrenamiento ubicada entre 60 y 90 por ciento de la frecuencia cardiaca máxima ajustada a la edad (FCM = 220 menos su edad en años) (Ver Paso 6, página 175). Yo generalmente inicio a las personas entre 50 y 60 por ciento de su FCM, y luego los mantengo en esa zona de entrenamiento. Para perder peso resultan efectivas las sesiones prolongadas a 70 por ciento de la FCM para quemar grasa, mientras que mayores niveles de ejercicios inducen crecimiento en los músculos que se están usando. Un enfriamiento de 10 minutos es importante para minimizar los calambres y las lesiones musculares al final de cada sesión.

Un programa de ejercicio que se incremente gradualmente haciendo énfasis en la condición cardiovascular constituye la base de todos los programas de ejercicio. El ejercicio vigoroso entraña riesgos mínimos para los individuos sanos, pero puede ser arriesgado para los inactivos que sólo ven la televisión. Estas personas primero deben consultar con su médico, al igual que todas las persona mayores de treinta y cinco años o con condiciones médicas como artritis, hipertensión, falta de aliento, diabetes o antecedentes familiares de enfermedades del corazón. En general, es buena idea consultar con su médico antes de iniciar un programa de ejercicio aun cuando usted esté saludable y sólo tenga sobrepeso.

¿Cuántas Calorías Se Queman?

El ejercicio realizado puede cuantificarse por sus siglas en inglés como METs, que representan la proporción de energía que se está quemando en relación con la que se quema en reposo. Una persona en reposo quema como 1 cal/ por kg/ por hora (dependiendo del contenido de su masa corporal magra) y este índice es igual a 1 MET. Por lo tanto, una mujer que pese 50 kilogramos (110 libras) gastaría unos 10 METs si estuviera en una clase de aeróbicos intensos quemando 500 cal/ hora.

La aplicación principal de los METs está en comparar los ejercicios que realizan personas en distintos programas y probar la condición en pruebas estándar de caminadora. En cualquier individuo, el gasto de energía en reposo dependerá de la masa muscular y la cantidad de energía gas-

$$\frac{500 \text{ calorías/hora}}{1 \text{ cal/kg multiplicado por } 50 \text{ kg}} = 10 \text{ METs}$$

NIVELES TÍPICOS DE MET (SÓLO PARA EFECTOS DE COMPARACIÓN, YA QUE DIFIEREN SEGÚN LA PERSONA)

Para una mujer de 130 libras	Actividad	Nivel de MET	Calorías/hora
	escribir	1.7	103
	caminar	4	260
	baloncesto	10	473
	ciclismo	2	178
	comer	1.4	81
	jogging	7	414
	levantamiento de pesas	9	532

tada dependerá del nivel de entrenamiento. De manera que ésta es únicamente una medida aproximada de la condición física o las calorías gastadas en cualquier actividad.

Desarrollo Muscular: lo Básico de los Ejercicios de Resistencia

En los últimos quince años se han desarrollado mejores programas de ejercicios de resistencia, a medida que los científicos han aprendido más sobre cómo optimizar el desarrollo muscular a largo plazo. Los estudios han demostrado que durante las primeras doce semanas, hacer tres series de 8 a 10 repeticiones de ejercicios levantando pesas a 60–80 por ciento del peso máximo que usted pueda levantar da tan buenos resultados como los programas más científicos, como el entrenamiento personal de resistencia por períodos, en el que los entrenamientos creados varían en intensidad, repeticiones y períodos de reposo y recuperación. La diferencia sale a la luz cuando se ven los resultados a los seis meses o hasta un año.

La individualización constituye un principio importante en el entrenamiento, tan importante como individualizar los requerimientos de metabolismo y proteína en la Dieta L.A. Shape. Se necesitan pruebas de su fuerza muscular basal para poder determinar los grupos musculares que usted requiere fortalecer. El siguiente paso consiste en desarrollar metas realistas, específicas e individuales. ¿Le suena familiar? De esta manera, sus expectativas de mejoramiento pueden enmarcarse en términos de tiempo y el volumen o fuerza muscular máximos que usted desea obtener.

Los movimientos y tareas específicos entrenan a los grupos de músculos que tienen que ver con dichos movimientos complejos. El tipo de fibra muscular reclutada para el movimiento también dependerá de cuánto peso externo se esté levantando. Los ejercicios de resistencia con pesos bajos y muchas repeticiones reclutan las fibras de espasmo lento tipo 2, en tanto que los ejercicios más pesados reclutan además a las fibras tipo 2 de espasmo rápido.

Hay tres tipos diferentes de contracciones musculares: isométricas, isotónicas y excéntricas. Una contracción isométrica básicamente es una que sostiene el músculo en la misma posición sin movimiento de la articulación. Sin embargo, los músculos siguen contrayéndose como cuando usted aprieta el abdomen mientras está de pie sin hacer una sentadilla o levantamiento abdominal. Se aprieta el músculo y se sostiene durante 10 segundos. Luego se relaja. El músculo trabajó pero esto no ha dado lugar a un movimiento. Una simple flexión con pesa del bíceps es un ejercicio isotónico que produce la contracción isotónica del músculo bíceps. El movimiento de la articulación ocurre en el codo, a medida que se acorta el músculo con la contracción isotónica. Una contracción excéntrica consiste en una controlada acción extensora del músculo. Las contracciones excéntricas ocurren para desacelerar el cuerpo y absorber el choque. El cuadriceps (el músculo en la parte superior del frente del muslo) experimenta una contracción excéntrica cuando aterriza en el suelo después de que usted salta de un cubo de 12 pulgadas.

Los ejercicios filométricos (saltar, brincar, atrapar bolas con peso) requieren que ciertos grupos musculares realicen contracciones excéntricas a fin de completar una actividad específica al actuar contra el movimiento dominante de la acción muscular. Usted no debe sufrir dolor en sus entrenamientos, pero sí estimular sus músculos a que crezcan aumentando las demandas que les impone en cada sesión. Las fibras musculares se estiran en el ciclo descendente de una flexión del bíceps con una pesa. Así, la secuencia de los tiempos debe ser 2 segundos en la elevación y 4 segundos más lentos y controlados en la extensión. En el caso de otros ejercicios, usted tiene que decidir cuál es el movimiento excéntrico para el músculo que está tratando de entrenar. En las últimas repeticiones deberá sentir un ligero ardor en el movimiento excéntrico.

Todo esto se conoce como "sobrecarga progresiva"; lo que simplemente significa que si usted se sintió bien haciendo 10 repeticiones de un ejercicio, debe pasar ahora a hacer 11. La manera científica de medir esto es usar 1 repetición al máximo, o 1RM. Las pesas externas con las que puede hacer 5 repeticiones se llaman la 5RM; la pesa a 10 repeticiones, 10RM, y así sucesivamente. El sistema RM se ha usado durante más de cincuenta años para describir las intensidades de los ejercicios de resistencia. En su documento famoso, Thomas L. De Lorme y A.L. Watkins documentaron la importancia del ejercicio de resistencia progresiva para desarrollar los cuadriceps con el fin de rehabilitar al personal militar con lesiones en la rodilla.

Una zona de entrenamiento RM de 8 a 10RM es el nivel general que emplean la mayoría de los entrenadores, pero para poder seguir mejorando, se necesita variación y ahí es donde entra el entrenamiento por períodos. Abajo se enumeran las intensidades para los distintos tipos de días de entrenamiento.

Muy intenso: Desarrolle su fuerza máxima 1RM haciendo de tres a cinco series de 2 a 4 repeticiones y descansando 4 minutos o más entre series.

Moderado: Desarrolle fuerza e incremente el tamaño del músculo y algo de resistencia haciendo tres series de 8 a 10 repeticiones con 2 o 3 minutos de descanso entre series.

Entrenamiento de poder: Desarrolle la máxima fuerza mecánica en un ejercicio que involucre a varias articulaciones, como lanzar una bola medicinal, haciendo de tres a seis series de tres repeticiones a 30–50 por ciento del 1RM con 3 o 4 minutos de descanso entre series.

Muy ligero: Desarrolle la resistencia de músculos locales haciendo dos series de 15 a 17 repeticiones con menos de un minuto de descanso entre series.

Alto en ácido láctico: Desarrolle tolerancia para la acumulación de ácido láctico en músculos, que normalmente causa fatiga y dolor, haciendo tres series de 8 a 10 repeticiones con sólo 1 o 2 minutos de descanso entre series.

Un entrenamiento por períodos siguiendo un programa de cuatro días a la semana podría consistir en lo siguiente:

Lunes: variar el entrenamiento de intenso (3 a 5RM) a moderado (8 a 10RM) a ligero (12 a 15RM) en días sucesivos.

Martes: Entrenar con cargas moderadas de 8 a 10 repeticiones.

Jueves: Variar el entrenamiento de intenso (3 a 5RM) a moderado (8 a 10RM) a ligero (12 a 15RM) en días sucesivos.

Viernes: Entrenar con cargas moderadas de 8 a 10 repeticiones.

Si puede lograr más repeticiones que las de su meta, a la siguiente sesión podrá aumentar la resistencia. Cuando se probó esta clase de régimen en mujeres universitarias entrenando tres días alternados por semana a 8–10 repeticiones, después de seis meses se apreció una clara ventaja para este método por períodos. A las doce semanas, ambos métodos funcionaron, de manera que éste en realidad es un curso avanzado para quienes deseen optimizar su silueta L.A. Shape.

Para la mayoría de las personas que hacen ejercicio, variar la rutina empleando distintas estrategias en días diferentes reduce el aburrimiento y suele mantenerlas involucradas en el programa de entrenamiento. Se ha comprobado que este modelo es superior al de hacer el mismo máximo de repeticiones en cada entrenamiento.

Por último, es importante apuntar que usted obtendrá los efectos máximos y la menor probabilidad de lesión si alguien supervisa sus sesiones para asegurar que usted haga correctamente cada ejercicio. El American College of Sports Medicine (ACSM) certifica a instructores en salud y acondicionamiento físico. Esta certificación debe ser el requisito mínimo para el entrenador que usted elija. Yo también pediría recomendaciones personales, como las que solicitaría a cualquier profesional que consultara.

Referencias

1. DeLorme, T. "Restoration of muscle power by heavy resistance exercises." *J. Bone and Joint Surgery.* 1945;26:645–67.

2. Marx, J.O., Ratamess, N.A., Nindl, B.C., et al. "Low-volume circuit versus high-volume periodized resistance training in women." *Med Sci Sports Exerc.* 2001;33:635–43.

3. Selye, H.A. "Syndrome produced by various noxious agents." *Nature.* 1936;138:32.

4. Sherman, W., Costill, D., Fink W., et al. "Effect of exercise-diet manipulation on muscle glycogen and its subsequent utilization during performance." *Int J Sports Med.* 1981; 2:114.

Los siguientes estudios utilizan pruebas de ejercicio para investigar el uso de energía en los músculos y el consumo de carbohidratos como manera de incrementar el rendimiento.

Coggan, A.R., Coyle, E.F. "Carbohydrate ingestion during prolonged exercise: effects on metabolism and performance." *Exerc Sports Sci Rev.* 1991;19:1–40.

Ivy, J., Katz, A.L., Cutler, C.L., et al. "Muscle glycogen synthesis after exercise: effect of time of carbohydrate ingestion." *J Appl Physiol.* 1988; 64:1480–85.

Murray, R., Paul, G.L., Siefert, J.G., et al. "Responses to varying rates of carbohydrate ingestion after exercise." *Med Sci Sports Exerc.* 1991;23: 713–18.

La Ciencia de las Vitaminas y los Minerales

Todavía hay controversia sobre las vitaminas en los periódicos y revistas médicas en este país, lo que refleja el pobre estado de la educación en nutrición de nuestras escuelas de medicina. Se hace publicidad a los estudios en los que se comparan las vitaminas a las drogas, queriendo mostrar que las vitaminas no benefician. Muchos médicos y otros profesionales de la salud no están familiarizados con el significativo caudal de estudios científicos que apoyan el uso de las vitaminas y los minerales.

La mayoría de los estadounidenses no cubren con sus dietas el consumo diario recomendado (en inglés RDA) de muchas de las vitaminas y minerales cruciales para promover la salud y prevenir las enfermedades. Se ha demostrado que los suplementos vitamínicos previenen defectos en el tubo neural y mejoran la función inmunológica. Otros estudios sugieren que un consumo generoso de vitaminas y minerales puede reducir el riesgo de enfermedades coronarias, cáncer y osteoporosis. Creo que a final de cuentas, la ciencia terminará por proporcionar la prueba contundente de que consumos óptimos de vitaminas y minerales constituyen metas importantes en los esfuerzos para prevenir las enfermedades y promover la salud. Por ahora, la información disponible es lo suficientemente sólida como para que yo le recomiende confiadamente que tome suplementos de vitaminas y minerales. En este Apéndice describo algunas de las pruebas científicas que confirman que tomarlas puede favorecer su salud.

Hay tres argumentos científicos que apoyan el uso de suplementos de vitaminas y minerales. Primero, pueden ayudar a elevar el consumo de vitaminas hasta los niveles recomendados. Segundo, podrían derivarse algunos beneficios de consumos superiores a los recomendados de vitaminas y minerales para mantener una salud óptima y prevenir enfermedades. Por último, un consumo adecuado de micronutrientes podría favorecer la reducción del riesgo para defectos de nacimiento y podría ayudar a reducir el riesgo de algunas enfermedades crónicas.

Estos conceptos están basados en pruebas proporcionadas por un gran número de estudios en laboratorio y de población, así como de un número menor de pruebas clínicas. En estos momentos se realizan investigaciones adicionales sobre dosificaciones, poblaciones meta y efectos a largo plazo.

El Embarazo y los Defectos de Nacimiento

Uno de cada treinta bebés que nacen en Estados Unidos tiene un defecto serio de nacimiento. Cada año, unos 3,000 embarazos resultan afectados por un defecto en el tubo neural (DTN), como spina bífida (una apertura en la médula espinal que no se cierra) o anencefalia (bebé que nace sin cerebro).

Desde 1980, más de una docena de estudios han examinado el papel del ácido fólico en reducir la incidencia de defectos en el tubo neural. Quizás el más importante de ellos se realizó en 1991, cuando el United Kingdom Medical Research Council y su prueba clínica aleatoria encontró que usar el ácido fólico podría reducir el riesgo relativo de DTN en más de 70 por ciento (MRC Vitamin Study Research Group). Al año siguiente, el Servicio de Salud Pública de Estados Unidos se basó en estos datos para emitir recomendaciones sobre el ácido fólico. Se dijo que las mujeres en edad reproductiva debían tomar 400 microgramos (o millonésimas de gramo) de ácido fólico todos los días. Esta es la cantidad contenida en una miltivitamina diaria. La Food and Drug Administration dio seguimiento a esta recomendación con órdenes de que todos los productos elaborados con granos "enriquecidos" incluyeran ácido fólico adicional. Aprobó también el uso de afirmaciones de salud en productos que contienen cantidades significativas de esta vitamina. Los Centros para Control y Prevención de Enfermedades (CDC; Centres for Disease Control and Prevention) sugieren que consumir un suplemento con ácido fólico podía reducir significativamente este número incluso más allá de lo que se había logrado a la fecha fortaleciendo los productos "enriquecidos," hasta el grado de que podría prevenirse hasta 80 por ciento de estos defectos de nacimiento.

Pronto emergieron los programas educativos dirigidos a mujeres en edad reproductiva, profesionales de la salud, grupos femeninos y legisladores. Los estudios realizados en China, Canadá y Estados Unidos han demostrado que los programas para fortificar los alimentos han disminuido dramáticamente la incidencia de DTN. Cada vez más mujeres en edad reproductiva conocen la necesidad del ácido fólico. El porcentaje de mujeres entre los dieciocho y cuarenta y cinco años que aprendieron sobre el ácido fólico aumentó en más de 50 por ciento entre 1995 y 2000. Sin embargo, solamente 10 por ciento conocía la dosis correcta, y apenas una tercera parte realmente consumía la vitamina en forma diaria. Así que si bien parte del mensaje sobre ácido fólico está alcanzando a las mujeres a las que va dirigido, no todas se están beneficiando con esta información.

La Función Inmunológica

El estado de la dieta y la nutrición constituyen los dos factores clave que afectan la respuesta inmunológica del organismo. Hay estudios recientes que demuestran que el uso de los multivitamínicos, en combinación con una buena dieta, representa una herramienta efectiva en costos para favorecer la inmunidad, reducir la incidencia de infecciones y mejorar la calidad general de la vida. El estado inmunológico es relativamente fácil de comprobar, porque a diferencia de las enfermedades cardiovasculares o el cáncer, se cuenta con medias establecidas y aceptadas de la función inmune. En pruebas clínicas aleatorias realizadas por el Dr. Ranjit Chandra en Newfoundland, Canadá, se ha demostrado que los micronutrientes favorecen la respuesta de los linfocitos y células predadores naturales para aumentar la producción de citocina, interleucina–2 y reducir la duración de las infecciones y el período de tomar de antibióticos. Estos estudios demuestran que un consumo inadecuado de micronutrientes está asociado a respuestas inmunes más pobres y mayor incidencia de infecciones. El consumo de una multivitamina puede ayudar a eliminar este déficit.

Las Enfermedades Cardiovasculares

Los niveles elevados de homocisteína son un factor de riesgo principal para las enfermedades coronarias y apoplejía isquémica. Ciertamente, la gente con los niveles de homocisteína más altos aumentan su riesgo de enfermedades coronarias a casi el doble, en comparación con quienes tienen niveles normales. El riesgo puede compararse al asociado con el fumar o un nivel alto de colesterol. El folato es esencial al metabolismo de la homocisteína, y varios estudios han establecido el vínculo entre la ingestión de folato y las enfermedades coronarias. Las vitaminas B6 y B12 también contribuyen a disminuir los niveles de homocisteína, pero en menor grado. Se asociaron los niveles bajos de folato en el plasma a un mayor riesgo de enfermedades coronarias fatales en estudios de Canadá (Morrison) y Europa (Robinson), mientras que en Estados Unidos, un consumo mayor de folato y vitamina B6 redujo dicho riesgo (Rimm). Se descubrió que la terapia con folato y complejo B para disminuir la homocisteína también reducía la incidencia de muerte, ataques al corazón no fatales y otros episodios adversos posteriores a una angioplastia coronaria (Schnyder). Este hallazgo fue confirmado en un gran estudio de casos controlados en Suecia, que demostró que usar un suplemento multivitamínico reducía el riesgo de infarto al miocardio en un 21 por ciento en hombres y 34 por ciento en mujeres. Esto sugiere que el consumo de folato y complejo B podría ayudar en la prevención primaria de ataques al corazón (Holmquist). En estos momentos se llevan a cabo estudios adicionales para seguir aclarando la relación entre estas vitaminas y las enfermedades coronarias.

Las vitaminas C y E son antioxidantes esenciales bien establecidos. Los investigadores han estudiado si estos micronutrientes desempeñan algún papel en la prevención de enfermedades cardíacas. A la fecha, algunos estudios han hallado un efecto leve entre los usuarios de dosis mayores de vitamina C (Osganian), en tanto que otros han fracasado en establecer alguna relación (Kushi). Similarmente, el Nurses' Health Study encontró que las mujeres que tomaban cantidades modestas de vitamina E mostraban una reducción de 44 por ciento en la incidencia de enfermedades cardíacas (Stampfer) y a dosis más altas (400–800 UI), se reducía el índice de segundos ataques al corazón (Stephens). Sin embargo, otros estudios bien controlados no encontraron efecto alguno (Rapola; Yusuf).

Como estos estudios se realizaron en individuos que ya habían tenido enfermedades del corazón, es difícil explicar los muchos factores diferentes que pudieron haber provocado su mal y hacerlos distintos entre sí. Por lo tanto, cuando por azar estas personas fueron asignadas un placebo o suplemento vitamínico, los resultados podrían haberse relacionado más con los perfiles individuales de quienes fueron asignados a las dos ramas del estudio, que al efecto de las vitaminas. Los investigadores asumieron que tales diferencias se superaban por la gran cantidad de participantes, pero esto podría no ser así en el caso de una enfermedad compleja como la del corazón y sus muchos factores diferentes. Si bien sería de gran interés realizar un estudio preventivo en individuos de otro modo saludables, éste requeriría de una gran cantidad de personas y resultaría prohibitivamente costoso.

El Cáncer

La deficiencia de folato podría contribuir al desarrollo de cáncer por interferir con los procesos normales de los genes. Por ende, recientemente ha habido mucho interés en los efectos de los suplementos de folato en la prevención del cáncer. Tanto el Nurses Health Study como el Health Professional Follow–up Study hallaron que el consumo a largo plazo (15 años en el primero, 10 en el segundo) reducía significativamente el riesgo de cáncer colorectal. Los bebedores moderados con deficiencia de folato experimentaron una reducción aún mayor (Giovannucci, Annals Int Med, 1998; Giovannucci, 1995). Entre mujeres que usan alcohol y tienen niveles bajos de folato en la sangre, los suplementos ayudaron a disminuir el riesgo elevado de cáncer de seno asociado al alcoholismo (Zhang). Continúan las pruebas explorando los efectos de los suplementos con folato, sobre todo entre quienes usan alcohol, donde la interacción parece muy fuerte.

Se ha investigado la vitamina E en relación con varios cánceres importantes como el de seno, pulmón, colon y próstata. La vitamina E parece tener un efecto significativo únicamente en este último, de acuerdo con varios estudios. En la prueba ATBC (alfa tocoferol beta caroteno), los investigadores encontraron que 400 miligramos de vitamina E reducían la incidencia así como la mortalidad por cáncer de la próstata en hombres fumadores (Albanes). Esta asociación ha sido confirmada tanto en no fumadores como en fumadores. En vista de la solidez de estas pruebas, el Instituto Nacional del Cáncer está realizando una prueba preventiva primaria del selenio y la vitamina E frente a un placebo para la prevención del cáncer del colon en 25,000 hombres normales. El estudio se llama SELECT.

Un editorial de *The New York Times* sugirió que ningún paciente de cáncer debía tomar vitamina C o vitamina E, pero se basó en una mala interpretación de dos hallazgos básicos. El primero es que las células cancerosas concentran la vitamina C. Ellos supusieron que esto significaba que la célula cancerosa usaba esta vitamina C para estimular el desarrollo celular. El Dr. David Golde del Sloan–Kettering Cancer Center en Nueva York descubrió que la vitamina C era absorbida por las proteínas de transporte de glucosa en las células tumorales. Antes de que la célula tumoral pueda absorber la vitamina C a través del sistema de transporte de glucosa, debe oxidarse a una forma llamada "dehidroascorbato." Esta forma de vitamina C es absorbida y atrapada en una célula, donde vuelve a convertirse en vitamina C por la acción de enzimas reductoras. Pero las concentraciones necesarias para ello no ocurren en humanos que toman vitamina C en forma oral. Llegar a estas concentraciones requiere la administración intravenosa de la vitamina C. Esto nunca ocurriría en alguien que toma suplementos vitamínicos. Los experimentos que dieron lugar a la advertencia contra la vitamina E se realizaron en animales a los que se les provocó una deficiencia de esta vitamina, comparados con animales con estado normal de vitamina E. Como no es posible hacer que el hombre sea deficiente en vitamina E, dicho estudio tampoco tiene relevancia para los suplementos de vitamina E en humanos con cáncer.

El consumo de varios carotenoides como licopeno, luteína y beta caroteno podría reducir el riesgo de cáncer pulmonar hasta un 30 por ciento, pero el beta caroteno puro a dosis altas de 30 miligramos podría elevarlo, particularmente entre los fumadores. Los suplementos de calcio también podrían proteger contra la osteoporosis y el desarrollo y recurrencia de pólipos en el colon, que constituyen un cambio precanceroso en el mismo (Baron; Bonithon–Kopp). Pero algunos datos sugieren que en dosis extremadamente altas (superiores a los 1,500 miligramos por día en total), el calcio podría aumentar el riesgo de cáncer de la próstata (Chan; Giovannucci, *Cancer Research*, 1998). Los datos en investigaciones posteriores sugirieron que tomar vitamina D con el calcio podría reducir cualquier efecto negativo, y a la vez mantener la protección contra el cáncer del colon. Asimismo, ninguna persona debe recibir menos de la ingestión diaria recomendada, que es de 1,000 miligramos por día de calcio. El cáncer es una colección de condiciones heterogéneas con causas e historias complejas. Hace falta mucha mayor investigación sobre el uso de las vitaminas y los minerales en la prevención del cáncer.

La Obesidad y la Diabetes

En tanto la mayoría de la población deja de consumir niveles adecuados de micronutrientes, el problema se vuelve particularmente severo en el caso de los obesos. Hay pruebas de que los hombres y mujeres a dieta con sobrepeso y niveles elevados de colesterol no logran la dosis diaria recomendada de la mayoría de las vitaminas y minerales esenciales por una ingestión menor de microniturientes, falta de apego y excesiva restricción de alimentos (Gryzmek). Esa deficiencia nutrimental claramente compromete su estado de salud. Las investigaciones realizadas entre gente con diabetes de tipo II ha demostrado que quienes toman un suplemento multivitamínico tuvieron menor incidencia de infecciones y ausentismo asociado a infecciones que quienes recibieron un placebo (Barringer). Si bien se trató de un estudio relativamente pequeño, la magnitud de las diferencias en la incidencia de infecciones que se apuntó a lo largo de un año en pacientes diabéticos fue notable. Quienes tomaron un placebo tuvieron una incidencia de 93 por ciento de episodios infecciosos a lo largo de un año, mientras que quienes tomaron una miltivitamina tuvieron una incidencia de tan sólo 17 por ciento. Estos hallazgos merecen ulteriores investigaciones entre poblaciones más numerosas en vista de lo significativo de sus implicaciones. En un estudio de gente con riesgo de diabetes, los investigadores informaron que los hombres que tomaron suplementos de beta caroteno mejoraron su metabolismo de la glucosa, al igual que las mujeres que consumieron vitamina E (Ylonen). Aun cuando hacer dieta tiene implicaciones importantes para la ingestión de nutrientes entre todas las poblaciones, podría jugar un papel todavía más esencial entre quienes tienen sobrepeso y quienes tienen un síndrome metabólico o diabetes mellitus declarada en la adultez.

Conclusión

Yo recomiendo a mis pacientes y familia tomar vitaminas. Yo mismo las tomo. Las pruebas científicas que apoyan el consumo de vitaminas y minerales van en aumento y están sólidamente basadas en la ciencia.

Referencias

1. Albanes, D., Heinonen, O.P., Huttunen, J.K., Taylor, P.R., Virtamo, J., Edwards, B.K., Haapakoski, J., Rautalahti, M., Hartman, A.M., Palmgren, J., et al. "Effects of alpha-tocopherol and beta-carotene supplements on cancer incidence in the Alpha-Tocopherol Beta-Carotene Cancer Prevention Study." *Am J Clin Nutr.* 1995;62 (Suppl 6):1427S–1430S.

2. Baron, J.A., Beach, M., Mandel, J.S, et al. "Calcium supplements for the prevention of colorectal adenomas." *N Engl J Med.* 1999; 340:101–07.

3. Barringer, T.A., Kirk, J.K., Santaniello, A.C., Foley, K.L., Michielutte, R. "Effect of a multivitamin and mineral supplement on infection and quality of life. A randomized, double-blind, placebo-controlled trial." *Ann Intern Med.* 2003;138(5):365–71.

4. Bonithon-Kopp, C., Kronborg, O., Giacosa, A., Rath, U., Faivre, J. "Calcium and fibre supplementation in prevention of colorectal adenoma recurrence: a randomised intervention trial." European Cancer Prevention Organisation Study Group. *Lancet.* 2000;356(9238):1300–06.

5. Brown, B.G., Zhao, X.Q., Chait, A., Fisher, L.D., Cheung, M.C., Morse, J.S., Dowdy, A.A., Marino, E.K., Bolson, E.L., Alaupovic, P., Frohlich, J., Albers, J.J. "Simvastatin and niacin, antioxidant vitamins, or the combination for the prevention of coronary disease." *N Engl J Med.* 2001;Nov; 29; 345(22):1583–92.

6. Chan, J.M., Pietinen, P., Virtanen, M., Malila, N., Tangrea, J., Albanes, D., Virtamo, J. "Diet and prostate cancer risk in a cohort of smo-

kers, with a specific focus on calcium and phosphorus (Finland)."
Cancer Causes Control. 2000;Oct;11(9):859–67.

7. Chandra, R.K. "Effect of vitamin and trace-element supplementation on immune responses and infection in elderly subjects." *Lancet.* 1992;340:1124–27.

8. Giovannucci, E., Rimm, E.B., Wolk, A., Ascherio, A., Stampfer, M.J., Colditz, G.A., Willett, W.C. "Calcium and fructose intake in relation to risk of prostate cancer." *Cancer Res.* 1998;58(3):442–47.

9. Giovannucci, E., Stampfer, M.J., Colditz, G.A., Hunter, D.J., Fuchs, C., et al. "Multivitamin use, folate, and colon cancer in women in the Nurses' Health Study." *Ann. Intern Med.* 1998;129(7):517–24.

10. Graham, I.M., Daly, L.E., Refsum, H.M., Robinson, K., Brattstrom, L.E., et al. "Plasma homocysteine as a risk factor for vascular disease." The European Concerted Action Project. *JAMA.* 1997;277(22):1775–81.

11. Gryzbek, A., Klosiewicz-Latoszek, L., Targosz, U. "Changes in the intake of vitamins and minerals by men and women with hyperlipidemia and overweight during dietetic treatment." *Eur J Clin Nutr.* 2002;56:1162–68.

12. Heart Protection Study Collaborative Group. "MRC/BHF Heart Protection Study of antioxidant vitamin supplementation in 20,536 high-risk individuals: a randomised placebo-controlled trial." *Lancet.* 2002;360(9326):23–33.

13. Holmquist, C., Larsson, S., Wolk, A., deFaire, U. "Multivitamin supplements are inversely associated with risk of myocardial infarction in men and women." Stockholm Heart Epidemiology Program (SHEEP). *J Nutr.* 2003;133:2650–54.

14. Kushi, L.H., Folsom, A.R., Prineas, R.J., Mink, P.J., Wu, Y., et al. "Dietary antioxidant vitamins and death from coronary heart disease in postmenopausal women." *N Engl J Med.* 1996;334(18):1156–62.

15. Michaud, D.S., Feskanich, D., Rimm, E.B., Colditz, G.A., Speizer, F.E., Willett, W.C., Giovannucci, E. "Intake of specific carotenoids and risk of lung cancer in 2 prospective US cohorts." *Am J Clin Nutr.* 2000;72(4):990–97.

16. Morrison, H.I., Schaubel, D., Desmeules, M., Wigle, D.T. "Serum folate and risk of fatal coronary heart disease." *JAMA.* 1996; 275(24):1893–96.

17. MRC Vitamin Study Research Group. "Prevention of neural tube defects: results of the Medical Research Council Vitamin Study." *Lancet.* 1991;338(8760):131–37.

18. Osganian, S.K., Stampfer, M.J., Rimm, E., Spiegelman, D., Hu, F.B., Manson, J.E., Willett, W.C. "Vitamin C and risk of coronary heart disease in women." *J Am Coll Cardiol.* 2003;42(2):246–52.

19. Persad, V.L., Van den Hof, M.C., Dube, J.M., Zimmer, P. "Incidence of open neural tube defects in Nova Scotia after folic acid fortification." *CMAJ.* 2002;167(3):241–45.

20. Promislow, J.H., Goodman-Gruen, D., Slymen, D.J., Barrett-Connor, E. "Retinol intake and bone mineral density in the elderly: the Rancho Bernardo Study." *J Bone Miner Res.* 2002;17(8):1349–58.

21. Rapola, J.M., Virtamo, J., Ripatti, S., Huttunen, J.K., Albanes, D., Taylor, P.R., Heinonen, O.P. "Randomised trial of alpha-tocopherol and beta-carotene supplements on incidence of major coronary events in men with previous myocardial infarction." *Lancet.* 1997;349(9067):1715–20.

22. Rimm, E.B., Willett, W.C., Hu, F.B., Sampson, L., Colditz, G.A., et al. "Folate and vitamin B_6 from diet and supplements in relation to risk of coronary heart disease among women." *JAMA.* 1998; 279(5):359–64.

23. Robinson, K., Arheart, K., Refsum, H., Brattstrom, L., Boers, G., et al. "Low circulating folate and vitamin B_6 concentrations: risk factors for stroke, peripheral vascular disease, and coronary artery disease." European COMAC Group. *Circulation.* 1998;97(5):437–43.

24. Schnyder, G., Roffi, M., Flammer, Y., Pin, R., Hess, O. "Effect of homocystein-lowering therapy with folic acid, vitamin B_{12} and vitamin B_6 on clinical outcome after percutaneous coronary intervention." The Swiss Heart Study: A Randomized Controlled Trial. *JAMA.* 2002;288:973–79.

25. Stampfer, M., Hennekens, C., Manson, J., Colditz, G., Rosner, B., et al. "Vitamin E consumption and the risk of coronary artery disease in women." *N. Engl J Med.* 1993;328(20):1444–49.

26. Stephens, N.G., Parsons, A., Schofield, P.M., Kelly, F., Cheeseman, K., et al. "Randomised controlled trial of vitamin E in patients with coronary disease: Cambridge Heart Antioxidant Study (CHAOS)." *Lancet.* 1996;347(9004):781–86.

27. "Summary of notifiable diseases—United States, 2000." *MMWR Morb Mortal Wkly Rep.* 2002;Jun; 14:49(53):i–xxii, 1–100.

28. Ylonen, K., Alfthan, G., Groop, L., Saloranta, C., Aro, A., Virtanen, S.M. "Dietary intakes and plasma concentrations of carotenoids and tocopherols in relation to glucose metabolism in subjects at high risk of type 2 diabetes: the Botnia Dietary Study." *Am J Clin Nutr.* 2003; 77(6):1434–41.

29. Yusuf, S., Dagenais, G., Pogue, J., Bosch, J., Sleight, P. "Vitamin E supplementation and cardiovascular events in high-risk patients." The Heart Outcomes Prevention Evaluation Study Investigators. *N Engl J Med.* 2000;342(3):154–60.

30. Zhang, S., Hunter, D.J., Hankinson, S.E., Giovannucci, E.L., Rosner, B.A., Colditz, G.A., Speizer, F.E., Willett, W.C. "A prospective study of folate intake and the risk of breast cancer." *JAMA.* 1999; 281(17):1632–37.

Hoja de Trabajo y Diario

Cómo Utilizar su Diario Personal

- De ser posible, haga que le midan su composición corporal por medio de un análisis de impedancia bioeléctrica.

- Por cada libra de masa corporal magra que tenga, debe comer un número equivalente de gramos de proteína por día, redondeados a los próximos 25 gramos. (Esto es, si usted tiene 105 libras de masa corporal magra, su meta serían 100 gramos de proteína por día, o 4 unidades de proteína; si usted tiene 168 libras de masa corporal magra, su meta serían 175 gramos de proteína.)

- Su masa corporal magra también determinarán su índice metabólico en reposo (IMR), o la cantidad de calorías que usted quema en reposo al día. Si está inactivo, probablemente no quemará muchas más calorías que las de su IMR, así que le restaría a éste 500 calorías al día para establecer su nivel meta diario de calorías que le permitirá perder como una libra a la semana.

Si su Peso Meta le Parece Demasiado Alto

■ Si este peso meta le parece demasiado alto, entonces tiene más músculo que la persona promedio de su estatura. Debe tratar de conservar ese músculo extra haciendo ejercicios de resistencia además de ejercicio aeróbico.

Si su Peso Meta le Parece Demasiado Bajo

■ Si este peso meta le parece demasiado bajo, entonces es probable que usted haya estado inactivo debido a una lesión o enfermedad, o quizás ingirió una cantidad pobre de proteína en dietas relámpago anteriores. Como cada libra de masa muscular magra quema unas 14 calorías/día, usted debe tratar de desarrollar sus músculos con pesas para aumentar el número de calorías que esté quemando. Por ejemplo, si usted desarrolla 10 libras de músculo a lo largo de un año, su metabolismo se acelerará 140 calorías al día.

■ Si usted no puede hacer que se le mida su composición corporal, utilice las tablas en las páginas 52 y 53 para estimar su masa corporal magra y requerimientos de proteína. Encuentre el número de unidades de proteína que más se acerque a su masa corporal magra estimada, y use la siguiente tabla para planear las calorías y porciones que usted necesita cada día de cada grupo de alimentos.

	Unidades de proteína (25 g c/u)	Frutas	Verduras	Granos
Calorías meta por día	Cantidad de unidades	Cantidad de unidades	Cantidad de unidades	Cantidad de unidades
1,200	4	3	4	1
1,500	6	3	4	2
1,800	7	4	4	3
2,000	8	4	5	3

Mi pérdida de peso meta para esta semana es: _____.

Mi pérdida de peso meta para este mes es: _____

Mi meta de porciones de proteína por día es: _____

Planeo agregar _____ cucharadas adicionales de proteína pura en polvo a mis batidos.

Mi meta de porciones de fruta por día es: _____

Mi meta de porciones de verduras por día es: _____

Mi meta de porciones de granos por día es: _____

DIARIO ALIMENTICIO

	Batidos (2 por día)	Proteína pura en polvo (cdas.)	Bocadillo de proteína	Unidades de proteína	Frutas	Verduras	Granos	Agua (4–6 vasos al día)
Comida 1	☐	☐☐☐		☐☐	☐☐	☐☐☐☐	☐☐	☐☐
Comida 2	☐	☐☐☐		☐☐	☐☐	☐☐☐☐	☐☐	☐☐
Comida 3	☐	☐☐☐		☐☐	☐☐	☐☐☐☐	☐☐	☐☐
Bocado 1			☐		☐☐	☐☐☐☐		☐☐
Bocado 2			☐		☐☐	☐☐☐☐		☐☐

BITÁCORA SEMANAL

(Haga una marca en cada cuadro cuando cumpla su meta del día.)

	Ejercicio	Meta de calorías	Meta de proteína	Alimentos coloridos	Agua
Día 1					
Día 2					
Día 3					
Día 4					
Día 5					
Día 6					
Día 7					

Lecturas sugeridas

American Heart Association. *Fitting in Fitness: Hundreds of Simple Ways to Put More Physical Activity into Your Life*. New York: Times Books, 1997.

Brownell, K.D. *Food Fight: The Inside Story of the Food Industry, America's Obesity Crisis and What We Can Do About It*. New York: McGraw Hill, 2004.

Critser, G. *Fat Land: How Americans Became the Fattest People in the World*. Boston: Houghton Mifflin, 2003.

Eckel, R.H. *Obesity: Mechanisms and Clinical Management*. Philadelphia: Lippincott Williams & Wilkins, 2003.

Engel, C. *Wild Health: How Animals Keep Themselves Well and What We Can Learn from Them*. New York: Houghton Mifflin, 2002.

Friedman, M., and R.H. Rosenman. *Type A Behavior and Your Heart*. New York: Ballantine Books, 1974.

Nestle, M. *Food Politics: How the Food Industry Influences Nutrition and Health*. Berkeley and Los Angeles: University of California Press, 2002.

Ornish, D. *Love and Survival: The Scientific Basis for the Healing Power of Intimacy.* New York: HarperCollins, 1998.

Packer, L., M., Hiramatsu and T. Yoshikawa. *Antioxidant Food Supplements in Human Health.* San Diego: Academic Press, 1999.

Peeke, P. *Fight Fat After Forty: The Revolutionary Three-Pronged Approach That Will Break Your Stress-Fat Cycle and Make You Healthy, Fit, and Trim for Life.* New York: Viking Penguin, 2000.

Schlosser, Eric. *Fast Food Nation: The Dark Side of the All-American Meal.* New York: HarperCollins, 2002.

Willett, W.C. *Eat, Drink, and Be Healthy: The Harvard Medical School Guide to Healthy Eating.* New York: Simon and Schuster, 2001.

Agradecimientos

Quiero agradecerle a mi esposa, Anita, el haberme apoyado a lo largo de mi carrera y durante el largo viaje de más de treinta años que resultó en nuestros maravillosos hijos, Marc y Adrianna, así como en una carrera y vida familiar llenas de satisfacciones. Me cuento entre los bendecidos de esta tierra.

Susan Bowerman, mi coautora, me ayudó no solamente con las recetas y menús de este libro, sino con dinámicas discusiones y debates sobre cómo fusionar la ciencia de la nutrición y la medicina con mensajes efectivos que el lector pudiera reconocer como verdaderos. Esta es una verdadera sociedad entre un médico y una dietista. También quiero darles las gracias a mis colegas y asociados en el Centro para Nutrición Humana de UCLA, incluyendo a la facultad, compañeros de investigaciones y personal de laboratorio del centro. Asimismo, agradezco a mis colegas de otras universidades, incluyendo al Dr. Dean Ornish de la Universidad de California en San Francisco; la Dra. Pamela Peeke de la Universidad de Maryland; el Dr. James Anderson de la Universidad de Kentucky; el Dr. Herwig Ditschuneit de la Universidad de Ulm en Alemania; el Dr. David Jenkins en la Universidad de Toronto; y al Dr. George Blackburn de la Escuela de Medicina Harvard por sus valiosos consejos y retroalimentación sobre las ideas de este libro.

Quiero agradecer al personal de la Risk Factor Obesity Clinic de UCLA, especialmente a Joe Walker y Susie Kramer, quienes atienden con gran compasión a cientos de pacientes con sobrepeso y a los profesores de mi facultad, el Dr. Zhaoping Li, Mary Hardy, Suzanne Henning, Diane Harris, Bil Go, Audra Lembertas, Qing-Yi Lu y Navindra Seeram, quienes hicieron posible que nuestras investigaciones crearan nuevos conocimientos en la ciencia de la nutrición.

Asimismo, quiero dar las gracias a quienes me apoyaron e hicieron posible mi trabajo en el Centro de Nutrición Humana por medio de generosos donativos al mismo, incluyendo Michael Milken, Lowell Milken, S. Daniel Abraham, Dr. Eddie Steinberg, Dennis Tito, Ray Stark, Lynda y Stewart Resnick, Dr. Scott Connelly, Hendry Burdick y Jane y Terry Semel. Quiero hacer un reconocimiento a Peter Castleman, Jim Fordyce, Michael Johnson, Greg Probert, Matt Wisk, Dra. Janice Thompson, Leslie Stanford, Dra. Jaime McManus, Audrey Sommerfeld, Rob Levy y Jonathan Liss por abrazar mi ciencia y filosofía en Herbalife International y permitir que mi mensaje saliera a millones de personas en todo el mundo.

Gracias a mi editor en ReganBooks, Cassie Jones, quien trabajó conmigo bajo fuertes presiones de tiempo para asegurar la claridad en los mensajes de este libro. Finalmente agradezco a la sorprendente Judith Regan, quien creyó en mí y sigue inspirándome con su fuerza, visión y logros.

Índice General